Thomas Martin
(Hrsg.)

Begleiter
in bewegter Zeit

58 Beiträge zum hospizlich-palliativen
Denken und Handeln

Inhaltsverzeichnis

Prolog und Vorwort

Albrecht von Cossel
Zum Geleit   8
Peter-Johannes von Geyso
Vorwort   9

Historie – Netzwerk – Perspektive

Historie
Susanne Gundelach
Die Geschichte der Hospizbewegung und des
Hospizvereins Bonn e.V.   12

Netzwerkorganisation
Benno Bolze
Der Deutsche Hospiz- und PalliativVerband e.V. –
Vernetzung der Hospizbewegung in Deutschland   15
Monika Müller
ALPHA – Ansprechpartner für Hospiz-
und Palliativarbeit   17
Bernd Ewich
„Hospizforum Bonn/Rhein-Sieg" – ein regionaler
Verbund hospizlicher Dienste und Einrichtungen   20

Vernetzung und Angebote repräsentativer, lokaler hospizlich arbeitender Einrichtungen
Elisabeth Janßen
Vom Leben umgeben – ambulanter und stationärer
Palliativdienst am Sankt Josef-Hospital Troisdorf   25
Rüdiger Knoche, Eckehardt Louen und Team
Aufgaben und Möglichkeiten der Palliativstation,
Krankenhaus Maria Stern in Remagen   28

Martina Kern
Das Zentrum für Palliativmedizin, Malteser
Krankenhaus Bonn/Rhein-Sieg 30

Dorothee Schramm, Ulrike Schweig, Martina Kern
Der Ambulante Palliativdienst am Zentrum für Palliativmedizin, Malteser Krankenhaus Bonn/Rhein-Sieg 33

Regina Dievernich, Ilsegret von Hofe
Perspektiven finden – das Unterstützungsangebot der
Krebsberatungsstelle des Tumorzentrums Bonn e.V. 39

Ulrike Veermann
Bonn Lighthouse, Entwicklung und Idee – Konzept
und Perspektive 41

Mechtild Schenk
Was bedeutet ambulante Kinderhospizarbeit? 42

Margarethe Köster, Maria Maul, Claudia Reifenberg
Palliative Versorgung von Kindern und Jugendlichen
zu Hause durch „Las Carreras" 49

Christoph Klant
Zeit zum Abschiednehmen 51

Ulrich Necke
Qualitätsbausteine des heutigen
Bestattungsunternehmens 53

Ingrid Czechanowski
Lebensweg und Trauerfeier – Trauerbegleitung
aus der Sicht einer freien Rednerin 56

Chris Paul
Trauerbegleitung als Element hospizlichen Handelns 58

Ursula Fülbier
Trau Dich Trauern – ein Angebot für trauernde
Kinder und Jugendliche 60

Perspektive

Friedemann Nauck
Hospizarbeit und Palliativmedizin im demografischen
Wandel 64

Yon-Dschun Ko
Palliativmedizin im akutstationären Bereich
einer onkologischen Abteilung 66

Irmgard Frickenschmidt
Das Hospiz als Treffpunkt interdisziplinärer Zusammen-
arbeit – der Qualitätszirkel (QZ) für Hospizarbeit und
Palliativmedizin Bonn-Bad Godesberg   70
Martina Kern, Stella Magga
Die Ambulanten Pädiatrischen Palliativzentren (APPZ)
zur Versorgung von Kindern und Jugendlichen in NRW   73
Monika Müller
Was bewirkt Hospiz?   80

„Ambulant vor Stationär"

Robert Raß
Zwischen Wunsch und Wirklichkeit: „Ambulant vor
Stationär" – Anmerkungen zu einem hospizlichen Prinzip   85

Sterben an verschiedenen Orten: ambulant
In den eigenen „Vier Wänden"
Ines Keil-Schulze
Der ambulante Hospizdienst   91
Hildegard Kautz-Honrath
Mein Ehrenamt – ein Abenteuer   95
Clemens Wagner
Der Hausarzt im ambulanten Versorgungsnetz
des Sterbenden   100
Sebastian Dörschug
„Ich muss nur eines – sterben; und wer von euch
könnte mir wohl wirklich sagen, wie man das macht?"   103

Sterben an verschiedenen Orten: stationär
Im Hospiz
Sebastian Otte
Grundsätze der Hospizarbeit   106
Britta Hielscher
Rituale: Begrüßung, Leben und Abschied im Hospiz   111
Thomas Agthe
Letzte lebenswerte Tage   115

In Einrichtungen der Altenpflege
Cornelia Nicolaus
Leben und Sterben im Haus am Redoutenpark — 117
Wolfgang Picken
„Integriertes Hospiz" in der Altenpflege – eine Modell-Initiative der Bürgerstiftung Rheinviertel — 120
Verena Gräfin von Plettenberg
Hospizliches Konzept der „Sunrise Domizile" — 124

Im Krankenhaus
Gaby Wallraf und Thomas Neuhaus
Sterbebegleitung im Akutkrankenhaus – ein Erfahrungsbericht — 126

Persönliche Erfahrungen aus der ambulanten Hospizarbeit
Berichte Sterbender und ihrer Angehörigen zu Hause
Maria Gaus
„Hospiz" an meiner Seite — 131
Barbara Bogutzki-Yussef
PEG – vom langen Sterben meiner Mutter — 133

Berichte aus der ehrenamtlichen und professionellen ambulanten Sterbebegleitung
Hans Hinrichs
Begegnungen in der Sterbebegleitung – was mich dabei besonders berührt hat — 137
Ines Keil-Schulze
Begleitung bis zuletzt — 139

Persönliche Erfahrungen aus dem stationären Hospiz
Berichte Sterbender und ihrer Angehörigen im Hospiz
Hannelore Musubahu
Mein Leben im Hospiz — 144
Volker Kregel
Eine segensreiche Einrichtung – die letzte Lebensphase meiner Mutter im Hospiz — 146

Berichte aus der ehrenamtlichern Arbeit im Hospiz

Manfred Tulke
Geborgen sein und sich wohl fühlen — 147

Susanne Gundelach
Kunst, Musik und Literatur im Hospiz — 149

Ulrike Sänger
Engel auf vier Pfoten: Tiergestützte Begleitung
im Hospiz – erste Erfahrungen und Ausblicke — 150

*Rosmarie Böttger, Margrit Nothdurft-Geißler,
Ingeborg Stammler, Ulrike von Armansperg*
Der Gesprächskreis für Trauernde — 155

Aus dem Team der Ehrenamtlichen
Collage: Was bedeutet für mich Sterbebegleitung? — 156

Berichte aus dem Team des stationären Hospizes

Rosy Zorn
Mitten ins Herz — 160

Stefan Jürgens
Lebensspuren im Hospiz — 162

Christoph Schmidt
Sozialarbeit als Sterbebegleitung – auf der
gemeinsamen Suche mit den Kranken nach
Lichtblicken im Leben und Sterben — 167

Georg Waßer
Als Seelsorger in einem Hospiz – Erfahrungen
und Eindrücke — 172

Irmgard Frickenschmidt
Als Ärztin im Hospiz – Schmerzliches und
Tröstliches bei der Arbeit mit Sterbenden — 176

Aus dem Hospizteam
Collage: Was bedeutet für mich die Arbeit im Hospiz? — 179

Wichtige Fragestellungen

Jürgen Gräfe
Die Patientenverfügung – rechtliche
Standortbestimmung und ethische Herausforderung — 183

Hauke Reimer
„Das letzte Hemd hat keine Taschen" – was
Sterben mit Ökonomie zu tun hat — 187

Theo R. Payk
Sterbehilfe oder Sterbebegleitung? — 192

Gunnar Horn
Die Würde des Menschen im Spannungsfeld
zwischen Autonomie und Fürsorge – Überlegungen
zur Intensivmedizin — 194

Ursula Lehr
Auseinandersetzung mit Sterben und Tod – die
letzte Entwicklungsaufgabe im menschlichen Leben — 197

Birgit Stappen
Das „System Familie" im Sterbeprozess eines Menschen –
Möglichkeiten und Grenzen – Leben mit dem Abschied — 203

Thomas Martin
Lernen aus der Begleitung Sterbender? — 206

Dorothea Wildenburg
Sterben und Selbstbestimmung, ein Paradoxon?
Überlegungen zur Sterbebegleitung — 211

Klaus Eberhard
Vom Umgang mit der Angst in der Begegnung
mit Menschen, die im Sterben liegen –
ein Erfahrungsbericht — 216

Anhang

Fotos — 219
Glossar — 223
Mitglieder des Hospizforums Bonn/Rhein-Sieg — 230
Autorenverzeichnis — 232
Danksagung — 240

Albrecht von Cossel

Zum Geleit

„*So behutsam, wie man den Toten die Augen schließt, müsste man sie den Lebenden öffnen.*" Dieses Wort von Jean Cocteau beschreibt in aller Kürze den Zweck der vorliegenden Veröffentlichung. Sie soll Auskunft geben über das Verlassen dieser Welt und über den Umgang mit dem Sterben.

Niemand vermag im Voraus zu sagen, wie er reagieren wird, wenn die allgemeine Wahrheit, dass der Mensch sterblich ist, zur persönlichen Nachricht an ihn wird, dass er jetzt sterben muss. Und das gilt auch für die Angehörigen, wenn ein liebes Mitglied der Familie den Tod vor Augen hat.

Solches bedenkend, entschlossen sich Mitte der 90er Jahre nach langen Vorüberlegungen Frau Dr. Hannelise Langmann und Frau Ursula Hanstein, einen Hospizdienst für Bonn ins Leben zu rufen. Zum ersten Vorsitzenden des heutigen Hospizvereins Bonn wurde am 05. Juni 1996 Herr Erich Diedrichs gewählt. Neben den Genannten haben bis heute viele andere ehrenamtlich Tätige den Hospizgedanken weiter getragen und vor allem durch ihre Sterbebegleitung in die Tat umgesetzt.

Es vereinen sich hier Ehrenamt und Nächstenliebe in vorbildlicher Weise. Dass der Nächste in seiner Not Empfänger ehrenamtlicher Zuwendung wird, dass der Kranke eine privilegierte Stellung im Zentrum der Gesellschaft erhält, dass sich alle, Große und Kleine, um die Not der Bedürftigen kümmern, das hat seinen Ursprung im Neuen Testament: „Was ihr getan habt einem unter diesen meinen geringsten Brüdern, das habt ihr mir getan", sagt Jesus *(Matthäus 25,40)* und so heißt es auch in der Satzung des Hospizvereins Bonn, dass er im Sinne von Diakonie und Caritas wirke.

Ich wünsche allen Lesern eine nachhaltige Information, auf dass sich etwas ändere in ihrem Leben und nicht alles beim Alten bleibe.

Bonn, im November 2007

Peter-Johannes von Geyso

Vorwort

Der Hospizdienst, die ganzheitliche hospizlich-palliative Begleitung und Versorgung schwerstkranker und sterbender Menschen, steht im Mittelpunkt dieses Buches.

Erst in den letzten Jahrzehnten ist diese ursprünglich mit dem Christentum in Europa verbreitete Bewegung im Sinne christlicher Nächstenliebe in Deutschland wieder aufgegriffen worden. Auch in Bonn und seinem Umfeld hat sie sich in zahlreichen, zu einem Netzwerk verbundenen Einrichtungen in breit angelegter Ökumene beispielhaft manifestiert.

Unsere Gesellschaft verzeichnet heute einen tief greifenden demographischen Wandel. Die ältere Generation wächst überproportional. Im öffentlichen Bewusstsein und in der Gesundheitspolitik kommt ihr vermehrte Aufmerksamkeit zu. Der ehemals so wichtige Familienverband bietet ihr immer weniger Rückhalt. So werden Krankenpflege und Sterbebegleitung zunehmend außerhalb der Familie im professionellen Sektor gesucht, obwohl etwa neunzig Prozent der Menschen lieber zu Hause sterben würden. Gleichzeitig steigt die Zahl der Krebs- und Alterserkrankungen an. Hier liegt die Herausforderung, den Betroffenen eine umfassende hospizlich-palliative Begleitung zukommen zu lassen – zu Hause, in medizinischen Einrichtungen, in Altenheimen und in Hospizen.

Ganzheitliche Begleitung in diesem Sinne erfordert das Zusammenwirken vieler Einrichtungen und Dienste: von Krankenhäusern, Seniorenheimen, Hospizen, von Hausärzten, Sozialdiensten, ambulanten Pflege- und Palliativdiensten und Seelsorgern bis hin zu den ehrenamtlichen ambulanten Hospizdiensten mit ihrem großen und unverzichtbaren Anteil freiwilligen Einsatzes. So hat sich mittlerweile ein weit gefasstes hospizlich-palliatives Netzwerk herausgebildet, das nach effektiver, die jeweilige Region übergreifender, interdisziplinärer und multiprofessioneller Zusammenarbeit und Koordination verlangt. Es ist so vielfältig und verflochten, dass der Rat Suchende professioneller Beratung bedarf.

Dieser Gedanke bewog den Hospizverein Bonn, aus Anlass seines zehnjährigen Bestehens einen „Begleiter" vorzulegen, in dem viele der genannten Dienste und Einrichtungen, aber auch Begleitete und Begleiter zu Wort kommen. Aus sechzig Beiträgen entstand so dieser Band – nicht nur als praktische Suchhilfe für das passende hospizliche Angebot, sondern auch als ein emotionaler Begleiter auf dem mitunter steinigen Pfad des Sterbens und der Trauer. Nur wenige möchten dabei allein sein.

Gemeinsames Anliegen aller Autoren ist es, den von Tod und Trauer Betroffenen konkrete Hilfe und Begleitung anzubieten, aber auch Vertrauen und Zuversicht zu vermitteln. Zugleich gehen von ihren Erfahrungen und Erkenntnissen Impulse aus zur Weiterentwicklung des hospizlich-palliativen Netzwerks in unserer Region und darüber hinaus.

Allen, die zu diesem „Begleiter" beigetragen haben, gilt mein herzlicher Dank. Mögen ihre Gedanken und Anregungen weite Verbreitung finden und die Hospizidee hinein tragen in unsere Gesellschaft – als Denkmodell und Ausweis einer neuen Solidarität zwischen den Generationen und als Zeugnis der Ehrfurcht vor dem Leben, eines Lebens in Würde bis zuletzt.

Wachtberg, im November 2007

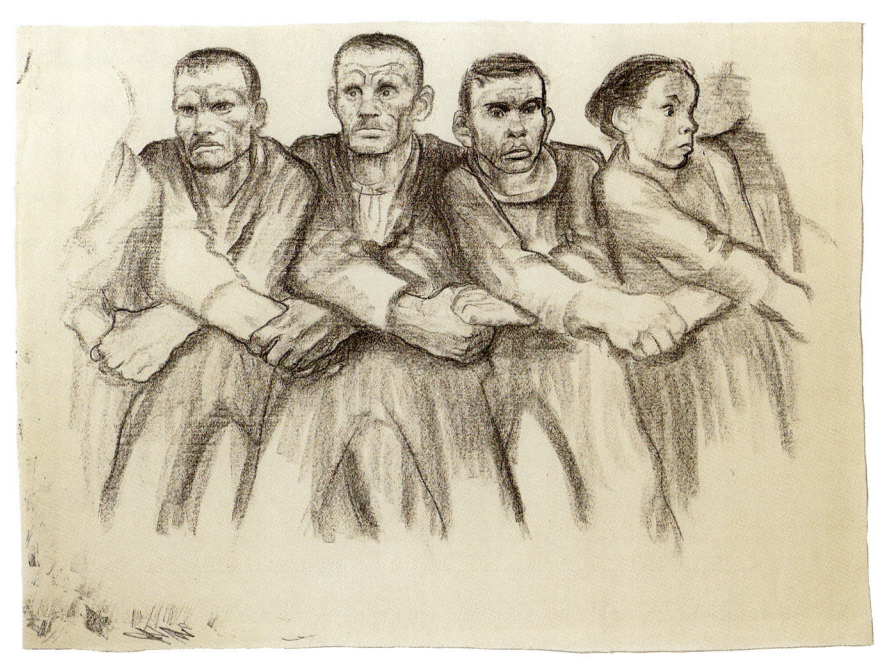

Käthe Kollwitz, Solidarität, 1931/32, Lithokreide auf weißem Karton

Historie – Netzwerk – Perspektive

Historie

Susanne Gundelach

Die Geschichte der Hospizbewegung und des Hospizvereins Bonn e.V.

Schon im Urchristentum gab es im Römischen Reich christliche Hospize. In diesen gastfreundlichen Herbergen fanden Reisende Unterkunft und Waisen Zuflucht. Kranke und Sterbende wurden hier im Sinne christlicher Nächstenliebe gepflegt. Im 4. Jahrhundert übernahmen christliche Orden die Leitung der Hospize; im Mittelalter bildeten sich eigene Hospitalorden (Malteser, Johanniter u.a.). Sie sollten die Pilgerschaft nach Jerusalem, Rom und Santiago de Compostela unterstützen, in den Wirren der Kreuzzüge Herberge bieten, in Krankheit und Not helfen und im Sterben begleiten. In der Reformation wurden viele Klöster und Hospize geschlossen. Erst im 19. Jahrhundert lebte die Hospizidee wieder auf; vor allem irische Nonnen, die „Sisters of Charity" erkannten die Not der bitterarmen Bevölkerung und gründeten zuerst in Dublin, später auch in London Hospize, um Schwerstkranken und Sterbenden zu helfen. Neben der menschlichen Zuwendung erkannten die Nonnen auch die Bedeutung einer schmerztherapeutischen, lindernden Behandlung und Pflege. Dr. Cicely Saunders arbeitete mehrere Jahre ehrenamtlich bei den irischen Schwestern der Barmherzigkeit in London und gründete 1967 dort das „St. Christopher's Hospice". Diese Gründung gilt als die Geburtsstunde der Palliativmedizin und der Hospizbewegung.

Die Schweizer Ärztin Elisabeth Kübler-Ross schrieb Ende der Sechziger Jahre in Amerika das Buch „On Death and Dying" und beeinflusste in starkem Maße die öffentliche Diskussion und die medizinisch-pflegerische Fachwelt. In Deutschland gab es schon Anfang der Sechziger Jahre Kontakte zur englischen Hospizbewegung. Aber erst der Dokumentarfilm von Pater Reinhold Iblacker „Noch 16 Tage – eine Sterbeklinik in London" löste 1971 eine öffentliche Diskussion aus. Auf die Anfrage der Bundesregierung 1978, ob eine Hospizbewegung vonnöten sei, reagierten die Wohlfahrtsverbände und die Dachverbände von Krankenhäusern und Heimen negativ. Trotzdem kam es 1983 gefördert durch die Deutsche Krebshilfe zur Gründung einer ersten – nicht nur onkologischen – Palliativstation in der Universitätsklinik Köln. 1986 entsteht auf Initiative von Pater Paul Türcks in Aachen das erste deutsche Hospiz, das „Haus Hörn".

Im Februar 2007 notiert die Bundesarbeitsgemeinschaft Hospiz folgende Zahlen für Deutschland:

Ambulante Hospize (Hausbetreuungsdienste)	etwa 1.450
Stationäre Hospize	151
Palliativstationen	139
Ehrenamtliche	etwa 80.000

Unser Verein entstand im Sommer 1996 als Förderverein Hospiz in Bonn e.V., dessen dringlichste Aufgabe damals der Bau eines Stationären Hospizes war.

Durch die Ausbildung von Ehrenamtlichen und die Begegnung mit der Realität gewann das Ambulante Hospiz an Bedeutung. Über 90% der Menschen wollen zu Hause sterben. Diesem völlig natürlichen Wunsch der Menschen entspricht die Hospizbewegung und auch der Gesetzgeber in dem Leitgedanken „ambulant vor stationär". Es soll alles getan werden, um ein Sterben in häuslicher Umgebung zu ermöglichen. Wenn das nicht möglich ist, soll das Stationäre Hospiz eine letzte Lebensphase und ein Sterben in häuslicher, warmherziger und lebensvoller Atmosphäre ermöglichen.

Die Namensänderung in Hospizverein Bonn e.V. zeigte, dass neben dem Engagement für ein Stationäres Hospiz die Begleitung von Schwerkranken und Sterbenden und ihren Angehörigen zu Hause grundlegend ist. Zu diesem ganzheitlichen Ansatz gehört auch die Verbreitung hospizlich-palliativen Denkens und Tuns in unserer Gesellschaft und ihren Einrichtungen.

Neben der planmäßigen Ausbildung von Ehrenamtlichen für die häusliche Sterbebegleitung (Ambulantes Hospiz) ergriff der Hospizverein von 1996 bis 2002 mehrere Initiativen zur Gründung eines Stationären Hospizes. Erst die erfolgreiche Zusammenarbeit mit dem Evangelischen Waldkrankenhaus führte zur Gründung des Hospizes, dessen Kooperationspartner wir sind. Neben einigen baulichen Verbesserungen durften wir uns an der farblichen und künstlerischen Ausgestaltung beteiligen. Unsere Ehrenamtlichen sind in vielfältiger Weise aktiv; wir organisieren auch den Dreiklang „Kunst, Literatur und Musik im Hospiz".

Eine weitere wichtige Aufgabe des Hospizvereins Bonn ist es, den Hospizgedanken in die Öffentlichkeit zu tragen. Deshalb halten wir in Schulen, Vereinen und Serviceclubs, wie Lions oder Rotary, Vorträge und wirken mit bei Benefizveranstaltungen, Theateraufführungen und Ausstellungen.

Der Hospizverein Bonn e.V. ist Teil eines größeren Netzwerks der Hospizarbeit in der Region, in dem die ganzheitliche hospizlich-palliative Versorgung schwerkranker und sterbender Menschen sichergestellt werden soll.

Deswegen haben wir die Hospizstiftung Bonn gegründet, die im August 2007 von der Bezirksregierung Köln als rechtsfähig anerkannt wurde.

Auch die regionale Presse fördert den Hospizgedanken durch regelmäßige Berichte über unsere Aktivitäten.

Das hospizlich-palliative Denken und Tun ist in Bonn und der Region auf einem guten Weg!

Netzwerkorganisation

Benno Bolze

Der Deutsche Hospiz- und PalliativVerband e.V. – Vernetzung der Hospizbewegung in Deutschland

Die Hospizbewegung in Deutschland hat in den letzten Jahren eine dynamische Entwicklung genommen. Im Jahr 1996 gab es 451 ambulante Hospizdienste und 58 stationäre Hospize und Palliativstationen. Dem stehen heute rund 1.450 ambulante Hospizdienste und 290 stationäre Hospize und Palliativstationen gegenüber. Wir können also gegenwärtig auf ein gut entwickeltes Netzwerk an Hospiz- und Palliativeinrichtungen schauen, in dessen Mittelpunkt der schwerkranke und sterbende Mensch sowie seine Angehörigen stehen. Dennoch sind die Strukturen in den einzelnen Bundesländern zum Teil sehr unterschiedlich entwickelt. Hier gilt es, die bestehenden Strukturen zu sichern und weiter auszubauen. In hospizlich schwächer entwickelten Regionen sind die Voraussetzungen für ein umfassendes Angebot an hospizlicher Versorgung zu schaffen.

Getragen wird die Hospizbewegung durch das Engagement Ehrenamtlicher, die sich in vielfältiger Weise für Schwerkranke engagieren. Zurzeit sind schätzungsweise siebzigtausend Ehrenamtliche in der Hospizarbeit tätig. Ein Blick in die Geschichte vieler Hospizvereine, die ihr zehnjähriges oder auch schon zwanzigjähriges Bestehen feiern, zeigt, wie schwierig es in den Anfangsjahren war. Deutlich häufiger wurde man noch vor einigen Jahren mit Ablehnung konfrontiert. Für manch ein Problem mussten hospizlich kreative Lösungen gesucht und gefunden werden. Ohne den Mut vieler Einzelner und das beherzte Eintreten für die Hospizidee hätte sie heute nicht einen so hohen Stellenwert in unserer Gesellschaft. Wenn auch nicht für alle Probleme eine Lösung gefunden wurde und noch nicht an allen Orten in Deutschland ein qualitativ hochwertiges Angebot zur Verfügung steht, so kann man doch sagen, dass die Gründerzeit abgeschlossen ist und die Zeit der Etablierung und Erweiterung längst begonnen hat. Zur Etablierung der Hospizarbeit haben auch die gesetzlichen Rahmenbedingungen beigetragen, für die sich der „Deutsche Hospiz- und PalliativVerband e.V." (DHPV) – vormals „Bundesarbeitsgemeinschaft Hospiz e.V." – seit Jahren eingesetzt hat. So wurde 1997 der § 39a in das Sozialgesetzbuch (SGB) V aufgenommen, der die stationäre Hospizversorgung regelt. Im Dezember 2001 folgten ebenfalls im § 39a SGB V die Formulierungen zur Regelung der ambulanten Hospizarbeit. Damit wurden verlässliche Rahmenbedingungen für die Hospizeinrichtungen und -dienste im Gesetzestext verankert.

Gute Netzwerkarbeit kann nur durch eine enge Verzahnung aller an der Versorgung und Begleitung schwerkranker und sterbender Menschen beteiligten Einrichtungen gelingen. Ebenso wichtig ist die gute und partnerschaftliche Zusammenarbeit der Hauptamtlichen aller beteiligten Berufsgruppen mit den ehrenamtlichen Mitarbeiterinnen und Mitarbeitern. Eine Partnerschaft auf Augenhöhe ist die Grundlage für eine gelingende Begleitung, bei der der sterbende Mensch im Zentrum des Handelns steht.

Es ist Ziel der Hospizbewegung, ein Leben bis zuletzt in der gewohnten Umgebung, dem Zuhause, zu ermöglichen. Dies entspricht dem Wusch vieler Menschen. Deshalb gilt im Hospiz- und Palliativbereich der Grundsatz: „Ambulant vor Stationär". Deshalb ist die weitere Verbesserung der Versorgung gerade im ambulanten Bereich von zentraler Bedeutung. Auf diesem Hintergrund wurde in diesem Jahr im Rahmen der Gesundheitsreform der § 37b in das SGB V aufgenommen. Durch diese Neuregelung im SGB V, die am 01.04.2007 in Kraft getreten ist, haben Versicherte der gesetzlichen Krankenversicherung erstmals das Recht auf eine spezialisierte ambulante Palliativversorgung. Damit wurde eine weitere Forderung des Deutschen Hospiz- und PalliativVerbandes verwirklicht. Durch die Regelung im § 37b SGB V werden insbesondere die Bereiche Medizin und Pflege eine Stärkung erfahren. Über diese beiden Bereiche hinaus ist es aber notwendig, die psychosozialen und spirituellen Angebote in „Palliative Care Teams" einzubinden, damit alle vier Säulen der Hospizarbeit – die palliative Medizin, die palliative Pflege, die psychosoziale und die spirituelle Begleitung – in Form des integrativen Ansatzes in die Praxis umgesetzt werden können. Deshalb wird es hier notwendig sein, die Angebote nach § 37b SGB V eng mit den ambulanten Hospizdiensten und stationären Hospizen als bestehende Strukturen zu verzahnen oder die bestehenden Strukturen auszubauen.

Der DHPV – vormals BAG Hospiz – vertritt als Dachorganisation die Interessen von nahezu 1.000 Einrichtungen aus dem Hospiz- und Palliativbereich in Deutschland, die über die sechzehn Landesarbeitsgemeinschaften Mitglied im DHPV sind. Auf Landes- und Bundesebene ist weiterhin ein Eintreten aller Haupt- und Ehrenamtlichen für die Hospizidee erforderlich. Die Hospizbewegung ist in Bewegung und ich möchte Sie einladen, sich davon bewegen zu lassen.

Monika Müller

ALPHA – Ansprechpartner für Hospiz- und Palliativarbeit

Ausgehend von der britischen Hospizidee ist weltweit eine Bewegung in Gang gesetzt worden, die nicht nur versucht, Schwerstkranken und Sterbenden und ihren Bedürfnissen gerecht zu werden, sondern auch mit einem großen Potential freiwilliger ehrenamtlicher Helferinnen und Helfer das Thema Sterben ins Blickfeld rückt und somit der Tabuisierung entgegenwirkt.

An dieser Stelle setzt u.a. die Arbeit von ALPHA an: ALPHA steht für **A**nsprechstellen im **L**and Nordrhein-Westfalen zur **P**flege Sterbender, **H**ospizarbeit und **A**ngehörigenbegleitung. Die beiden Einrichtungen ALPHA-Rheinland in Bonn und Alpha-Westfalen in Münster arbeiten seit 15 Jahren im Auftrag des Ministeriums für Arbeit, Gesundheit und Soziales des Landes Nordrhein-Westfalen. Mit dem Wort ALPHA verbinden sich gleich zwei Gedanken:

Als erster Buchstabe im griechischen Alphabet macht es den innovativen Weg deutlich, den das Land NRW beschritten hat. Es zeigte mit der Einrichtung dieser seit 1992 bestehenden Stellen als erstes und bis heute einziges Bundesland die Bedeutsamkeit der Thematik auf.

Zum zweiten wird durch den Begriff veranschaulicht, dass Sterben und Tod nicht ein Ende sein müssen, sondern mit ihnen der Durchgang in eine andere, neue Daseinsform erfolgen kann.

- Die Mitarbeiterinnen von ALPHA verstehen sich als Ansprechpartnerinnen in allen Fragen der Organisation und Entwicklung zu den Themen Sterben, Tod und Trauer.
- Sie antworten auf Fragen zur Entwicklung und Konzeptionalisierung von Initiativen, auf Fragen zu Fortbildung und Supervision, zu Qualitätskriterien, Standards u.v.m.
- Sie gehen auf die Bedürfnisse verschiedener Einrichtungen ein, aber auch auf Fragen einzelner haupt- und ehrenamtlicher Mitarbeiterinnen sowie auf Mitarbeiter und Vorstände, die sich mit der Verbesserung der Situation Sterbender und ihrer Angehörigen beschäftigen.
  Nordrhein-Westfalen hat eine ausgeprägte Hospiz-Landschaft. Mit ca. 280 ambulanten Hospizinitiativen, über 56 stationären Hospizen (ca. 450 Betten) und über 25 Palliativstationen (ca. 190 Betten) kann es ein gutes Angebot für Betroffene und ihre Familien aufweisen.
- Daher gilt es nun unter anderem, die Qualität der Arbeit sowohl in der Pflege als auch in der psychosozialen Begleitung genauer zu betrachten, zu bewerten und ggf. Anregungen zu Veränderungen zu geben.
- Dies betrifft auch den Bereich „Sterbe- und die Trauerbegleitung", wobei sowohl einzelne Personen beraten werden wie auch alle Einrichtungen, die einen Bedarf bei uns anmelden, z.B. Altenhilfeeinrichtungen oder Wohneinrichtungen für Menschen mit Behinderungen.
- Darüber hinaus stellen sich weitere Aufgaben im Kontext mit der Weiterentwicklung der ambulanten palliativen Pflege.
- Immer häufiger werden die ALPHA-Stellen auch in Fragen der Vernetzung und ortsnahen Koordinierung mit einbezogen.
- Ein weiterer Schwerpunkt liegt in der Unterstützung der in der Kinderhospizarbeit tätigen Mitarbeiter und Institutionen.
  Das Angebot für Sterbende und ihre Angehörigen in der stationären und ambulanten Hospizversorgung ist geregelt durch § 39a SGB V (Sozialgesetzbuch V).

Danach werden im stationären Hospiz Patienten betreut, die an Erkrankungen leiden, welche progredient (fortschreitend) verlaufen und sich in einem fortgeschrittenen Stadium befinden; eine Heilung ist ausgeschlossen und eine palliativ-medizinische Behandlung indiziert. Die Lebenserwartung ist sehr begrenzt. Übliche Krankheitsbilder sind z.B.:

Krebserkrankungen, Vollbild AIDS, Erkrankungen des Nervensystems mit fortschreitenden Lähmungserscheinungen oder weit fortgeschrittene Nieren-, Herz-, Darm- oder Lungenerkrankungen. Die Hospize nehmen Menschen auf, die in ihrem familiären und sozialen Umfeld nicht ausreichend versorgt werden können. Möglich ist in manchen Einrichtungen auch eine Kurzpflege, Tages- oder Nachtbetreuung.

Für die Betreuung im ambulanten Bereich gibt es unterschiedliche Herangehensweisen und Zielgruppen (vgl. z.B. auch die Textbeiträge von Wolfgang Picken zum „Integrierten Hospiz" und von Ines Keil-Schulze zum ambulanten Hospizdienst). Dies wird in den verschiedenen Hospizgruppen – sinnvoller Weise nach den unterschiedlichen regionalen Bedingungen – individuell gestaltet. Generell gehören Menschen mit den genannten Erkrankungen dazu. Inwieweit auch alte Menschen oder psychiatrisch Erkrankte begleitet werden können, ist vor allem abhängig vom Konzept und den personellen Möglichkeiten der ambulanten Hospizdienste. Manche Betreuungen beginnen schon im früheren Erkrankungsstadium, je nach Bedürfnis der Betroffenen und der Angehörigen.

Zudem gibt es Hospizdienste, die Kooperationen mit Krankenhäusern, Altenheimen und/oder ambulanten Pflegediensten haben, so dass Übergänge erleichtert werden. Wenn auch unter verschiedenartigen Prämissen, so ist doch die Betreuung sowohl im stationären wie auch im ambulanten Kontext von den gleichen Notwendigkeiten gekennzeichnet:

- Qualifizierte medizinische Fachkräfte (z.B. Schmerztherapeuten oder palliativ-pflegerisch geschultes Pflegepersonal),
- Wissen um Symptome, insbesondere der Schmerzen und entsprechender Umgang damit,
- Wissen um das Spektrum der Bedürfnisse Sterbender und ihrer Angehörigen (psychosozial und spirituell),
- Engagement, Verantwortung und eigene Auseinandersetzung der (haupt- und ehrenamtlichen) Mitarbeiterinnen und Mitarbeiter mit den Themen Sterben, Tod und Trauer,
- eine Begleitung nicht nur für die Sterbenden, sondern auch für deren Familie bis über den Tod hinaus,
- Kommunikationsfertigkeiten sowohl im Team als auch mit den Sterbenden und Angehörigen,

- eigene unabhängige Prinzipien des Hospizes, die nicht gebunden sind an bestehende Einrichtungen, Ideologien und Glaubensrichtungen,
- enge Kooperationen mit anderen bestehenden Diensten,
- Interdisziplinarität,
- eine gute Dokumentation und eine gut funktionierende Verwaltung.

Um eine adäquate Versorgung für Sterbende, ihre Angehörigen und andere Nahestehende zu gewährleisten, ist es notwendig, die bestehenden Angebote auf sinnvolle Weise zu vernetzen. Denn es reicht nicht aus, einen guten Pflegedienst, eine angemessene ärztliche Versorgung, einen qualifizierten Hospizdienst, einen regionalen familienunterstützenden Dienst und vieles mehr vorhalten zu können, solange diese Dienste nicht miteinander kooperieren.

Bernd Ewich

„Hospizforum Bonn/Rhein-Sieg" – ein regionaler Verbund hospizlicher Dienste und Einrichtungen

Vor rund neun Jahren trafen sich Koordinatoren der in der Region bereits bestehenden hospizlichen stationären Einrichtungen und der gerade neu gegründeten ambulanten Hospizdienste, um den fachlichen Informationsaustausch, die sachdienliche Zusammenarbeit und die gegenseitige Unterstützung ihrer Dienste zu intensivieren. In gemeinsamen „Regionalkonferenzen" und kleineren Arbeitsgruppen bearbeiteten sie mit Elan und Ideen Fragen der Koordinierung, Vernetzung sowie der Umsetzung und Sicherung von Qualitätsstandards. Weitere Schwerpunkte ihrer Initiative waren die Vertretung gemeinsamer Anliegen gegenüber amtlichen Stellen in Stadt und Kreis und die Organisation gemeinsamer öffentlicher Projekte zur Verbreitung der Hospizidee.

Die erste gemeinsame Veranstaltung „Voices – Benefiz für Hospiz" im Herbst 2000 in der Bonner Beethovenhalle wurde engagiert und einfallsreich angegangen. Der Erfolg und die große öffentliche Resonanz beflügelten die Initiatoren und veranlassten die beteiligten Organisationen, die bisherige Ad-hoc-Initiative der „Regionalkonferenzen" nun zu einer ständigen gemeinsamen Einrichtung zu machen: Am 28. März 2001 wurde in der konstituierenden Sitzung im Zentrum für Palliativmedizin in Bonn-Hardtberg das „Hospizforum Bonn/Rhein-Sieg" gegründet.

Die zehn Gründungsmitglieder – fünf hospizliche stationäre Einrichtungen und vier ambulante Hospizdienste, darunter auch schon der damalige „Förderverein Hospiz in Bonn e.V." sowie als außerordentliches Mitglied der Lions-Förderverein Bonn-Rheinaue – legten in einer „Ordnung" die Grundsätze, Ziele und Aufgaben ihres neuen Verbundes fest:

Das „Hospizforum Bonn/Rhein-Sieg" – eine nicht eingetragene, gemeinnützige Vereinigung – versteht sich zuvörderst als ein *„Forum"*, also als eine Plattform, die der sachdienlichen und handlungsorientierten Erörterung von Angelegenheiten, Fragen und Maßnahmen im Kreis der kompetenten Personen dienen soll.

Koordinatorinnen und Stationsleitende, die in den Mitgliedsorganisationen für die Befähigung und Ausbildung, für den Einsatz und die Begleitung ihrer MitarbeiterInnen zuständig sind, tauschen hier ihre Erfahrungen aus der hospizlichen Alltagsarbeit aus und informieren über Veranstaltungen in ihren Bereichen; sie überlegen und diskutieren gemeinsame, zentrale Vorhaben und bilden – falls zweckmäßig – für deren Realisierung Ad-hoc-Arbeitsgruppen.

All dies fördert gegenseitige Kenntnis, abgestimmte Zusammenarbeit und hilfreiche Unterstützung im Sinne der Ziele und Aufgaben, die sich das „Hospizforum" bei seiner Gründung gestellt hatte und die es bis heute verfolgt:

- die Verbesserung und Sicherung des sachdienlichen Zusammenwirkens im hospizlichen Netzwerk der Region,
- die Unterstützung des Aufbaus neuer Hospizinitiativen und des Ausbaus der hospizlichen Angebote, insbesondere der Qualifizierung ehrenamtlich tätiger HospizhelferInnen,
- die Förderung der Hospizidee in der Öffentlichkeit und die Information über die Angebote hospizlicher Einrichtungen und Dienste.

Netzwerk

Das Forum tagt drei- bis viermal im Jahr; so versammelten sich in den sechs Jahren seit seiner Gründung die Vertreter der Mitgliedsorganisationen bei insgesamt 23 Arbeitstreffen reihum an den Orten der gastgebenden Mitglieder.

Bei Gründung bestand der regionale Verbund aus neun hospizlich tätigen Forumsmitgliedern, inzwischen sind es 17 geworden:

Sechs stationäre Einrichtungen:
- Bonn Lighthouse,
- Elisabeth-Hospiz Lohmar,
- Hospiz am Evangelischen Waldkrankenhaus Bonn,
- Ambulanter Palliativdienst des Zentrums für Palliativmedizin am Malteser-Krankenhaus Bonn-Hardtberg,
- Ambulanter Palliativdienst und Palliativstation Josef-Hospital Troisdorf,
- Robert-Janker-Klinik, Bonn.

Hinzu kommen 11 ambulante Dienste:
- Ökumenische Initiative zur Begleitung Schwerkranker, Sterbender und Trauernder St. Augustin,
- Beueler Hospizverein,
- Hospizverein Bonn,
- Lebenskreis Hennef,
- Ökumenische Hospizbewegung Bad Honnef,
- Ökumenische Hospizgruppe Rheinbach/Meckenheim/Swisttal,
- Ambulanter Hospizdienst für Bornheim/Alfter,
- Ökumenische Hospizinitiative Windeck/Eitorf,
- Ambulanter Hospizdienst Much,
- Ambulanter Kinderhospizdienst Bonn/Rhein-Sieg,
- Ölberg – Ökumenische Hospizdienst Königswinter.

Zu diesem erfreulichen Mitgliederzuwachs hat die in diesem kurzen Zeitraum bemerkenswert große Zahl der Neugründungen von ambulanten Hospizdiensten im Rhein-Sieg-Kreis und auch die Einrichtung des Hospizes in Bonn-Bad Godesberg geführt. Durch diese positive Entwicklung ist eine deutliche Verdichtung des nun geradezu flächendeckenden Netzes von hospizlichen Angeboten in der gesamten Region eingetreten. Durch die grundlegenden Befähigungskurse und eine kontinuierliche Weiterbildung konnten in den Mitgliedsorganisationen des Forums in den vergangenen sechs Jahren sowohl der jeweils örtlich vorgesehene Aufbau als auch die überall notwendige Erhaltung des Bestandes an qualifizierten freiwilligen, ehrenamtlich tätigen Hospizhelferinnen und -helfern erreicht werden – stellenweise sogar ein angestrebter Zuwachs.

Das „Hospizforum" konnte die hierzu erforderlichen, dezentralen und in der Zuständigkeit der einzelnen Institutionen liegenden Ausbildungsmaßnahmen in zahlreichen Fällen durch finanzielle Zuwendungen nach den eigenen, selbst beschlossenen „Richtlinien" fördern und in zwei Fällen durch zentrale, gemeinsame Seminare für Ehrenamtliche ergänzen. Diese Forumszuwendungen und Weiterbildungsveranstaltungen waren nur möglich durch die in allen Jahren großartige finanzielle Unterstützung durch das außerordentliche Mitglied, den Lions-Förderverein Bonn-Rheinaue.

Beim Blick auf die bisherigen Aktivitäten und Ergebnisse des Verbundes ist auch die Herausgabe des „Wegweisers Hospiz Bonn Rhein-Sieg" zu nennen. Diese Broschüre gibt neben einigen grundlegenden Informationen über die Hospizidee und Hospizarbeit einen aktuellen Überblick über die im Forum verbundenen hospizlichen Einrichtungen und Dienste, deren Angebote in der Sterbe- und Trauerbegleitung, sowie über Ansprechpartner und Erreichbarkeiten. Sie ist über jedes der Mitglieder des Forums zu beziehen.

Die Mitglieder engagieren sich außerdem während des ganzen Jahres an zahlreichen dezentralen und zentralen öffentlichen Veranstaltungen in der Region mit Informationsständen und persönlichen Gesprächsangeboten; besonders erwähnt sei hier die Mitwirkung der Mitglieder am jährlichen „Tag des Friedhofs" in Bonn durch einen gemeinsamen Info-Stand des Hospizforums.

Neben der generellen Fortsetzung der bisherigen Aufgaben könnten durch das Forum künftig neue Themenbereiche angegangen werden: Weitere Möglichkeiten gemeinsamer Öffentlichkeitsarbeit, dabei stärkere Nutzung zeitgemäßer Medien und Verbesserung der Übersichtlichkeit und Transparenz; Koordination von Zuständigkeiten und Gebieten; Möglichkeiten der Finanzierung und Erweiterung von hospizlichen Angeboten. Bei solchen Forumsaktivitäten erscheint eine stärkere Mitwirkung von Vorstandsmitgliedern der Hospizvereine unumgänglich und wird bereits diskutiert.

Natürlich wird die eigentliche hospizliche Arbeit für Schwerkranke, Sterbende und deren Angehörige oder für Trauernde „vor Ort" geleistet, also dezentral und unmittelbar durch die stationären Einrichtungen und ambulanten Dienste mit ihren Koordinatorinnen, Stationsleitenden und hauptamtlichen Mitarbeitern sowie vor allem von den vielen ehrenamtlichen Hospizhelfern.

Es sind diese Institutionen und Menschen, die das „Hospizforum Bonn/Rhein-Sieg" bilden und die es mit Leben füllen – eben nicht nur bei den vierteljährlichen Arbeitstreffen oder gemeinsamen Veranstaltungen, sondern in erster Linie durch ihr selbstverständliches und vertrauensvolles Zusammenwirken im regionalen hospizlichen Netzwerk.

Was mit der Gründung des Verbundes angestrebt wurde und durch das gemeinsame, vielfältige Wirken aller Mitgliedsorganisationen bisher auch verwirklicht werden konnte, soll auch in Zukunft das Anliegen des „Hospizforums Bonn/Rhein-Sieg" sein, nämlich zur menschenwürdigen hospizlichen Versorgung in der Region und zur Verbreitung der Hospizidee in unserer Gesellschaft beizutragen.

Vernetzung und Angebote repräsentativer, lokaler hospizlich arbeitender Einrichtungen

Elisabeth Janßen

Vom Leben umgeben – ambulanter und stationärer Palliativdienst am Sankt Josef-Hospital Troisdorf

„*P*<!-- -->*alliative (lindernde) statt curative (heilende) Medizin.*" Dies ist der Ansatz unserer Arbeit mit den überwiegend an einem weit fortgeschrittenen Tumor erkrankten Menschen. Menschen, die unter vielerlei Beschwerden leiden: Symptomen wie Schmerzen, Luftnot, Übelkeit, Erbrechen, Unruhe, Ängsten, schwierigen Wundverhältnissen oder anderen durch die Erkrankung oder durch Medikamente hervorgerufenen Beschwerden.

Als Einrichtung des Krankenhauses für Akutsituationen bietet die Palliativstation vorübergehend ein Zuhause für die Erkrankten. Nach Stabilisierung der Situation werden sie wieder in ihre häusliche Umgebung entlassen. Unser Team ist multidisziplinär.

Die Weltgesundheitsorganisation hat die Palliativmedizin in sechs Sätzen definiert. Zu einigen möchte ich aus meiner Erfahrung berichten:

- „*Palliativmedizin bejaht das Leben und sieht das Sterben als einen normalen Prozess an.*"

Sie „bejaht das Leben", d.h. das Sterben gehört zum Leben und ein jeder Mensch „lebt" bis zu seinem letzten Atemzug – mit den unterschiedlichsten großen oder auch verschwindend kleinen Fähigkeiten und Bedürfnissen.

- „*Palliativmedizin bietet Unterstützung an, damit das Leben der Patienten bis zum Tode so aktiv wie möglich sein kann.*"

Das kann bedeuten, im Roll-Liegestuhl oder im Bett auf die Terrasse gefahren zu werden und so wieder „Natur zu erleben". Die Freude und Ergriffenheit eines Menschen, der das wieder erleben durfte, nachdem es viele Monate nicht möglich war, hat mich tief berührt.

„So aktiv wie möglich" kann auch Folgendes bedeuten: Eine Frau, die zu Hause immer für ihre Familie gesorgt und gekocht hatte, lag nun bei uns und war zur Untätigkeit „verdonnert" (wie so oft im Krankenhaus). Sie äußerte den Wunsch, etwas für uns – das Pflegeteam – tun zu dürfen und entschloss sich auf der Station Hefewecken zu backen. Eine ehrenamtliche Mitarbeiterin besorgte die fehlenden Zutaten in Troisdorf. Unterstützung benötigte die Patientin nur beim Durchkneten des festen Teiges. Als nach einigen Tagen ihre Kraft nochmals deutlich nachgelassen hatte und sie das Gefühl der Nutzlosigkeit wieder zu erdrücken drohte, übernahm die Patientin die Anleitung einer unserer Mitarbeiterinnen. Diese maß die Zutaten ab und rührte den Teig. Das Gehen und Backen der Hefewecken überwachte die Patientin diesmal von einem Stuhl aus, vor dem Backofen sitzend in unserer kleinen Küche. Sie wurde bald darauf nach Hause entlassen und ich hoffe, dass sie trotz schwindender Kräfte ihr „Da-sein" in der Familie als wertvoll erleben konnte.

In einem anderen Beispiel geht es um lieb gewonnene Gewohnheiten: Eine Frau wurde wegen ihrer Symptome bei uns stationär aufgenommen. Da die Familie sie intensiv begleiten wollte, funktionierten wir unser Doppelzimmer in ein „Familienzimmer" um, d.h. es wurde in diesem Zimmer kein weiterer, fremder Patient aufgenommen. Stattdessen stellten wir die Betten – wie zu Hause – nebeneinander auf. Ein Angehöriger schlief nachts bei ihr. Oft war es der Ehemann und am Wochenende zudem ihr fünf Jahre altes Enkelkind, das, wie jeden Samstag zu Hause, nun im Krankenhaus in der Besucherritze des Großelternbettes schlief. So konnten, wie gewohnt, kurze Gespräche zwischen Großmutter und Enkelin stattfinden – Nähe, Wärme und Berührungen noch erlebt und weitergegeben werden.

- *„Jemandem das Sterben zu Hause zu ermöglichen, bedeutet eine vollständige Veränderung des Alltags für den Patienten und seine Angehörigen. Es kann eine zugleich bereichernde und belastende Erfahrung sein, die viele Betroffene ohne Hilfe kaum bewältigen können. Es fordert uns auf, mit einem Schwerkranken eine neue Beziehung einzugehen."*

Seit Beginn des Modellprojektes Palliativ/NRW unterstützt der Ambulante Palliativdienst (APD) Menschen zu Hause. Es ist beruhigend zu wissen, dass bei uns in NRW seit dem 01. Juli 2006 (SGB V, § 132a, Abs. 2) jeder Mensch ein Recht auf „ambulante palliativpflegerische

Versorgung" hat und diese Leistung in die Regelfinanzierung der Krankenkassen aufgenommen wurde. Ich möchte nun ein paar Rückmeldungen aus Briefen wiedergeben, die Angehörige uns schickten, als die Weiterfinanzierung des Modellprojektes durch die Krankenkassen noch fraglich war:

"... Als ich bei der Pflege meiner an Krebs leidenden Ehefrau merkte, dass ich die in den letzten Lebenstagen notwendige Hilfe nicht mehr leisten konnte, habe ich mich auf Empfehlung des behandelnden Arztes an den Ambulanten Palliativdienst in Troisdorf gewandt. Mir ist sofort und unbürokratisch geholfen worden. Die fachkundige Pflege meiner Frau, aber auch die Anleitung für mich und meine Tochter waren überzeugend. Die Hilfe war sehr feinfühlig und im Sterbezimmer herrschte immer eine würdige Atmosphäre. Man spürte die Erfahrung der betreuenden Schwestern im Umgang mit Sterbenden und deren Angehörigen. Bei aller Trauer bleiben gute, unvergessliche Erinnerungen, die mich ein Leben lang begleiten werden ..."

Eine Dame schrieb an uns:
"... Ich wurde vom Ambulanten Palliativdienst umfassend über den Krankheitsverlauf aufgeklärt. Die Schwestern und Pfleger zeigten mir, wie ich meinen Mann pflegerisch, aber auch moralisch unterstützen konnte. Mein Mann sagte immer wieder, dass er sehr froh war, zu Hause leben zu können und wahrscheinlich nicht in einem Krankenhaus sterben zu müssen, wofür der Ambulante Palliativdienst gesorgt hatte. Durch die Besuche, die Anleitung und Entlastung bei der Pflege, aber auch durch aufklärende Gespräche wurde meinem Mann und mir die Angst vor dem Sterben genommen ..."

In einem anderen Brief heißt es:
"... Nach seiner Entlassung konnte ich meinen Mann nach Hause holen, um ihn dort zu versorgen. Dies war nur möglich mit der Hilfe des Ambulanten Dienstes. Für mich als Angehörige war die Unterstützung, d.h. die Pflege meines Mannes, aber auch die psychologische Hilfe für mich selbst, sehr wichtig. Ich möchte behaupten, dass ich diese schwere Zeit nicht unbeschadet überstanden hätte, wenn ich nicht die Gespräche mit Schwestern und Pflegern gehabt hätte ..."

Rüdiger Knoche, Eckehardt Louen und Team

Aufgaben und Möglichkeiten der Palliativstation, Krankenhaus Maria Stern in Remagen

Nun wird auch unsere Palliativstation in Remagen bald 10 Jahre alt! Viele Hürden mussten überwunden werden, bis wir die ersten Patienten dort versorgen konnten.

„Palliativpatienten haben wir doch schon immer behandelt", sagte mancher ältere Kollege und *„Früher haben wir doch auch immer Morphium gegeben". „Eine Palliativstation sollte nur an einem Krankenhaus der Schwerpunktversorgung eingerichtet werden!"*, tönte es aus einer anderen Ecke. Wie oft mussten wir damals noch den Begriff „Palliativ" erklären. War überhaupt Bedarf vorhanden? *„Das ist nicht finanzierbar!"*, hörten wir auch.

Heute beneidet uns manches Krankenhaus um unsere Palliativstation. Besuchen wir Veranstaltungen in der Umgebung, werden wir von vielen Seiten auf unsere Station angesprochen. Oft werden wir eingeladen, über palliativmedizinische Themen zu referieren. Wir bekommen viel Anerkennung.

Wie kam es dazu? Die Antwort ist nicht so schwer:
„Niemand käme auf die Idee, die beatmeten Patienten der Intensivstation auf die Krankenstationen zu verteilen und dort einzeln zu behandeln. Dafür braucht man ein spezialisiertes Team auf einer speziellen Station!" hatten wir Herrn Prof. Klaschik vom Malteser-Krankenhaus Bonn im Ohr. „Dasselbe gilt für Schwerkranke und Sterbende!" Also planten wir eine wohnliche Station mit einem barrierefreien großen Bad und einem etwas größeren „Giftschrank" für die Opiate.

Ein Pflegeteam fand sich zusammen. Die neue Aufgabe setzte Kräfte frei für zusätzliche „Palliative Care Kurse". Fortbildungen im Krankenhaus – oft gemeinsam mit dem Hospizverein Rhein/Ahr – folgten Hospitationen u.a. in St. Christopher in London, der „Geburtsstätte" der Hospizbewegung, und auf der Palliativstation in Trier, die schon arbeitete. In der „Interdisziplinären Gesellschaft für Palliativmedizin Rheinland/Pfalz" fanden wir uns bald in verschiedenen Arbeitsgruppen zusammen. Die suffiziente Schmerztherapie mit Opiaten stand damals noch im Mittelpunkt. Und natürlich die Fragen nach Menschenwürde, Lebensqualität und „Was ist gute Kommunikation?"

Kommt ein Patient zu uns auf die Palliativstation, wird er begrüßt wie ein hoher Gast und in *sein* Zimmer begleitet. Schmerzen, Luftnot und Übelkeit werden unverzüglich behandelt. Die Begleitpersonen – oft der verzweifelte und erschöpfte Lebenspartner – erleben die Erleichterung des Patienten und können ihn bald an das Palliativteam beruhigt abgeben und selbst die dringend nötige Erholung finden.
Wir stellen uns immer wieder drei Fragen:
- *Was braucht der Patient jetzt?*
- *Was will (möchte) der Patient?*
- *Was nützt dem Patienten?*

Unter bestmöglicher Symptomkontrolle, liebevoller Zuwendung, guter Kommunikation und exzellenter Pflege gewinnt der Patient die Freiheit zurück, eine Wahl in Würde treffen zu können. Die Wahrung seiner Privatsphäre und die Beachtung seiner Wünsche – das Entscheiden nicht über ihn, sondern mit ihm – gibt ihm Selbstwertgefühl und Autonomie zurück.

Wenn wir wirklich gelernt haben zu hören, was der Patient möchte, und auch seine – geliebte! – Familie mit einbeziehen, ergibt sich auch bald, was ihm nützen kann. Spürt der Patient unsere Wertschätzung für ihn und seine Familie, geht es ihm oft schon allein dadurch erstaunlich besser!

Eine große Hilfe war für uns immer die ambulante Patientenversorgung durch freiwillige Mitarbeiter unseres Hospizvereins RheinAhr. Ein wesentlicher Fortschritt waren dann, vom Hospizverein und von den Krankenkassen finanziert, die *Brückenschwestern*, die auf unserer Station Patienten und Angehörige kennen lernen, nach Hause begleiten und dort gemeinsam mit den gut informierten Hausärzten und Pflegediensten weiter betreuen. Jetzt konnten wir auch von einem richtigen *Netzwerk* sprechen! Ein Ziel der Palliativmedizin, den Patienten ein friedliches Leben und Sterben zu Hause zu ermöglichen, war nun leichter umzusetzen.

Die Arbeit auf der Palliativstation ist manchmal schwer. Es gibt Patienten, deren Symptome wir nicht gut lindern können. Geht es einfach nicht besser? Oder wissen wir zu wenig? Sind wir erschöpft? Wer leidet woran? Die ständige Auseinandersetzung mit dem Unfassbaren kann nur durch Gespräche, Offenheit und Vertrauen im Team und durch Supervision bewältigt werden. Die Anerkennung durch Patienten, Familie und Öffentlichkeit, die sich oft in großzügigen Spenden äußert, gibt uns wieder Kraft.

Neue Aufgaben gibt es genug: Bekommen Patienten ohne Tumorerkrankung auch eine wirksame Symptomkontrolle? Wie sieht die palliative Versorgung in Seniorenhäusern aus? Was ist mit den vielen Demenzkranken? Wie kann Palliativmedizin auf den Stationen im Krankenhaus besser umgesetzt werden? Wie bilden wir uns selbst am besten weiter?

Wir wollen nicht stehenbleiben. Zwei Schwestern unseres Hauses haben ein „Trauercafé" ins Leben gerufen. Wo Trauer nicht enden will, werden weiterführende Hilfen angeboten. Mit Kunsttherapie werden neue Ausdrucksmöglichkeiten gefunden. Und wenn es manchmal schwer ist: Wer das Strahlen einer schwerstkranken Patientin erlebt hat, die heiratet und sich den Ehering über den Finger streifen lässt, wer erlebt hat, wie die Freude über die Geburt des Enkels allen Kummer tilgt, oder wer einen Patienten auf unserem Piano Bach spielen hörte, der wird an der Palliativmedizin festhalten.

Martina Kern

Das Zentrum für Palliativmedizin, Malteser Krankenhaus Bonn/Rhein-Sieg

Schon in den 80er Jahren wurde im Bonner Malteser Krankenhaus über eine bessere und vor allem ganzheitliche Versorgung sterbender Menschen (hier insbesondere der Tumorpatienten) und ihrer Angehörigen innerhalb des Krankenhauses nachgedacht.

1990 – Palliativstation

Als einer der ersten für notwendig erachteten Schritte wurde 1983 ein Konsiliardienst für Schmerzpatienten eingerichtet (A.d.R.: Ein Konsiliardienst ist ein institutionalisiertes Angebot zur Mitbeurteilung und Mitbetreuung von Patienten, das von behandelnden Ärzten angefordert werden kann). Trotzdem gab es auch weiterhin immer wieder Patienten mit besonderen Symptomen, die im allgemeinstationären Bereich des Krankenhauses nicht ausreichend zu lindern waren. Mit finanzieller Unterstützung durch die Deutsche Krebshilfe konnte im Jahre *1990* die *Palliativstation* mit einem fachlich geschulten Team, einem ausreichenden Pflegeschlüssel und einem liebevoll gestalteten, wohnlichen Ambiente eingerichtet werden. Dies versprach die Integration der langsam nach Deutschland vordringenden Hospizidee in die Schulmedizin und die Institution Krankenhaus. Die Palliativstation versteht sich bis heute nicht als „Endstation des Lebens". Vielmehr erkennen die Mitarbeiter den Wunsch vieler Patienten, ihre verbleibende Lebenszeit zu Hause zu verbringen als klaren Auftrag. Der stationäre Aufenthalt dient in den meisten Fällen einer individuellen Schmerztherapie und Symptombehandlung. So vorbereitet soll er den Patienten ein Leben im häuslichen Umfeld ermöglicht werden. Der stationäre Aufenthalt auf der Palliativstation lag in den ersten Jahren bei durchschnittlich 17 Tagen. Heute beträgt die durchschnittliche Verweildauer 10 Tage.

1993 – Ambulanter Palliativdienst
Vielen Patienten und Angehörigen blieb nach einem stationären Aufenthalt aber die Sorge, in der häuslichen Umgebung mit ihren Problemen und Sorgen wieder alleine zu sein und keine adäquate Anlaufstelle mehr zu haben. Um diese Versorgungslücke zu schließen entstand *1993* der *Ambulante Palliativdienst (APD)*. Er wurde nach dem Vorbild der McMillan-Nurses als vorwiegend beratender Dienst aufgebaut. Für die Planung und Umsetzung des Dienstes, der zu diesem Zeitpunkt nicht an eine stationäre Einrichtung angegliedert werden konnte, erwies es sich als sinnvoll, einen privaten Trägerverein zu gründen.

1997/98 – Aus-, Fort- und Weiterbildungsakademie und Pallia Med Verlag
Als der ambulante Dienst nach drei Jahren Tätigkeit vom Malteser Krankenhaus übernommen wurde, war auch der Weg zur Gründung eines Bildungszentrums für Palliativmedizin zur Fortbildung für alle an der Patientenversorgung beteiligten Berufsgruppen nicht mehr weit. Die *Aus-, Fort- und Weiterbildungsakademie* nahm ihre Arbeit im Jahre *1997* auf. Curricula (Lehrpläne) für Pflegende, Ärzte, Sozialarbeiter und Seelsorger waren bereits 1996 erarbeitet und publiziert worden. Sie bilden bis heute die Grundlage für gesetzliche Regelun-

gen im Hinblick auf die Qualifizierung von Mitarbeitern im Bereich „Palliative Care".

Für die Abstimmung gemeinsamer Standards in unterschiedlichen palliativmedizinischen Bereichen, wie im Krankenhaus, im hausärztlichen Bereich, bei den ambulanten Pflegediensten und hospizlich arbeitenden Institutionen, erwies sich die Veröffentlichung erarbeiteter Ergebnisse als sinnvoll. Das hierfür *1998* gegründete Organ, der *Pallia Med Verlag* in Bonn, hat bereits zahlreiche Publikationen auf den Weg gebracht.

1992 – ALPHA
1992 wurde die *Ansprechstelle im Land NRW zur Pflege Sterbender, Hospizarbeit und Angehörigenbegleitung ALPHA (Landesteil Rheinland)* mit Sitz am Malteser Krankenhaus Bonn/Rhein-Sieg gegründet. Sie ist dem Vorsitzenden des Vereins und langjährigen Berater der Landesregierung Nordrhein-Westfalen für die Umsetzung der Palliativmedizin und Hospizarbeit, Herrn Prof. Dr. Eberhard Klaschik, unterstellt (vgl. Beitrag von Monika Müller).

1998 – Palliativmedizinischer Konsiliardienst
Die Angebote des Zentrums für Palliativmedizin des Malteser Krankenhauses Bonn/Rhein-Sieg haben sich konsequent und kontinuierlich am Bedarf orientiert und wurden weiter auf- und ausgebaut. So betreut seit *1998* ein *palliativmedizinischer Konsiliardienst* Patienten mit weit fortgeschrittener Erkrankung auf den Allgemeinstationen im Malteser Krankenhaus Bonn/Rhein-Sieg (vgl. Beitrag von Martina Kern, APPZ).

Trauerbegleitung
Sukzessive wurde auch die Trauerbegleitung auf- und ausgebaut, zunächst schwerpunktmäßig für Erwachsene. Seit *2005* wurden die Angebote mit dem Projekt *„Trau Dich Trauern"* auch für Kinder und Jugendliche erweitert (vgl. Beitrag von Ursula Fülbier).

1999 – Erster Lehrstuhl für Palliativmedizin
Seit *1999* ist der erste *Lehrstuhl für Palliativmedizin* mit dem Auftrag der studentischen Lehre und Forschung im Zentrum für Palliativmedizin angesiedelt. Seit 2007 besteht eine Kooperation mit der Universitätskinderklinik für die Kinderpalliativversorgung (Projekt des Landes NRW).

Die Bündelung der genannten Einrichtungen beim Zentrum für Palliativmedizin ermöglicht eine intensive Zusammenarbeit aller Beteiligten unter einem Dach und sichert die gemeinsame Ausrichtung. So können die verschiedenen Berufsgruppen mit ihren unterschiedlichen Sichtweisen, Betreuungskapazitäten und -kompetenzen mögliche Synergieeffekte nutzen und ausbauen.

Dorothee Schramm, Ulrike Schweig, Martina Kern

Der Ambulante Palliativdienst am Zentrum für Palliativmedizin, Malteser Krankenhaus Bonn/Rhein-Sieg

Der Ambulante Palliativdienst Bonn (APD) ist im Zentrum für Palliativmedizin angesiedelt. Er macht sich zur Aufgabe, Patienten im fortgeschrittenen Stadium einer (Tumor)Erkrankung zu begleiten und zu versorgen. Wir versuchen, und damit entsprechen wir dem Wunsch der meisten Patienten, ihre Lebensqualität zu verbessern und zu ermöglichen, dass sie in der häuslichen Atmosphäre ihres eigenen Zuhause bis zuletzt leben und dort auch sterben können.

Dabei werden die Angehörigen mit einbezogen. Entscheidende Bedeutung kommt der ganzheitlichen Versorgung zu, die neben den medizinisch-pflegerischen Erfordernissen auch die psychische, spirituelle und soziale Situation mit einschließt.

Der APD stellt eine Ergänzung zu den übrigen ambulanten Diensten (Haus- und Fachärzte, Pflegedienste, Gemeinden, Apotheken etc.) dar und ist bestrebt, mit diesen zusammen zu arbeiten. Meist erfolgt unser Erstkontakt zum Patienten über den Klinik- oder Hausarzt. Die Kontaktaufnahme ist aber ebenso über den Patienten selbst, seine Angehörigen oder Mitarbeiter von ambulanten Diensten etc. möglich. Es folgt ein erster Besuch, entweder noch im Krankenhaus oder zu Hause.

Teamzusammensetzung
Das hauptamtliche Team des APD setzt sich zusammen aus vier Krankenschwestern und zwei Sozialarbeiterinnen mit der Zusatzqualifikation „Palliative Care" und wird zur Zeit durch 58 ehrenamtliche MitarbeiterInnen unterstützt.

Seit Beginn an ist der Einsatz von befähigten, ehrenamtlichen Mitarbeitern unverzichtbarer Bestandteil unterstützender Begleitung im APD, um einen Verbleib des Patienten in seiner häuslichen Umgebung bis zuletzt zu ermöglichen. Das hauptamtliche Team informiert Patienten und Angehörige über Möglichkeiten und Inhalte ehrenamtlicher Einsätze und trägt Sorge dafür, dass die Hilfe bei Bedarf verfügbar und abrufbar ist. Die frühzeitige Wahrnehmung von Signalen z.B. einer massiven Überforderung pflegender Angehöriger und das Angebot der Unterstützung durch ehrenamtliche Mitarbeit trägt dazu bei, Betroffene zu entlasten, ihre Kraftreserven zu erhalten und auf diese weise drohende Krisen zu vermeiden. Das Spektrum der Aufgaben umfasst Tätigkeiten der direkten Begleitung von Patienten, Angehörigen und Trauernden. Darüber hinaus tragen ehrenamtliche Mitarbeiter die Hospizidee in die Gesellschaft und fördern so die schrittweise Enttabuisierung von Sterben und Tod.

Es gibt eine enge Verzahnung zwischen dem APD und der Palliativstation. Ein kollegialer Austausch findet in der täglichen Arbeit bei aktuellen Fragestellungen und innerhalb von regelmäßigen Teamsitzungen statt. Ebenfalls fester Bestandteil der Zusammenarbeit ist die palliativmedizinische ärztliche Begleitung bzw. Beratung, die über 24 Stunden gewährleistet ist.

Aufgaben

Nach unseren Erfahrungen äußern die meisten schwerkranken Menschen den Wunsch zu Hause sterben zu wollen, oder, wenn dies nicht möglich ist, solange es geht, in der gewohnten häuslichen Umgebung zu bleiben. Viele Familien möchten ihnen diesen Wunsch erfüllen, sind dabei aber oft auf Unterstützung von außen angewiesen. Unser Ziel ist es, dass der Patient in der Bewältigung seiner Erkrankung so viel Hilfe und Unterstützung erhält, dass er neben seinem Leid noch Aufmerksamkeit und Energie zum Leben übrig behält oder anders formuliert, dass auch in dieser Situation das Leben noch zu seinem Recht kommen kann. Zu diesem Zweck bietet der APD:

- Überwachung der Schmerztherapie und Symptombehandlung,
- Beratung und Anleitung in medizinisch-pflegerischen Fragen,
- psycho-soziale Begleitung von Patienten und Angehörigen: Hilfe bei der Bewältigung des Krankheits- und Sterbeprozesses, Ernst nehmen und Eingehen auf Bedenken, Ängste, Unsicherheiten und Gefühle aller Betroffenen,

- Unterstützung bei der Entscheidungsfindung in ethisch-rechtlichen Fragen,
- Koordination und Organisation der Leistungen unterschiedlicher, in die Versorgung einbezogener Dienste,
- Beratung und Information in sozial-rechtlichen Fragen durch einen Sozialarbeiter: z.B. bei finanziellen Sorgen, im Umgang mit Behörden, bei Antragstellungen,
- Trauerbegleitangebote.

Die Vernetzung und Zusammenarbeit mit anderen Leistungsanbietern, im Besonderen mit den ambulanten Pflegediensten, den behandelnden Ärzten und ehrenamtlichen Mitarbeitern ist unerlässlich. So werden aufkommende Krisensituationen häufig bereits im Vorfeld erkannt, wodurch sich manche Krankenhauseinweisung vermeiden lässt.

Erstes Beispiel aus der Begleitung:

Frau G., eine 63 jährige Patientin, leidet an einem metastasierenden Coloncarcinom (Dickdarmkrebs). Die Erstdiagnose wurde vor zwei Jahren gestellt. Frau G. ist weitgehend immobil, der Gang zur Toilette ist ihr zeitweise noch möglich. Sie hat weder ein Pflegebett noch weitere Hilfsmittel und ist über ihre Grunderkrankung und mögliche Folgen eines Ileus (Darmverschlusses) vollständig aufgeklärt. Sie wird von ihrem Ehemann versorgt. Die Kinder leben außerhalb von Bonn. Eine Krankenschwester des APD besucht die Patientin regelmäßig zu Hause. Nach einigen Wochen tritt der befürchtete Darmverschluss tatsächlich auf. Die Patientin erbricht mehrmals am Tag große Mengen. Ihr Hausarzt drängt auf eine Einweisung. Frau G. möchte aber unbedingt zu Hause zu bleiben. Aus medizinischer und pflegerischer Sicht wäre eine Magensonde zur Entlastung hilfreich. Frau G. lehnt die Sonde ab, da sie keinen Fremdkörper in ihrem Körper haben möchte. Für die Pflege zu Hause wäre auch ein Pflegebett notwendig, dem das gemeinsame Ehebett weichen müsste. Auch dies wollen weder Frau G. noch ihr Ehemann: „Wir möchten so lange wie möglich zusammen sein und die Zeit so ungestört wie möglich genießen."

Es entsteht viel Druck von außen. Das Umfeld von Frau G., insbesondere auch ihre Kinder glauben, dass die Situation zu Hause nicht zu halten und nicht zu verantworten ist und die Mutter im Krankenhaus auf der Palliativstation besser versorgt werden könnte. Unsere Position als APD ist dazu, das Ehepaar in seinem Wunsch nach Selbstbestimmung, durch Schmerztherapie und Symptombehandlung zu unterstützen. Herr G. kocht weiterhin die Lieblingsspeisen für seine Ehefrau, die sie immer wieder genussvoll isst und aufgrund des Darmverschlusses später wieder erbricht. Beide sind dankbar, die letzte Zeit miteinander leben zu dürfen und beteuern immer wieder, wie wertvoll dieses letzte Zusammensein für sie ist. Frau G. stirbt zu Hause im Beisein ihres Mannes. In einem nachgehenden Trauergespräch erzählt er: „Ich habe gespürt, wie schwer es für sie war, das zu tun was für uns so wichtig war; dass sie manchmal zwei Seelen in ihrer Brust hatte, wenn wir wieder einmal die stationäre Einweisung abgelehnt hatten, und es tat gut, dass Sie, der Ambulante Palliativdienst, sich dafür eingesetzt haben, uns gemeinsam diesen Weg gehen zu lassen. Sie waren für uns wichtiger Ruhepol in dem ganzen Chaos hier."

Die Einbeziehung der Angehörigen stellt ein wesentliches Element der Arbeit des APD dar. In der ambulanten Begleitung der Patienten zu Hause tragen sie häufig die Hauptlast. Ohne die Angehörigen ist ein Verbleib zu Hause für die meisten Patienten nur sehr schwer möglich. Angehörige benötigen dringend Unterstützung in dieser Situation. Wir erarbeiten mit der Familie konkrete Hilfsangebote und stellen ein individuelles Betreuungskonzept auf. Dazu gehört auch das Eingehen auf ihre Gefühle, Ängste und Unsicherheiten. Das Stützen der Situation, die Anerkennung der hohen Leistung und die Einbindung zusätzlicher Hilfsangebote tragen dazu bei, ein „Ausbrennen" der pflegenden Zugehörigen zu verhindern. Wir möchten erreichen, dass die Pflegenden Klarheit und Sicherheit im Umgang mit der Erkrankung, den damit einhergehenden Veränderungen und mit der Tatsache des bevorstehenden Todes Ihres Angehörigen erwerben können.

Zweites Beispiel aus der Begleitung:

Frau F., eine gut aussehende mobile Patientin mit 60 Jahren, litt an einem metastasierenden Rectumkarzinom (Mastdarmkrebs) mit Knochen- und Lymphknotenmetastasen bei Lymphknotenexstirpation nach Perforation eines Lymphknotens in der linken Leiste. Sie war verheiratet und legte immer viel Wert auf ihr äußeres Erscheinungsbild. Die Anlage eines Kolonstomas (A.d.R.: Kolonstoma: Künstlicher Darmausgang, auch „Anus praeter naturalis") war notwendig geworden und im weiteren Verlauf der Erkrankung hatte sich jetzt eine sezernierende Wunde (A.d.R.: sezernierend: feucht und eitrig) in der Leiste entwickelt, die bis in den Genitalbereich hineinreichte. Frau F.

war bei dem Verbandwechsel auf unsere Hilfe angewiesen, da sie den betroffenen Wundbezirk nicht einsehen konnte. Bis zu diesem Zeitpunkt hatte sie niemandem, auch nicht ihrem Ehemann, den künstlichen Darmausgang gezeigt und auch jetzt beim Verbandwechsel legte sie großen Wert auf geschlossene Zimmertüren. Für die Patientin bedeutete jeder Verbandwechsel das Sichtbarwerden ihrer Erkrankung.

Sie wurde mit der faltigen Haut, der durch das Stoma veränderten Bauchform (A.d.R.: Stoma: Die Öffnung des künstlichen Darms) und der offenen, stark sezernierenden, riechenden Wunde konfrontiert. Ihre empfundene Schönheit, ihr Stolz auf ihre gute Figur und ihr jugendliches Aussehen wurden durch die Folgen der Tumorerkrankung immer mehr zerstört.

Die Trauer um das veränderte Körperbild hatte auch die Partnerbeziehung stark geprägt. Frau F. hatte ihren Ehemann und die übrige Familie von ihrem Prozess ausgeschlossen und sich damit isoliert. Über den Verbandwechsel durch die Krankenschwester des APD und die Vertrautheit, die mit dem täglichen Kontakt wuchs, begann sie langsam ihren seelischen Schmerz, ihre tiefe Verzweiflung, ihre Scham, ihre Wut und Angst zu äußern. Das Wissen um die Gefühle und Wertvorstellungen dieser Patientin waren für unser Verständnis und für die weitere medizinisch-pflegerische Betreuung im häuslichen Bereich sehr wichtig. So wäre z.B. die Umstellung der Morphinmedikation von oral (zum Schlucken) nach s.c. Applikation (Subkutane Applikation: Spritzen von Medikamenten in das Unterhautfettgewebe) aus medizinischer Sicht sinnvoll gewesen, wurde jedoch von Frau F. zunächst lange abgelehnt. Die dafür notwendig gewordene Anlage einer feinen Nadel in den Oberarm oder in den Oberschenkel, die verbunden war mit dem Anbringen einer Pumpe, erlebte sie als deutliche Veränderung ihres äußeren Erscheinungsbildes.

Indem wir ihre Bedenken und Ängste in die Behandlung mit einbezogen haben und in dem wir ihnen große Berechtigung beimaßen, fühlte sich Frau F. verstanden und akzeptiert. Es entwickelte sich ein tiefes Vertrauensverhältnis mit intensiven Gesprächen über ihre psychischen Belastungen. Dies führte zu einem offeneren Umgang und ermöglichte im weiteren Verlauf auch die Integration des Ehemannes und der Tochter in die Begleitung. So konnte Frau F. bis zuletzt, unterstützt durch ihre Familie, einen ambulanten Pflegedienst und den APD zu Hause bleiben.

Da im APD nach einem ganzheitlichen Konzept gearbeitet wird, ist es ein Selbstverständnis, dass die Trauerarbeit in das Aufgabenfeld integriert ist. Das Trauerangebot umfasst ein die Sterbebegleitung nachgehendes Gespräch, die Einzelbegleitung durch eine Trauerbegleiterin, das Trauercafé, das in einem monatlichen Rhythmus stattfindet und von ehrenamtlichen Mitarbeitern geleitet wird, sowie Gesprächsgruppenangebote, zu denen Angehörige schriftlich eingeladen werden.

Ergebnisse der Arbeit des Ambulanten Palliativdienstes

Seit 1993 wurden über 2.200 Patienten zu Hause begleitet. Mehr als 64% konnten bis zuletzt im häuslichen Umfeld verbleiben. Das Alter unserer Patienten liegt bislang zwischen 30 und 96 Jahren. Das Durchschnittsalter beträgt 68,2 Jahre. Die häufigsten Diagnosen waren Tumorerkrankungen. Nur 2% unserer Patienten hatten keine Tumorerkrankung. Meistens stellten Ärzte den *Kontakt zum APD* her (38,2%), gefolgt von den Angehörigen der Patienten (26,8%) und Mitarbeitern der Palliativstation am Malteser Krankenhaus Bonn/Rhein-Sieg (15,9%). Seltener kam der Erstkontakt über Seelsorger und soziale Dienste zustande (9%), über sonstige Personen (6%), Pflegedienste (2,6%) oder Patienten selbst (1,2%). Die häufigsten *Gründe für eine Anfrage* beim APD waren die Bitte um Unterstützung bei der Behandlung von Schmerzen (61,9%) und anderer körperlicher Symptome (85,2%). Eine psychosoziale Begleitung für Patienten bzw. Angehörige wünschten 48,5%, Hilfestellung im organisatorischen Bereich 17%. Der *Betreuungszeitraum* betrug im Durchschnitt 40 Tage. 25% der Patienten wurden länger als 6 Wochen von uns begleitet, einige Patienten über mehrere Jahre.

Sich der Begleitung von schwerkranken Menschen und deren Angehörigen ethisch und menschlich verpflichtet zu fühlen war immer und bis heute die tragende Basis für das gesamte multiprofessionelle Team des Zentrums für Palliativmedizin.

Regina Dievernich, Ilsegret von Hofe

Perspektiven finden – das Unterstützungsangebot der Krebsberatungsstelle des Tumorzentrums Bonn e.V.

Frau S. meldet sich telefonisch in der Krebsberatungsstelle. Sie hatte anlässlich eines Patienteninformationstages des Tumorzentrums von den psychosozialen Unterstützungsmöglichkeiten für Krebserkrankte und deren Angehörige erfahren. Wenige Tage nach ihrem Anruf findet ein ausführliches persönliches Gespräch statt. Frau S. ist 56 Jahre alt, allein lebend, vor einem Jahr wurde ein Cervix-Ca (Gebärmutterhalskrebs) diagnostiziert. Sie schildert den Schock über die Diagnose, ihr Erleben mit der Behandlung, mit den Behandelnden, die Auswirkung der Erkrankung auf ihr privates Leben und auf ihren Arbeitsalltag. Sie berichtet von ihren Hoffnungen und Enttäuschungen.

Warum ist sie gerade jetzt, zu diesem Zeitpunkt gekommen, wo doch die Auseinandersetzung mit der Krankheit schon seit einem Jahr ihr Thema ist? Im Rahmen der Nachsorge stehen seit zwei Monaten nicht eindeutige Untersuchungsergebnisse im Raum, die sie sehr beunruhigen. Sie sagt: *„Krebs beherrscht total mein Leben, es brodelt wie ein Vulkan in mir, ich habe panische Ängste."* Gleichzeitig versuche sie mit großer Kraftanstrengung, ihre Ängste in Schach zu halten: *„Eigentlich schiebe ich das Thema beiseite, als betreffe es eine andere Person."*

Gemeinsam heben wir vorsichtig den „Deckel vom brodelnden Topf". Sie weint darüber, dass ihr Körper sie „im Stich lässt"; sie lässt die Bedrohung einer möglicherweise lebensverkürzenden Erkrankung zu – verbunden mit Gefühlen des Kontrollverlustes, der Kränkung, der Aufgabe von Zukunftsträumen, der Angst vor dem Sterben. Auf der emotionalen Ebene eröffnet das Zulassen der Gefühle die Möglichkeit, individuelle Wege zu finden, mit diesen intensiven Ängsten umzugehen und sie zu mindern. Auf der sachlichen Ebene benötigt sie dringend medizinische Informationen. Ein entsprechender Termin in einer speziellen onkologischen Ambulanz wird vereinbart. Informationen über die Zusammenhänge von Krankheitsgeschehen und Krankheitserleben tragen weiter zur emotionalen Entlastung bei.

Dieses Vorgehen, verbunden mit dem Angebot einer weiteren Begleitung durch die Krebsberatungsstelle bei kommendem Bedarf, wirkten beruhigend auf Frau S. Wie dieses Beispiel zeigt, ist Beratung oft davon geprägt, den Boden dafür zu bereiten, das „Unaussprechliche" in den Blick zu nehmen und auszusprechen. Häufig findet in diesem geschützten Rahmen das erste Mal eine Öffnung oder intensive Auseinandersetzung mit existentieller Ungesichertheit und mit Sinnfragen angesichts der Endlichkeit des eigenen Lebens statt. Aber auch die Akzeptanz von Verleugnung und Verdrängung realer Befürchtungen als eine (normale) Form der Krankheitsbewältigung kann angemessen und erforderlich sein.

Da auch die Angehörigen, insbesondere Partner und Kinder, von dem „Lebensereignis Krebs" betroffen sind, schließt psychoonkologische Beratung diese mit ein. Beispielhaft seien einige Fragen und Anliegen genannt:

- *„Soll ich meinem Kind sagen, dass ich Krebs habe?"*
- *„Wie kann ich es überhaupt sagen?"*
- *„Mein Mann zeigt keinerlei Gefühle, er spricht nicht mit mir, aber ich spüre doch, dass er leidet. Wie spreche ich seine Ängste an?"*
- *„Darf mein erkrankter Angehöriger meine Traurigkeit spüren?"*

Hilfe zur Beantwortung dieser und ähnlicher Fragen geben wir einerseits niederschwellig durch telefonische Beratung in Krisensituationen, andererseits in persönlichen Einzel-, Paar- und Familiengesprächen oder durch Gruppenangebote ambulant in der Beratungsstelle. Zudem gibt es psychoonkologische Beratung im stationären Rahmen an verschiedenen Bonner Kliniken. Unterstützung durch die Krebsberatungsstelle erfolgt in allen Stadien der Erkrankung: Diagnostik, Therapie, Nachsorge, Rezidiventwicklung, Sterbephase. Vorrangig geschieht dies durch kommunikative Hilfen, die Vermittlung von förderlichen Verhaltensweisen zur Krankheitsverarbeitung sowie durch Informationen zur medizinischen und sozialen Versorgung.

Die langjährige Erfahrung zeigt, dass häufig einige wenige Kontakte ausreichen, um durch entsprechende fachliche Beratung zum Erhalt und zur Steigerung der Lebensqualität von Menschen beizutragen, die durch eine körperliche Erkrankung plötzlich in eine (existentielle)

Notlage geraten sind. Unser Unterstützungsangebot ist kostenlos und kann von jedem Betroffenen und interessierten Ratsuchenden in Anspruch genommen werden.

Ulrike Veermann

Bonn Lighthouse, Entwicklung und Idee – Konzept und Perspektive

Als 1992 der Verein Bonn Lighthouse gegründet und drei Jahre später das Wohnprojekt eröffnet wurde, geschah dies vor allem angesichts des medizinisch-pflegerischen Notstands von HIV- und AIDS-Patienten und damit vom Tode bedrohter junger Menschen. Heute, rund 15 Jahre später, hat sich zwar die Versorgungslage HIV-infizierter Menschen erheblich gewandelt; dennoch sind ambulante Wohnprojekte wie unseres von substanzieller Bedeutung für den Gesundheitsstandort Bonn.

Die Tätigkeitsfelder von Bonn Lighthouse umfassen die unterschiedlichsten Facetten hospizlicher Arbeit. So wird in unserem Wohnprojekt ambulante psychosoziale Betreuung mit zentraler Wohnraumstellung kombiniert. Dadurch wird ein engmaschiges Setting ohne Heimcharakter erreicht, welches zuallererst einmal eine Grundvoraussetzung für ein würdiges Sterben erfüllt, nämlich eine pflegerisch adäquate Unterbringung. Hierauf aufbauend kann, mit Unterstützung verschiedener Kooperationspartner und dank ehrenamtlichen Einsatzes geschulter Helfer, in einem großen Teil der Fälle ein Verbleib bis zum Tod in diesem häuslichen Umfeld sichergestellt werden. Diese Verlust- und Sterbebegleitung beginnt zu einem frühen Zeitpunkt; die Verweildauer in unserer Einrichtung liegt in der Regel bei weit über einem Jahr. Die hieraus resultierenden Begleitungen sind für Betroffene wie für Begleiter in gleichem Maße intensiv und nachhaltig.

Nicht so dauerhaft, aber meist bedeutend sprunghafter im Verlauf, sind die Einsätze unseres klassischen, ambulanten Hospizdienstes. Bestehend seit 2002 deckt er den Bereich Innenstadt/Nord ab und schließt damit die räumlichen Lücken zwischen den anderen örtlichen Anbietern. Auch hier kommen uns die jahrelangen Erfahrungen mit Menschen jüngeren Alters, aus sozialbelastetem Umfeld, mit Migrationshintergrund oder Suchterkrankung zugute. Der empathische Umgang mit Ihnen erfordert eine hohe Lebenswelt-Akzeptanz.

Zur Vorbereitung auf diese anspruchsvolle Aufgabe finden jährlich Kurse für ehrenamtliche Helfer statt, die – neben klassischen hospizlichen Themen wie Sterbe- und Trauerbegleitung, Gesprächsführung, Kommunikation und Wahrnehmung, Spiritualität und Ethik – auch die Besonderheiten unserer Klientel wie spezielle Krankheitsbilder, Sucht und Homosexualität aufgreifen. Die Fortbildung bietet den Teilnehmern die Möglichkeit, für sich selbst eingehend zu prüfen, ob diese spezielle Aufgabe für sie das Richtige ist.

Die Versorgungslage für sterbende Menschen und ihre Zugehörigen ist in Bonn recht gut. Das im Grundsatz gute Miteinander der verschiedenen ambulanten und stationären Anbieter stellt für die Betroffenen ein qualitativ hochwertiges, multidisziplinäres Angebot sicher. Für die Zukunft ist wichtig, diese Vielfalt zu erhalten, bestehende, altbewährte Strukturen zu nutzen und offen zu sein für neue Konzepte. Hier ist besonders der Gesetzgeber in der Verantwortung, den wachsenden Problemen einer überalternden Gesellschaft mit der notwendigen Kreativität und Flexibilität zu begegnen.

Mechtild Schenk

Was bedeutet ambulante Kinderhospizarbeit?

Im Jahr 1990 wurde der Deutsche Kinderhospizverein e.V. in Olpe von Familien gegründet, deren Kinder lebensverkürzend erkrankt waren. Der Verein ist mittlerweile Träger von sechzehn ambulanten Kinderhospizdiensten, zu denen auch unsere Einrichtung gehört. Er ist bundesweit tätig und begleitet Familien ab der Diagnose der Erkrankung des Kindes bis über dessen Tod hinaus. Ziel ist es zu helfen, dass die erkrankten Kinder und ihre Zugehörigen ein Leben mit der bestmöglichen Lebensqualität führen können. Ein Sterben der Kinder soll auch zu Hause möglich sein.

Stationäre und ambulante Kinderhospizarbeit ergänzen sich
Wenn die Familien Erholungszeit brauchen und auch, wenn die Versorgung des Kindes bis zum Tod zu Hause nicht geleistet werden kann, ist ein stationärer Aufenthalt in einem der mittlerweile neun in Deutschland eröffneten Kinderhospize die bestmögliche Alternative.

Im Zentrum einer Begleitung können die erkrankten Kinder selbst stehen, aber auch ihre Eltern und Geschwister und andere Zugehörige.

Manche Erkrankungen machen eine langjährige Begleitung, häufig über Jahre hinweg, sinnvoll und notwendig. Durch die Anerkennung der Eltern als Fachleute ihrer Kinder, durch den kontinuierlichen Einsatz der ehrenamtlichen Mitarbeiter/innen und durch eine unkomplizierte und offene Gesprächs- und Rufbereitschaft der Koordinatorinnen entstehen tragfähige Vertrauensbeziehungen. Dies alles gibt den Familien Sicherheit und Entlastung.

Die ambulanten Kinderhospizdienste sind die regionalen Anlaufstellen für anfragende Familien und erfüllen vielfältige Aufgaben. Zugang haben Kinder und Jugendliche (bis zum 19. Lebensjahr) mit folgenden Erkrankungsmerkmalen:
- Progredienter (fortscheitender) Krankheitsverlauf, der vermehrt Probleme verursacht,
- die Heilung erscheint ausgeschlossen; eine palliativ-medizinische Behandlung ist notwendig und wird von den Kindern und Jugendlichen oder von deren rechtlichen Vertretern gewünscht,
- eine vermutlich begrenzte Lebenserwartung,
- keine stationär erforderliche Krankenhausbehandlung.

Hier eine Auswahl von Krankheiten, die diese Merkmale aufweisen:
- Fortgeschrittene onkologische Erkrankungen,
- Vollbild der Infektionskrankheit AIDS,
- unaufhaltsam fortschreitende Erkrankung des Nervensystems,
- chronische Nieren-, Herz-, Verdauungstrakt- oder Lungenerkrankung, die lediglich eine begrenzte Lebenszeit erwarten lässt,
- Stoffwechselerkrankungen, die in der Regel im Kindes- oder Jugendalter zum Tode führen,
- Erkrankungen der Muskulatur, die in der Regel im Kindes- oder Jugendalter zum Tode führen,
- genetische Schädigungen mit lebenslimitierender Auswirkung,
- andere Krankheitsbilder mit infauster Prognose.

An folgenden Beispielen werden konkrete Aufgaben des ambulanten Kinderhospizdienstes deutlicher:

Familie H. lebt in einem kleinen Ort im oberen Siegtal. Das Ehepaar hat zwei Kinder, die beide an einer fortschreitenden Stoffwechselerkrankung leiden. Bei seiner Geburt war der (ältere) Sohn putzmunter. Aber in seinem dritten Lebensjahr konnte er immer noch nicht sprechen und das erlernte Laufen fiel ihm immer schwerer. Als die drei Jahre jüngere Schwester sechs Monate alt war, bekamen die Eltern für ihren Jungen nach einer langen Odyssee durch viele medizinische Einrichtungen die Diagnose: Mukopolysaccharidose; eine genetisch bedingte Stoffwechselerkrankung. Bei der kleinen Schwester wurde diese Erkrankung etwas später ebenfalls diagnostiziert.

Begleitung der Familien zu Hause

Unser Angebot richtet sich individuell vereinbart an ein einzelnes Familienmitglied, an das erkrankte Kind oder die Geschwister. Bei einem Erstbesuch der Koordinatorin klärt diese mit der Familie den Bedarf. Veränderte Bedürfnisse können während der Begleitung angepasst werden.

Mittlerweile sind beide Kinder in der Schule und auch das Mädchen benötigt immer häufiger einen Rollstuhl. Viele Jahre kamen die Eltern kaum aus dem Haus. Die Mutter verabschiedete sich von ihrer Berufstätigkeit und der Vater unterstützte sie in seiner Freizeit bei der Versorgung ihrer beiden Kinder. Der Freundeskreis wurde immer kleiner. Alle Freizeitaktivitäten richteten sich ganz nach den Bedürfnissen der Kinder. Kindergarten und später die Schule entlasteten die Eltern. Aber häufige Fehltage durch den instabilen Gesundheitszustand der Kinder ließen keine wirkliche kontinuierliche „Freizeit" zu. Als die Ehe der Eltern in eine Krise kam, wandten sie sich an den ambulanten Kinderhospizdienst. Zwei ehrenamtliche Mitarbeiterinnen wurden der Familie vorgestellt und sind jetzt jeden Freitagnachmittag bei den Kindern. Dieser Nachmittag gehört seitdem den Eltern. Wenn die Kinder schlafen gegangen sind, kommt eine Tante und bleibt bis in die Abendstunden, wenn die Eltern von ihren gemeinsamen Unternehmungen zurückkehren.

Hilfe zur Selbsthilfe

Gemeinsam mit der von uns begleiteten Familie können weitere notwendige und nutzbare Unterstützungsmöglichkeiten gesucht werden. Die Entlastung der Familien setzt Ressourcen für persönliche Wünsche und Bedürfnisse frei. Eltern, deren Kinder verstorben sind, haben an einem bestimmten Punkt ihrer Trauer häufig den Wunsch, sich mit Eltern auszutauschen, die genau diesen so unerträglichen und nicht aufhörenden Schmerz kennen. Auch Kinder, die einen Bruder oder eine Schwester mit einer lebensverkürzenden Erkrankung haben, fühlen sich wohl mit Kindern in ähnlichen Lebenssituationen, denen sie nichts „erklären" müssen.

Selbsthilfegruppen und Angebote für betroffene Eltern, Trauernde, Geschwister und erkrankte Kinder bieten Möglichkeiten des Kennenlernens, des Austausches, der Freizeitgestaltung und des Gesprächs. Aber auch ganze Familien genießen den Austausch in einer angenehmen Atmosphäre mit anderen Familien, wo jeder ein „Auge" auf jedes Kind hat und „gute Geister" ihnen den Kaffee kochen, den Kuchen backen, den Tisch decken und das Geschirr abspülen. Eltern, die eine Trauergruppe oder ein Einzelgespräch möchten, haben auch dazu Gelegenheit. Wo es erforderlich ist, stehen auch Trauerangebote zur Verfügung.

Eine junge, allein stehende Mutter aus Bonn meldete sich bei uns. Ihr Sohn hatte von Geburt an eine schwere Darmerkrankung. Seine ältere Schwester besuchte die erste Grundschulklasse und der erkrankte Bruder war häufig stationär in der Klinik. Die Mutter fühlte sich vollkommen überfordert. Sie war erschöpft und unausgeglichen. Dies führte dazu, dass sie mit ihrer Ungeduld sogar die eigene Schwester vergraulte, die bislang immer für sie und ihre Kinder da gewesen war. Eine unserer ehrenamtlichen Mitarbeiterinnen, die in diese kleine Familie ging, kümmerte sich in erster Linie um den Bruder. Durch diesen neuen Freiraum wurde es der Mutter möglich, ihrer Erschöpfung mit für sie geeigneten Aktivitäten und viel Ruhe entgegenzuwirken. Nach Gesprächen mit der Hospizmitarbeiterin kam es auch zu einer Klärung zwischen der jungen Mutter und ihrer Schwester. Diese war nun wieder bereit, mehr für den kleinen Jungen da zu sein. Die Mutter bekam dadurch den Freiraum, eine Selbsthilfegruppe für Eltern chronisch erkrankter Kinde zu besuchen. Neue Kontakte und das Gefühl, jemand ist für sie und ihre Kinder da, ließen sie langsam wieder aufleben und aktiver werden.

Vernetzen mit anderen Einrichtungen
Betroffene Familien fühlen sich häufig mit der Flut verschiedenster Institutionen und Einrichtungen und der notwendigen Bürokratie überlastet. Der Kinderhospizdienst vertritt auf Wunsch die Interessen der Familien. Im Kontakt mit den unterschiedlichen Einrichtungen

und Leistungsanbietern suchen wir nach Möglichkeiten der Vernetzung.

Eine Familie, die erst wenige Jahre in Deutschland lebte, hatte ein schwerstbehindertes Kind. Die Begleiterscheinungen dieser Behinderung wurden durch die zunehmende Schwere der Symptome immer gravierender und die Pflege immer aufwendiger. Der Junge konnte die Schule nicht mehr besuchen. Als in der Familie ein weiteres Kind geboren wurde, empfahl die Hebamme der Entbindungsklinik der Familie, den ambulanten Kinderhospizdienst einzuschalten. Der Vater nahm Kontakt zu uns auf.

Die Großmutter der Familie pflegte den 10-jährigen Jungen und wollte dies auch weiter tun. Aber durch eine eigene Erkrankung stieß sie an die Grenze ihrer körperlichen Belastungsfähigkeit. Nach einem Gespräch nahmen wir Kontakt zu verschiedenen Kinderpflegediensten auf. Die Familie vereinbarte Termine für Beratungsgespräche und entschied sich für einen Dienst, dessen Angebot den Vorstellungen der Familie am nächsten kam. Dieser Dienst übernahm künftig einen Teil der anfallenden Pflege. Eine ehrenamtliche Kinderhospizmitarbeiterin stand auf Abruf bereit für die Zeiten, in denen die Familie die Betreuung des Jungen nicht gewährleisten konnte.

Vermitteln von unterstützenden Angeboten für Personen im Umfeld
Bei Unsicherheiten von Menschen im Umfeld der Familien gibt es Möglichkeiten des Gesprächs, der Information, der Beratung sowie Fortbildungs- und Informationsveranstaltungen zu gewünschten Themen.

Nach dem Tod eines 5-jährigen, an Krebs erkrankten Kindes, wendete sich sein Kindergartenteam an den Kinderhospizdienst. Die Mitarbeiter fühlten sich ratlos im Umgang mit den anderen Kindern jener Gruppe, zu der auch der verstorbene Junge gehört hatte. Gemeinsam mit einer der Koordinatorinnen, die auch Trauerbegleiterin ist, wurde eine Form entwickelt, wie die Kinder dem Tod des kleinen Jungen in einer ihnen angemessenen Form begegnen konnten. Zwei Monate später bat ein anderer Kindergarten um eine Fortbildung zum Thema: „Mein Kaninchen und die Oma, kommen sie in den gleichen Himmel? – Sterben in der kindlichen Er-Lebenswelt."

Gesprächs- und Telefonbereitschaft für Familien
Familien haben die Möglichkeit, bei Fragen und Problemen mit dem ambulanten Hospizdienst in Kontakt zu treten. Für Notfälle und Krisen haben wir eine Rufbereitschaft.

Eine Mutter, deren Kind an einer schweren Lungenerkrankung litt, begleiteten wir zwei Jahre lang. Unser Hauptaugenmerk galt dabei der kleinen Schwester und den vielen Unklarheiten bei der medizinischen Versorgung des erkrankten Kindes. Wir unterstützten die Mutter bei der Suche nach Fachkliniken und Ärzten, welche sich mit der sehr seltenen Erkrankung auskannten.

Der Zustand des Kindes stabilisierte sich. Die Einschulung in eine Förderklasse war für das Kind ein positiver Einschnitt und wir reduzierten die Begleitungstermine. Dann kam es zu einem plötzlichen dramatischen Einbruch und das Kind musste als Notfall in die Klinik eingeliefert werden. Die Mutter hatte den dringenden Wunsch, noch vor der OP mit einem weiteren Arzt ihres Vertrauens zu sprechen. Aber sie hatte in der Klinik keine Telefonnummer und wollte auch ihr schwer erkranktes Kind nicht alleine lassen. Der Vater war nicht erreichbar. Über Handy rief sie die Bereitschaftsnummer des ambulanten Kinderhospizdienstes an. Eine Mitarbeiterin stellte einen Kontakt zwischen dem gewünschten Arzt und der Mutter her.

Öffentlichkeitsarbeit.
Ein Schwerpunkt unserer Arbeit ist auch die Vertretung der Interessen betroffener Familien in der Öffentlichkeit. Die Situationen dieser Menschen mit ihren vielfältigen Schwierigkeiten werden in unserer Gesellschaft kaum wahrgenommen. Der ambulante Kinderhospizdienst möchte in der Öffentlichkeit auf diese besonderen Lebenssituationen aufmerksam machen. Das Sterben gehört bei den betroffenen Familien, häufig über viele Jahre hinweg, zum alltäglichen Leben. Durch Infostände, Presseartikel sowie Besuche von Schulen, Fördereinrichtungen, Therapeuten, Kliniken, Seelsorgern, Kinderärzten usw. hofft der Kinderhospizdienst, die Situation dieser Familien der Öffentlichkeit besser verständlich machen zu können. Unsere Aktionen werden durch Familien in entsprechenden Lebenssituationen unterstützt; Familien, denen es gelingt, sich im Rahmen des Netzwerks, z.B. innerhalb der oben schon genannten Selbsthilfegruppen und mit Entlastung durch ehrenamtliche Begleitpersonen, die für das Engagement in der Öffentlichkeitsarbeit notwendigen Freiräume zu schaffen.

Unterstützung bei der ambulanten palliativ-pädiatrischen Versorgung
Wenn der Wunsch besteht, dass erkrankte Kinder zu Hause sterben sollen, muss dafür schon im Vorfeld eine gute Versorgung gewährleistet werden.

Ein Elternpaar meldete sich bei uns. Ihr Kind lag mit einem Gehirntumor in der Klinik. Sie baten uns um Hilfe, eine gute ambulante Versorgung vorzubereiten für die Zeit nach der Entlassung. Bevor das Kind entlassen wurde, unterstützten wir die Familie bei der Suche nach einem Kinderpflegedienst, einer Palliativmedizinerin und einer Kinderärztin. Gemeinsam und mit viel persönlichem Einsatz aller Beteiligten konnte das Kind bis zuletzt zu Hause bleiben und auch dort, in seiner vertrauten Umgebung, sterben.

Der ambulante Kinderhospizdienst Bonn-Rhein/Sieg ist seit April 2005 in der Region tätig. In den obligatorischen Vorbereitungsseminaren qualifizierten wir 26 ehrenamtliche Mitarbeiterinnen und Mitarbeiter zwischen 28 und 72 Jahren, die seit Ende 2005 in bislang 26 anfragende Familien zur gewünschten Unterstützung vermittelt werden konnten.

Koordiniert werden Anfragen und Einsätze von zwei hauptamtlichen Koordinatorinnen. Damit unsere ehrenamtlichen Begleiter/innen in den Familien tätig werden können, müssen wir zuvor von Seiten der Betroffenen den Wunsch nach Unterstützung und den Willen zur Zusammenarbeit klar erkennen können. Die Eltern bzw. deren erkrankte Kinder müssen ihre Vorstellungen über das Ziel und den Umfang einer möglichen Begleitung konkret formulieren und mit der Koordinatorin sehr genau besprechen. Das ist die entscheidende Voraussetzung für eine angemessene Planung und Durchführung unserer Aktivitäten. Viele Familien sind über Jahre in die Pflege und Versorgung ihrer erkrankten Kinder eingebunden. Der nicht kalkulierbare, progredient (fortschreitend) verlaufende Erkrankungsprozess lässt die Familien in einem ständigen Ausnahmezustand leben; immer mit dem Wissen, dass ihr Kind frühzeitig sterben wird. Die Kontinuität der Begleitungen durch gut vorbereitete, ehrenamtliche Mitarbeiter/innen ist darum von besonderer Wichtigkeit. Was die ambulante Kinderhospizarbeit von der Erwachsenenhospizarbeit besonders unterscheidet ist die Länge der Begleitungen und – damit verbunden – die Komplexität und Vielschichtigkeit der Anliegen innerhalb der oft noch sehr jungen begleiteten Familien.

Margarethe Köster, Maria Maul, Claudia Reifenberg

Palliative Versorgung von Kindern und Jugendlichen zu Hause durch „Las Carreras"

Seit dem Jahr 1999 gibt es die Carreras-Schwestern. Wir Schwestern wurden anfänglich von der Deutschen Jose-Carreras-Leukämie-Stiftung finanziert und sind mittlerweile fest beim Förderkreis für Tumor- und Leukämieerkrankte Kinder e.V. Bonn angestellt. Momentan sind wir drei Kinderkrankenschwestern, arbeiten eng mit dem Zentrum für Kinderheilkunde der Universität Bonn zusammen und versorgen die Kinder der onkologischen Abteilung in palliativer Situation zu Hause.

Wenn die kurative (auf Heilung ausgerichtete) Therapie eines krebskranken Kindes ohne Erfolg bleibt, steht in der Regel einer Entlassung nach Hause nichts im Wege, sofern Eltern und Patient dies wünschen und sein Allgemeinzustand es erlaubt. Zuvor werden in einem Palliativgespräch, welches ein Arzt und eine Carreras-Schwester mit der Familie führen, der gesundheitliche Zustand des Kindes, der zu erwartende Krankheitsverlauf und die weitere Begleitung besprochen.

Vor der Entlassung organisieren die Carreras-Schwestern Pflegehilfsmittel, wie Pflegebett und Toilettenstuhl sowie sämtliche Medikamente, die zur optimalen Versorgung zu Hause gebraucht werden. Wir nehmen Kontakt zum Hausarzt der Familie auf und informieren ihn über den aktuellen Zustand des Kindes. Wenn möglich, sind wir beim Eintreffen des Kindes im Elternhaus anwesend, besprechen alle Einzelheiten seiner Versorgung, leiten die Eltern in der Pflege an und erklären den Gebrauch der verschiedenen Hilfsmittel, die aktuell benötigt werden oder für Notfälle bereitstehen. Wir sichern der Familie unsere telefonische Erreichbarkeit rund um die Uhr zu und vereinbaren weitere Hausbesuche nach Bedarf und Wunsch der Eltern.

Es beginnt nun für die Familie eine sehr anstrengende und angespannte Zeit mit ständig wechselnden Stimmungslagen, mit täglich neuen Fragen und Befürchtungen. Bei den meisten Familien hat es sich bewährt, dass wir frühzeitig über eventuell auftretende Komplikationen aufklären und die dann einzuleitenden Maßnahmen besprechen. Die Frage: „Was kann noch kommen?" ist immer angstbesetzt.

Da wir über mögliche Probleme sprechen und geeignete Gegenmaßnahmen vorbereiten, verliert diese Frage einen Teil ihres Schreckens. Symptome, wie z.B. plötzlich auftretende Atemnot des Kindes versetzen die Eltern in große Angst. Werden sie aber vorher angeleitet, in solch einem Fall den Oberkörper des Kindes etwas höher zu lagern, für Frischluft zu sorgen und falls dies keine Linderung bringt, das von uns bereitgestellte Sauerstoffgerät in Betrieb zu nehmen, werden sie ruhiger und fühlen sich nicht mehr völlig hilflos.

Viele Eltern möchten ihrem Kind noch einen Herzenswunsch erfüllen, wie z.B. ein Haustier anschaffen. Sie möchten vielleicht einen Zoo-, Kino- oder Restaurantbesuch mit dem Kind zusammen unternehmen. Wir unterstützen sie darin, indem wir ihnen erklären, dass alles, was das Kind gerne tut und was von seinem gesundheitlichen Zustand her möglich ist, ihm auch erlaubt werden darf.

„Ich kann doch meinem Kind nicht sagen, dass es sterben muss!", diesen Satz hören wir sehr oft. Er beinhaltet die Verzweiflung der Eltern, die Angst vor der Wahrheit, die Sorge, ihrem Kind den letzten Lebensmut zu nehmen. Auch wenn es für diese Situation keine allgemeingültige Antwort gibt, versuchen wir, die Eltern zu ermutigen, ihrem Kind gegenüber in jedem Fall wahrhaftig und ehrlich zu bleiben. In diesem Zusammenhang ist auch das Problem der Aufklärung der Geschwister zu sehen, denn eine Atmosphäre der Unaufrichtigkeit ist für alle Familienmitglieder zusätzlich belastend.

Mit fortschreitender Erkrankung essen und trinken viele Kinder nichts mehr. Wenn sich Eltern in Absprache mit ihrem Kind dann für eine Infusionstherapie entscheiden, ist auch diese im häuslichen Rahmen meist problemlos durchzuführen. Wir helfen bei der Bestellung der Infusionslösungen und leiten die Eltern zur selbständigen Verabreichung an.

Benötigt der Patient eine Schmerztherapie, kontrollieren wir täglich seine Symptome und verändern bei Bedarf und nach Rücksprache mit dem zuständigen Arzt die Dosis.

Durch unsere täglichen Hausbesuche behalten wir den Zustand des kranken Kindes im Auge und sind für alle Fragen der Eltern offen. Wir haben die Erfahrung gemacht, dass vor allem Mütter sich schon sehr frühzeitig Gedanken um die Zeit nach dem Tod ihres Kindes machen: Wo soll es aufgebahrt werden, wie soll die Traueranzeige verfasst und die Beerdigung gestaltet werden? Die Betroffenen sind immer wieder erleichtert, wenn sie diese Gedanken mit uns als Nichtfamilienmitgliedern teilen können.

Auf Wunsch der Eltern sind wir auch in den letzten Lebensstunden des Kindes anwesend. Wir nehmen an der Beerdigung teil und besuchen die verwaisten Familien auch weiterhin, wenn sie dies möchten. Einmal jährlich laden wir alle von uns betreuten Familien zu einem Gottesdienst ein, um der verstorbenen Kinder gemeinsam zu gedenken. Bei allem, was wir tun, ist unser oberstes Ziel, die Eigenverantwortlichkeit des Patienten und seiner Familie zu wahren und allen soviel Fürsorge angedeihen zu lassen, wie sie es nötig haben und wie sie es wünschen.

Christoph Klant

Zeit zum Abschiednehmen

„Meine Mutter ist heute früh gestorben. Sie ist friedlich eingeschlafen, als ich bei ihr am Bett saß. Der Arzt war schon da und hat den Totenschein ausgefüllt. Wir möchten Sie bitten, die Bestattung zu übernehmen."

So oder so ähnlich, je nach Art der verwandtschaftlichen Beziehung zu der oder dem Verstorbenen, beginnen die meisten Gespräche mit Hinterbliebenen. Viele werden in diesen Gesprächen immer wieder von Emotionen überwältigt, andere scheinen eher sachlich, distanziert zu sein, verarbeiten den Tod im Innern.

Der Zeitraum zwischen dem Tod eines geliebten Menschen bis zur Bestattung ist eine erhebliche emotionale Belastung für die Hinterbliebenen. Dies kann nur ermessen, wer diese Phase selbst erlebt hat. Als Bestatter haben wir eine besondere Verantwortung über unsere fachliche Funktion hinaus. Viele Trauernde suchen in uns einen Gesprächspartner, der sich in schweren Stunden Zeit nimmt und zuhört, der den richtigen Rat gibt, zum Beispiel in der Frage, wie sich die Angehörigen, Freunde und Bekannten von dem Verstorbenen verabschieden können. So sind wir in praktischen Fragen wie in der emotionalen Bewältigung des Todesfalles begleitend an ihrer Seite.

„*Meine Mutter ist plötzlich schwer krank geworden. Innerhalb von nur zwei Tagen ist sie gestorben. Ihre Schwester lebt fast 500 Kilometer entfernt. Und meine Familie war leider auch nicht dabei, als es so weit war.*"

Der Tod eines Menschen nimmt unter Umständen vielen Angehörigen und Freunden die Möglichkeit, den geliebten Menschen noch einmal zu sehen. In den Gesprächen mit den Familien stellen wir fest, ob eine Aufbahrung zu Hause der geeignete Weg ist, die Trauer über den Verlust zu bewältigen. Der Anblick des endgültig gegangenen, geliebten Menschen reißt oft zu tiefe Emotionen auf, mit denen manche nicht fertig werden. Dann empfehlen wir die Aufbahrung an einem anderen Ort, zum Beispiel in unserer Abschiedshalle.

Vor allem in den ländlichen Gebieten war die Hausaufbahrung früher üblich, damit die Verwandten, aber auch Freunde, Bekannte und Nachbarn von dem Verstorbenen Abschied nehmen konnten. Heute ist diese Möglichkeit leider fast in Vergessenheit geraten. Viele Menschen wissen gar nicht, dass sie die Verstorbene oder den Verstorbenen bis zu 36 Stunden nach dem Tod zu Hause behalten dürfen. Viele Krankenhäuser, Pflegeheime und Hospize haben mittlerweile einen eigenen Verabschiedungsraum eingerichtet, in dem die Familien mit dem Toten einige Zeit verbringen können. Insbesondere in den Hospizen und von Hospizvereinen werden die Familien sehr gut auf den schmerzhaften Weg, der nach dem Tod des Angehörigen vor ihnen liegt, vorbereitet. Doch das Abschiednehmen in den eigenen vier Wänden lässt den Trauernden den größten Gestaltungsspielraum. Die vertraute Umgebung ist der Ort der größten Privatheit, ein geschützter Raum, in dem die Hinterbliebenen gemeinsam und dennoch auch für sich allein den Tod des geliebten Menschen verarbeiten können. So haben sie die Möglichkeit, während der Zeit der Hausaufbahrung immer wieder zu dem Toten zu gehen – um noch einmal mit ihm zu sprechen, sie oder ihn noch einmal zu berühren, oder einfach in Stille die eine oder andere Erinnerung an gemeinsam Erlebtes wachzurufen. Sie haben Zeit zum Abschiednehmen.

„*Wir haben meine Mutter im großen Wohnzimmer aufgebahrt. Zuvor haben wir sie gewaschen, ihr dann ihr Lieblingskleid angezogen und sie in den vorbereiteten Sarg gelegt, den unser Bestatter, Herr Klant, mitgebracht hat. Es war zuerst nicht so leicht, sie noch einmal anzufassen. Ich habe mich erst etwas erschreckt, wie kalt sie* war. Herr Klant hat uns geholfen, die Scheu vor dem Tod abzulegen. Mit der Berührung habe ich mich ihr wieder viel näher gefühlt. Die Mitarbeiterin des Bestatters hat noch zwei Kerzen neben dem Sarg aufgestellt; das war ganz schlicht und hat zusätzlich für eine passende Atmosphäre in dieser speziellen Situation gesorgt.

Mit der Familie haben wir abends nebenan im Esszimmer gesessen, Erinnerungen ausgetauscht und uns viele alte Geschichten erzählt. Das war richtig schön. So ist sie noch einmal bei uns gewesen. Immer wieder ist jemand aufgestanden und zu ihr hinübergegangen, um ein letztes Mal allein mit ihr zu sein. Auch in der Nacht ist noch einmal jemand zu ihr gegangen; ich habe die leisen Schritte auf der Treppe gehört.

Am nächsten Morgen sind dann die Nachbarn gekommen. Das war wirklich nett, dass sie Mutter noch einmal zu Hause besucht haben. Einige haben sogar noch ein kleines Abschiedsgeschenk mitgebracht, das sie in den Sarg gelegt haben.

Dann habe ich den Bestatter angerufen und ihm gesagt: „Sie können meine Mutter jetzt abholen – es ist genug, wir haben alle persönlich von ihr Abschied genommen."

Ulrich Necke

Qualitätsbausteine des heutigen Bestattungsunternehmens

Jedem Sterben geht ein eigener Weg voran, jeder Sterbende hat seine persönliche Geschichte.

Gäste eines Hospizes und Menschen in Sterbebegleitung durch einen Ambulanten Hospizdienst befinden sich in einer im Zusammenhang mit dem Sterben außergewöhnlichen Situation, da sie deutlicher als jeder andere wissen, dass ihr Leben dem Ende entgegengeht. Es ist die Frage eines überschaubaren Zeitraums, den trotzdem niemand exakt benennen kann, bis der Tod eintritt. Es geht für sie und ihr betreuendes Umfeld darum, die verbleibende Zeit möglichst schmerzfrei und liebevoll betreut in Würde zu erleben.

Nur wer schon einmal einen Menschen in dieser Phase des Lebens begleitet oder intensiv mit den Angehörigen gesprochen hat, kann ermessen, was in Sterbenden vorgeht, welche Nöte sie durchleben, welche Wünsche geblieben sind und welche Fragen sie beschäftigen. Eine davon betrifft auch das, was unmittelbar nach Eintritt des Todes entschieden werden muss: die Einzelheiten der Bestattung. Im Angesicht des Sterbens entsteht gelegentlich der Wunsch danach, in Selbstbestimmung zu regeln, was danach geschehen soll. Spätestens jetzt ist kein Grund mehr vorhanden, dieses Thema, wie sonst so häufig geschehen, zu tabuisieren. Dies gilt nicht nur für den Patienten selbst, sondern ebenso für die betreuenden Angehörigen, die sich in gleicher Weise vorbereiten können. Sie entgehen durch das offene Gespräch im Vorfeld nicht nur der Ungewissheit über bestehende Wünsche, sondern auch dem plötzlichen Entscheidungsdruck, wenn der Sterbefall eingetreten ist.

Jeder Bestattungsunternehmer, der an dieser Stelle zum Ansprechpartner wird, sollte sich der besonderen Situation bewusst sein. Seine Erfahrung und sein umfassendes Wissen über alle Fragen im Zusammenhang mit einer Bestattung sind die Basis seiner Arbeit. An dieser Stelle ist er Dienstleister des Kunden, „Dienstleister" im wahrsten Sinne des Wortes. Seine Persönlichkeit, sein Engagement im Einzelfall, seine Menschenkenntnis und sein Einfühlungsvermögen machen ihn darüber hinaus zu einer Vertrauensperson. Es genügt nicht, die rein formalen Erfordernisse zu beherrschen. Der Bestatter ist immer mehr auch Begleiter der Trauerarbeit, sei es bei einem bereits eingetretenen Sterbefall oder beim akut anstehenden Tod eines Angehörigen.

Zu den rein formalen Entscheidungen zählen im Wesentlichen folgende:
- Erdbestattung oder Feuerbestattung – mit/ohne Feier,
- konfessionelle/nicht konfessionelle Feier,
- zuständige Gemeinde,
- Redner,
- sonstige Terminabsprachen,
- vorhandene Grabstätte – oder Neuerwerb (bei Feuerbestattungen zusätzlich noch Friedwald- oder Friedhain- oder auch Seebestattung),
- Trauerbrief,
- Zeitungsanzeige,

- Dekoration und Blumenschmuck,
- musikalische Begleitung,
- Zusammenstellung behördlicher Erfordernisse: Familienpapiere zur Beurkundung, Mitgliedsnummern von Krankenkassen, Rententrägern, Versorgungsstellen, Versicherungen u.a.

Jeden dieser Eckpunkte entsprechend den individuellen Möglichkeiten und Bedürfnissen der Betroffenen zu füllen oder zu erfüllen ist Aufgabe des Bestatters. Die Beratung und die Umsetzung der im Gespräch mit den Angehörigen entstehenden Details stehen hier im Vordergrund.

Der darüber hinausgehende Aspekt bei der Qualifizierung eines guten Bestatters ist ein anderer: Die Beerdigung ist der letzte Dienst, den man einem Verstorbenen erweisen kann und gleichzeitig ein großer Schritt weiter in der Bewältigung der Trauer. Für pflegende und betreuende Angehörige, die während der Betreuung häufig an ihre eigenen Grenzen gegangen sind, sind die Tage bis zur Beerdigung eine weitere Herausforderung. Obwohl sie sich vielleicht eigentlich der Trauer und der eigenen Erschöpfung überlassen möchten, werden sie erneut gefordert. An dieser Stelle im Bestatter einen Partner zu finden, der nicht nur abwickelt, sondern auch rät, motiviert und begleitet, ist ein weiterer wesentlicher Anspruch an unsere Tätigkeit.

Das Resultat sollte die Möglichkeit des respekt- und würdevollen Abschieds im Rahmen der Beerdigung für alle Beteiligten sein.

Die Annäherung an dieses Thema von der Kostenseite her ist nur sehr differenziert möglich. Eine Bestattungskostenrechnung setzt sich letztendlich aus der Rechnung des Bestattungsunternehmers – die im Allgemeinen auch bereits die Kosten für Blumenschmuck, Drucksachen, Anzeigen, Bewirtung etc. enthält – und der Rechnung des Friedhofsamtes über die Grab- und Beisetzungskosten zusammen. Die eine wie die andere setzen sich aus zahlreichen, individuell bestimmten Einzelpositionen zusammen.

Wir möchten aber alle, die sich mit der Thematik auseinandersetzen wollen oder müssen, auffordern, sich konkret beraten zu lassen. Es ist weder pietät- noch herzlos, sich schon im Vorfeld auch einen finanziellen Überblick zu verschaffen. Im Gegenteil: Eine solche Beratung schafft zusätzliche Transparenz und ist ein weiterer Schritt zu einem sicheren Gefühl bei Eintreten eines Sterbefalls. Man weiß, was man möchte, was man kann oder was noch unternommen werden muss, um alles in Einklang zu bringen. Hierdurch entsteht auch weiterer Freiraum für die Bewältigung der wesentlicheren Aufgabe, nämlich der Begleitung eines Angehörigen in seinen letzten Tagen. Solche Beratungsgespräche bietet der Bestatter im Allgemeinen kostenfrei und unverbindlich an.

Ingrid Czechanowski

Lebensweg und Trauerfeier – Trauerbegleitung aus der Sicht einer freien Rednerin

„*K*önnen Sie am ... um ... eine Trauerfeier übernehmen? Verstorben ist ...“ – mit dieser Frage beginnt oft für mich die Wegbegleitung für die Trauernden und den Toten. So zeitnah wie möglich vereinbare ich einen Besuchstermin. Wir sprechen über die Zeit des Sterbens und den Tod. Es geht mir nahe, aber ich will diese Erfahrung nicht fernhalten. In diesen Erzählungen lerne ich die Menschen kennen, die Lebenden und den Toten. Wurde bis dahin der Lebensraum des Sterbenden beschützt und umsorgt, so brauchen nach seinem Tod die Angehörigen Geborgenheit und Zeit, um sich von ihm zu trennen. Eine kurze Wegstrecke bis zum endgültigen Abschied von der körperlichen Gegenwart des Menschen gehe ich mit.

In der Zeit zwischen Tod und Beerdigung ist es für die Trauernden, als würde die Zeit angehalten und als rückten Vergangenheit und Gegenwart zusammen. Selten im Leben liegen die gemeinsamen Erfahrungen in gleicher Weise unverstellt zur Erinnerung bereit. Manchmal wird ein Blatt mit den wichtigsten Lebensdaten für mich vorbereitet. Es ist wie ein Gerüst, um das sich die Geschichten aus dem vergangenen Leben ranken. dass die Sicht der Lebensgefährten eine andere ist als die der Kinder, der Freunde, der Eltern versteht sich von selbst. Im Gespräch entsteht ein buntes Bild aus Ereignissen, Gegebenheiten des Lebens und vielfältigen Beziehungen. Zu dem Gefühl der Trauer mischen sich all die anderen Empfindungen wie Dankbarkeit, Ärger, Heiterkeit, Angst und Freude. *„Wir wussten vorher nicht, was wir Ihnen erzählen sollen, aber dann kamen die Erinnerungen wie von selbst!"*

Ich werde beauftragt, wenn der Verstorbene und/oder die Angehörigen zu keiner Kirche gehören oder der Kontakt zu den zuständigen Geistlichen so gering ist, dass sie nach alternativen Trauerwegen suchen.

Die Frage nach der Würde der Toten begleitet mich schon lange. In meiner Kindheit hörte ich Geschichten über Menschen, die im Krieg gestorben sind, als Soldaten oder Zivilisten. Die wenigsten wurden in Würde beerdigt. Im Studium fragte ich mich, wo die Würde derer bleibt, die außerhalb einer Glaubensgemeinschaft leben und sterben. Heute ist an dieser Stelle mein Platz in der Gesellschaft. Und es schließt sich für mich ein Kreis: In den Berichten und Erzählungen aus dem Leben derer, die ich beerdigen darf, kommen manchmal auch jene vor, denen im Krieg die Würde im und nach dem Tod genommen war. Ich kann noch einmal von ihnen sprechen. Sie gehören zu dem vergangenen Leben, dessen Bogen ich beschreibe. Mit der Erzählung des gelebten Lebens können der Dank und die Trauer zum Ausdruck kommen, aber auch das Unverstandene und der Schmerz. Die Musik, die ich zusammen mit den Trauernden oder für sie aussuche, nimmt die Gedanken und Gefühle auf und tröstet auf ihre Weise.

„Nirgendwo wird so viel gelogen wie am Grab!" – Dieser Redensart widerspreche ich energisch. Manche Erinnerungen gehören nicht in die Öffentlichkeit einer Trauerfeier. Doch kann auch dort Belastendes zum Ausdruck kommen, wenn es den Trauernden hilft. Zum Abschied gehört auch das Aufräumen und Ausräumen. Wenn alles offen vor einem liegt, kann man entscheiden, was weiterhin für das eigene Leben Bedeutung hat. Für den Toten ist dies alles nicht mehr von Belang. Er ist auf einem neuen Weg. Aber wir, die wir weiter leben, entscheiden, was wir aus der Vergangenheit in unser eigenes Leben mitnehmen. In der Trauerfeier kann mit Steinen oder geschriebenen Botschaften die Last symbolisch abgelegt werden, genauso wie im Blumenschmuck der Dank und die Freude an dem gemeinsamen Leben Ausdruck findet.

Manchmal kann ich schon vor dem Eintreten des Todes bei dem Sterbenden und den Trauernden sein. Dann ist es möglich, die letzten Liebesdienste von Waschen und Ankleiden, die Totenwache und Verabschiedung aus dem Sterbehaus zu unterstützen und zu gestalten.

Die Würde eines Menschen endet nicht mit seinem Tod. In unserer Gesellschaft haben zwar Trauerrituale wenig Platz und die Trauerkleidung ist neben dem Modeschwarz nicht zu erkennen. Auch sind die Menschen im Umfeld nach wenigen Wochen der Trauerzeichen überdrüssig. Aber man muss wenigstens einmal alle Jahreszeiten ohne den Toten erlebt und betrauert haben, bevor man den eigenen Lebensweg neu gestalten kann. Darum bietet die kirchliche Tradition Gedenkfeiern nach 40 Tagen und nach einem Jahr an. Eine Familie lud mich am ersten Todestag zum gemeinsamen Frühstück ein. Und da erzählten die Kinder, wie sie im Laufe des Jahres ihre Mutter in sich selbst entdeckt haben, in Gesten, Mimik und Gewohnheiten. Es war zu einem Jahr des inneren Wiedersehens geworden und damit auch ein Jahr der Versöhnung und der Erfahrung von Geborgenheit in der Trauer.

Manchen Menschen tut es gut, auf dem Trauer-Weg Begleitung in Anspruch zu nehmen. Trauer ist keine Krankheit, aber eine Zeit der Verletzlichkeit. Als Trauerbegleiterin erlebe ich dann mit, wie Menschen das Verlorene neu gewinnen und in ein vollständigeres Leben weitergehen, in ein Leben, in dem der Tod nicht mehr verdrängt werden muss.

Chris Paul

Trauerbegleitung als Element hospizlichen Handelns

Die Hospizbewegung hat sich zum Ziel gesetzt, menschliche Würde und Lebensqualität auch unter schwierigen Bedingungen zu ermöglichen. Das gilt für sterbende Menschen, die innerhalb der eigenen vier Wände begleitet oder im Stationären Hospiz als Gäste willkommen geheißen werden; das gilt für alle, die sich ihnen verbunden fühlen und das gilt für die haupt- und ehrenamtlichen MitarbeiterInnen der multiprofessionellen Teams.

Ihr Anspruch, für Würde und Lebensqualität einzutreten, führte dazu, dass sich der Hospizbewegung sehr bald eine neue wichtige

Aufgabe stellte: trauernde Angehörige nicht nur im Sterbeprozess ihrer Nächsten, sondern auch über deren Tod hinaus zu unterstützen.

Heute gehört Trauerbegleitung vielerorts zu den Kernbereichen hospizlicher Arbeit, so auch hier in der Bonner Region. In der Entwicklung der letzten Jahre galt es dabei vor allem die Unterschiede zwischen Sterbe- und Trauerbegleitung zu begreifen und dementsprechend neue Fortbildungseinheiten zu konzipieren. Es galt auch, neue Netzwerke zu knüpfen und die Grenzen des eigenen Handelns neu zu bestimmen.

Die **ehrenamtliche Sterbebegleitung** gibt psychosoziale und spirituelle Unterstützung, eingebettet in die Tätigkeiten von medizinischen und pflegerischen Fachkräften. Ein Prozess wird begleitet, der mit dem Tod des Sterbenden endet. Die Bedingungen dieses Prozesses sind nachlassende körperliche Kräfte, verschiedene Symptome, ggf. Schmerzen, und die Vorbereitung auf ein unausweichliches Ende, das für die meisten Menschen mit Ängsten und Unsicherheit verbunden ist.

Ehrenamtliche Trauerbegleitung dagegen gibt psychosoziale Unterstützung in einer Situation, die an andere Beratungsprozesse, z.B. Erziehungsberatung oder sogar therapeutische Beratung, erinnert. Ein begleitendes multiprofessionelles Team, wie in der Sterbebegleitung, gibt es in der Trauerbegleitung nicht. Stattdessen findet sich die ehrenamtliche Trauerbegleitung in einem Netzwerk verschiedenster Angebote für trauernde Menschen, die von Hospizen, von Bildungshäusern, aber auch von Bestattern, Therapeuten, Selbsthilfegruppen und spezialisierten Trauerbegleitern bereitgestellt werden. Darin gilt es, sich zu positionieren und eigene Stärken, aber auch Grenzen zu erkennen.

Trauernde sind Menschen in einer oft existentiell erlebten Krise, stehen aber dennoch voll im Leben. Beruf, Familie, Freundschaften und Hobbys werden anders wahrgenommen und teilweise eingeschränkt, aber in der Regel aufrecht erhalten. Trauernde sind körperlich leistungsfähig und entscheidungsfähig. Ihr intensiv empfundener seelischer Schmerz ist wichtiger Bestandteil des Trauerprozesses. Ihn zu ertragen und zu fühlen ist für sie eine zentrale Aufgabe. Wo dieser Schmerz durch Medikamentengabe oder durch Ratschläge, „sich zusammen zu reißen" und „tapfer nach vorn zu sehen" unterdrückt wird, fehlt dem Trauernden ein schmerzhafter, aber für seine weitere Entwicklung entscheidender Teil des Prozesses.

Netzwerk

Hier besteht ein wichtiger Unterschied zum körperlichen Schmerz sterbender Menschen, den die Palliativmedizin zur Wahrung der Lebensqualität unter allen Umständen bekämpft.

Trauerbegleitung ist die Begleitung eines Prozesses, der kein absehbares, natürliches und klar definiertes Ende findet, wie z.B. der Sterbeprozess. Trotzdem einen guten Abschied zu gestalten und den „richtigen" Zeitpunkt dafür zu erkennen, gehört darum zu den wichtigen Bestandteilen einer verantwortlichen Trauerbegleitung.

Viele Hospize und ambulante Hospizdienste haben sich der Herausforderung gestellt, Trauernde in Cafés, in Gruppen und in Einzelgesprächen zu begleiten. Spezielle interne Fortbildungen der verschiedenen hospizlichen Einrichtungen selbst oder beim Bonner „TrauerInstitut Deutschland e.V." qualifizieren haupt- und ehrenamtliche MitarbeiterInnen für diese Begleitung. Auch hier stehen, dem Leitgedanken der Hospizarbeit entsprechend, menschliche Würde und Lebensqualität Trauernder im Mittelpunkt.

Ursula Fülbier

Trau Dich Trauern – ein Angebot für trauernde Kinder und Jugendliche

Seit April 2005 gibt es im Zentrum für Palliativmedizin im Malteser Krankenhaus Bonn/Rhein-Sieg ein speziell auf die Zielgruppe Kinder, Jugendliche und junge Erwachsene ausgerichtetes Angebot. Der Verein zur Betreuung und Begleitung von Schwerstkranken und Tumorpatienten e.V. ist Träger des Projektes und kann durch die finanzielle Förderung der „Aktion Mensch" dieses Begleitungsangebot realisieren. Die Entstehung dieses speziellen Angebotes gründet sich auf der nun schon fast 15-jährigen Erfahrung der Trauerbegleitung im Zentrum für Palliativmedizin am Malteser Krankenhaus Bonn. Aus der intensiven Begegnung und Begleitung von Sterbenden und ihren Angehörigen erwuchsen nach und nach verschiedene Angebote für Trauernde:

- Gesprächsgruppen für Trauernde (sechs Abende) mit einem geschlossenen Teilnehmerkreis,

- Einzelgespräche für Trauernde,
- Café für Trauernde (in der Regel jeder 3. Mittwoch im Monat),
- Gedenkgottesdienste und Tag der Angehörigen.

Die Angebote für Kinder, Jugendliche, junge Erwachsene und deren Hauptbezugspersonen entstanden durch jahrelange Begleitung und Erfahrung sowohl im ambulanten als auch im stationären Palliativbereich.

Immer häufiger erlebten wir Kinder und Jugendliche als betroffene Angehörige, denen der Tod eines Elternteils, der Großeltern oder eines anderen nahe stehenden Menschen bevorstand. Wir haben darauf so gut es ging reagiert und versucht, die Bedürfnisse dieser Betroffenen mit einzubeziehen.

Das oben genannte Projekt gab uns aber durch zusätzliches Personal die Möglichkeit, ein intensiveres und direkteres Angebot zu unterbreiten. Hierzu gehören vor allen Dingen:

- Einzelbegleitung von Kindern und Jugendlichen,
- Gruppen für trauernde Kinder und Jugendliche,
- Gruppen für erwachsene Hauptbezugspersonen, die parallel zu den Kinder- und Jugendgruppen stattfinden,
- Offene Trauertreffs – alle drei Monate – hier kann man über ein Kreativangebot mit anderen Betroffenen in Kontakt kommen und sich austauschen,
- Beratung und Begleitung von Angehörigen, die mit trauernden Kindern und Jugendlichen leben,
- Beratung von Mitarbeitern aus schulischen und außerschulischen Erziehungseinrichtungen.

Im Rahmen dieses Angebotsprofils geht es zunächst darum, allen Betroffenen Raum für ihre Gefühle zu geben und sie in allen Äußerungsformen ernst zu nehmen. Einfühlsames Zuhören und ehrliches Beantworten von Fragen sind uns besonders wichtig. Dabei berücksichtigen wir den Entwicklungsstand der Kinder und Jugendlichen, ihre Persönlichkeit, ihre spezifische Lebenssituation und ihr soziales Umfeld.

Unser Ziel ist es, alle Betroffenen ein Stück weit auf dem schwierigen Weg so zu unterstützen und zu begleiten, dass sie eine Chance erhalten, den erlebten Verlust in ihr Leben zu integrieren.

Trauerbegleitung in unserem Sinne bedeutet also den Trauernden helfen, wieder Anschluss an das gegenwärtige und zukünftige Leben zu bekommen. Hierbei geht es auch darum, die Erlebnisse zu reflektieren und behutsame Bearbeitungsschritte zu gehen.

Arbeit mit Kindern und jungen Menschen bedeutet auch immer, eine sehr lebendige Zeit zu gestalten. Kinder, so wird es in der Literatur oft dargestellt, *„springen hinein, in die Pfütze der Trauer"*, aber eben auch sehr schnell wieder hinaus. Das hat unterschiedliche Gründe. Eine wesentliche Begründung ist, dass Kinder „emotionale Spannungsbögen" nicht sehr lange aushalten können.

Erwachsene hingegen *„waten durch den Fluss der Trauer"*. Hieran kann man erkennen, warum Erwachsene und Kinder sich oftmals gegenseitig nicht verstehen und dann nicht immer hilfreich füreinander sind. Sie gehen unterschiedlich mit der Trauer um und er- und durchleben sie anders.

Hier verstehen sich die Mitarbeiterinnen von „Trau Dich Trauern" auch ein wenig als Vermittler, indem sie allen Betroffenen versuchen deutlich zu machen, dass es kein „abhakbares Muster" in der Trauerarbeit gibt, sondern zu erkennen, dass jeder dies auf seine ihm eigene individuelle Art und Weise realisiert.

In der Trauerbegleitung geht es nicht nur um das Zulassen und Erkennen von emotionalen Reaktionen nach dem Verlust. Es geht auch darum, Erwachsenen klar zu machen, dass Kinder ganz viel Sicherheit in ihrem Alltagsgeschehen brauchen. Das bedeutet für Kinder, dass die bisherigen Abläufe im täglichen Leben möglichst beibehalten werden sollten. Den Alltag aufrecht zu erhalten ist für die Erwachsenen oftmals eine Überforderung, da sie eben selbst auch Trauernde sind und viele Dinge und Ereignisse des Alltagslebens die Kräfte eines trauernden Erwachsenen überfordern.

Hier beratend und strukturunterstützend zu wirken und gegebenenfalls auch konkrete Hilfsangebote zu vermitteln, ist ebenfalls ein Schwerpunkt unserer Arbeit.

Ebenso ist es für Eltern ganz wichtig zu wissen, welche Vorstellung je nach Entwicklungsalter ein Kind vom Tod hat. Wenn ein Kind z.B. im Alter von drei oder vier Jahren noch nicht zwischen „belebt" und „unbelebt" unterscheiden kann, kann es auch mit dem Tod und mit der zeitlichen Dimension von *„der Tod ist für immer"* noch nichts anfangen. Sie begreifen es schlichtweg noch nicht. Kinder in diesem Alter erleben die Abwesenheit eines Menschen einfach als Verrat und können nicht verstehen, dass der tote Mensch nicht wieder kommt. Im Laufe seiner Entwicklungszeit nähert sich das Kind immer mehr den Erkenntnissen eines Erwachsenen an. Die unterschiedliche kognitive und emotionale Sichtweise eines Kindes immer wieder deutlich zu machen, ist aus unserer Erfahrung für alle Personen (Hauptbezugspersonen, nahe Verwandte, Freunde, Nachbarn, Erzieher, Lehrer), zu denen das Kind häufig Kontakt hat, sehr hilfreich.

So versteht es sich von selbst, dass auch professionellem, pädagogischem Personal durch das Projekt „Trau Dich Trauern" eine Ansprechstelle zur Verfügung steht, um sich im Bedarfsfalle (präventiv und in einer akuten Situation) zu beraten.

Hierzu angebotene Seminare wurden von Professionellen bereits ausgiebig genutzt. Dies trägt dazu bei, dass diese Themen in die Gesellschaft getragen und auch für Kinder und Jugendlichen enttabuisiert werden. Den Betroffenen soll so mehr Aufmerksamkeit entgegen gebracht und eine Haltung entwickelt werden, die es ermöglicht, auf trauernde Kinder offener und aufmerksamer zuzugehen.

Denn die Rückmeldungen, die Kinder in den Gruppen geben, sprechen eine eindeutige Sprache:

„Hier kann und darf ich endlich mal über das reden, was mir passiert ist und man hört mir auch zu und versteht mich!" Dies müsste auch in der Gesellschaft allgemein möglich werden. In diesem Sinne möchte „Trau Dich Trauern" dazu ermutigen, für die Kinder ein Tabu zumindest ein wenig aufzubrechen. Hervorzuheben ist aber noch einmal der präventive Charakter dieser Arbeit. Der bekannte Psychoanalytiker Alexander Mitscherlich sagt: *„Verdrängte Trauer behindert die seelische Entwicklung des einzelnen. Psychische oder psychosomatische Krankheiten können die Folge sein".*

Abschließend sei noch erwähnt, dass die Arbeit mit Kindern eine spezifische methodische Herangehensweise notwendig macht.

Der Zugang zur Auseinandersetzung mit Tod und Trauer bedarf bei Kindern besonders kreativer Instrumente, denn diese Auseinandersetzung erfolgt bei ihnen über viele unterschiedliche Wahrnehmungskanäle.

Perspektive

Friedemann Nauck

Hospizarbeit und Palliativmedizin im demografischen Wandel

Die demographische Entwicklung in Deutschland, wie auch in anderen westlichen Ländern, wird in Zukunft zu einem weiteren überproportionalen Anstieg des Anteils der Menschen führen, die älter als 65 Jahre alt sein werden.[1] Diese Veränderung der Altersstruktur ist mit einer Zunahme chronischer Erkrankungen und Tumorerkrankungen verbunden. Bereits aktuell, aber auch mittel- und langfristig, bedeutet dies einen weiter zunehmenden Bedarf an medizinischer und pflegerischer Behandlung, Betreuung und Begleitung sowie menschlicher Fürsorge am Lebensende.[2]

Hier bietet eine flächendeckende Palliativversorgung, die unabdingbar hospizliche Elemente durch einen ambulanten Hospizdienst nach § 39a SGB V (Sozialgesetzbuch V) enthält, Antworten, wie in Zukunft mit den Beschwerden des hohen Alters, Multimorbidität sowie mit Tod und Sterben in der Gesellschaft umgegangen werden kann. Dies bedeutet aber nicht nur die Forderung nach einer angemessenen und sektorenübergreifenden spezialisierten Palliativversorgung, sondern auch nach einer palliativmedizinischen und -pflegerischen Basiskompetenz als integraler Bestandteil aller Versorgungsformen für ältere und/oder schwerkranke Menschen. Insbesondere in Einrichtungen wie Alten- und Pflegeheimen, sowie in den Kernkompetenzen ambulanter Pflegedienste, muss daher palliativmedizinische und -pflegerische Expertise zur Selbstverständlichkeit werden, will man den Bedürfnissen und Nöten der wachsenden Gruppe älterer Menschen gerecht werden. Diese leiden nicht nur an körperlichen Symptomen einer fortgeschrittenen, inkurablen (unheilbaren) oder chronischen Erkrankung, sondern auch an den mit ihr einhergehenden psychoso-

---

[1] vgl. United Nations Population Division 2002.
[2] **Davies**, E., **Higginson**, I.J. (Hrsg.), Better Palliative Care for Older People, WHO 2004.

zialen und spirituellen Problemen. Um die bestehende Lebensqualität dieser Patienten aufrechtzuerhalten oder zu verbessern, müssen ihre körperlichen Symptome bestmöglich gelindert werden, und dies mit einer Haltung des Respekts vor ihrer Integrität und Würde. Sie benötigen darüber hinaus psychosoziale Unterstützung sowie Angebote der spirituellen Begleitung bis zum Tod. Auch die Familien von Palliativpatienten bedürfen der Hilfe, z.B. im Sinne von Pflegeanleitung und psychosozialer Unterstützung, Trauerbegleitung vor, während und nach dem Sterben. Hierbei ist die Ehrenamtliche Hospizarbeit eine wichtige Säule der Sterbebegleitung, wobei eine enge Zusammenarbeit der Palliative Care Teams mit bestehenden ambulanten Hospizdiensten eine Grundvoraussetzung der zukünftigen Palliativversorgung darstellt.

Die Bundesregierung hat im Gesetz zur Stärkung des Wettbewerbs in der gesetzlichen Krankenversicherung (GKV-WSG [§ 37b SGB V]) diese Problematik aufgegriffen. Die Verankerung der spezialisierten ambulanten Palliativversorgung im Sozialgesetzbuch V wird die Versorgung von Schwerkranken und Sterbenden in Deutschland weiter verbessern. Die koordinierte und kooperative Zusammenarbeit der verschiedenen Leistungserbringer soll durch Palliative Care Teams gefördert werden. Ziel ist es, ein Sterben zu Hause zu ermöglichen, wann immer eine angemessene Versorgung des Patienten sichergestellt werden kann und dies vom Patienten gewünscht wird. Dazu ist es erforderlich, auch komplexe palliativmedizinische und palliativpflegerische Aufgaben im häuslichen Umfeld zu meistern und mit Hilfe qualifizierter und klar strukturierter Unterstützungsangebote Krankenhausaufenthalte zu vermeiden. Hierbei ist die Qualitätssicherung in der Palliativmedizin im stationären und ambulanten Bereich eine weitere Herausforderung.

Die stationäre Versorgung, die im Rahmen der Regelversorgung finanziert wird, kann durch Palliativstationen und Hospize erreicht werden. Angesichts der unterschiedlichen Versorgungsschwerpunkte sollten Hospize und Palliativstationen als komplementäre Versorgungssysteme, d.h. sich ergänzende, aber sich nicht gegenseitig ersetzende Einrichtungen eingerichtet werden. Für eine abgestimmte Versorgung dürfen Palliativstationen auch nicht alleine stehen, sondern müssen in Netzwerke mit ambulanten und stationären Hospizdiensten, palliativmedizinischen Sprechstunden und Konsiliardiensten in Krankenhäusern sowie mit Pflegediensten, die eine anspruchsvolle Palliativpflege sicherstellen können, eingebunden werden.

In den letzten Jahren wurde zunehmend die Notwendigkeit erkannt, palliativmedizinische und palliativpflegerische Inhalte verpflichtend in den Aus-, Fort- und Weiterbildungskatalog aller Berufsgruppen im Gesundheitswesen aufzunehmen, die normalerweise in die Versorgung schwerkranker und sterbender Menschen eingebunden sind. Dies beinhaltet auch die Vermittlung palliativmedizinischer Grundkenntnisse und -einstellungen an allen medizinischen Fakultäten.

In der palliativmedizinischen Forschung sind fakultätsübergreifende Forschungsverbünde, ebenso wie die Vernetzung mit anderen palliativmedizinischen Einrichtungen, erforderlich.

Ein sich so rasch und dynamisch entwickelndes palliativmedizinisches Konzept in Forschung, Lehre und in besonderer Weise in der Krankenversorgung kann Antworten geben auf die medizinischen, ethischen, aber auch sozialen Herausforderungen des demografischen Wandels in unserer Gesellschaft.

Yon-Dschun Ko

Palliativmedizin im akutstationären Bereich einer onkologischen Abteilung

In den letzten 150 Jahren ist eine kontinuierliche Abnahme der Sterblichkeit in den westlichen Ländern zu verzeichnen. Verbesserung der Ernährung, Kontrolle von Infektionen, Senkung der Mütter- und Kindersterblichkeit, Kontrolle von Herz-Kreislauferkrankungen und zuletzt die ersten Anzeichen für eine bessere Kontrolle von Krebserkrankungen, haben das mittlere Lebensalter im Jahre 1900 von 45 Jahren auf ein prognostiziertes mittleres Lebensalter von 83 Jahren im Jahre 2050 zur Folge. Insbesondere für die Brustkrebserkrankungen zeichnet sich jetzt eine deutliche Verbesserung der Lebenserwartung ab. Trotz allem werden die Krebserkrankungen in den nächsten Jahren Todesursache Nr. 1 sein, noch vor den Herz-Kreislauferkrankungen. In Deutschland liegt die geschätzte Zahl an Krebsneuerkrankungen bei etwa 400.000, jeweils zur Hälfte bei Männern und Frauen. Die Heilungsquote beträgt bei den Männern heute etwa 50%, bei den Frauen etwa 60% und wie bereits erwähnt, ist eine tendenzielle Verbesserung zu erkennen.

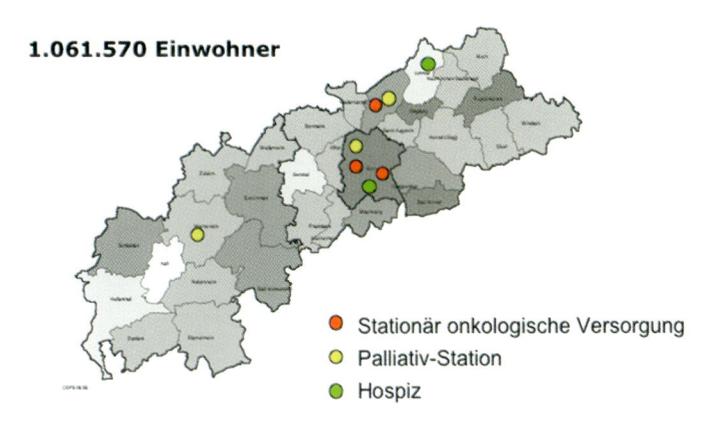

Die Region Stadt Bonn / Siegburg / Euskirchen-Mechernich mit den Versorgungsstrukturen

Was bedeutet dies für unsere Region (Stadt Bonn, Kreis Siegburg, Kreis Euskirchen/Mechernich)? Die Bevölkerungszahl dieser Region beläuft sich auf etwa 1 Mio. Einwohner mit etwa 5.000 Krebsneuerkrankungen pro Jahr und etwa 2.500 Krebstodesfällen pro Jahr. Das sind etwa 125 Todesfälle pro Woche.

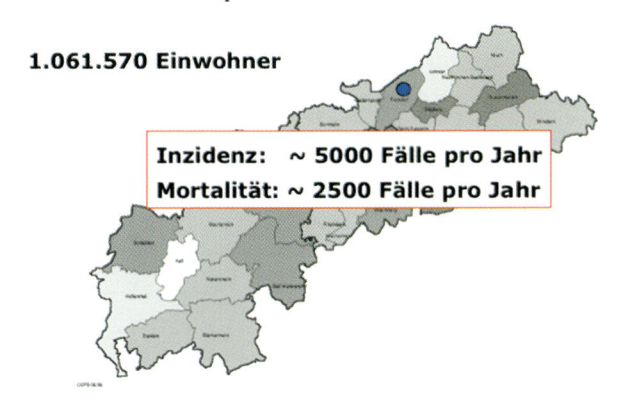

Krebsneuerkrankungen (Inzidenz) und Krebssterblichkeit (Mortalität) in der Region Stadt Bonn/Siegburg/Euskirchen-Mechernich

Alle diese Menschen bedürfen über einen mehr oder weniger langen Lebensabschnitt einer intensiven palliativmedizinischen Versorgung. Im stationären Bereich gibt es heute für diese Situation drei spezialisierte Einheiten, die Palliativstation, das Hospiz und die stationär onkologische Versorgung. Keine dieser Institutionen kann allein die Versorgung der vielen schwerkranken Menschen sicherstellen. Vielmehr ist es erforderlich, dass diese drei Institutionen in einem engen Netzwerk zusammenarbeiten, um eine optimale Versorgung zu gewährleisten. Ziel ist, möglichst eine Symptomkontrolle zu erreichen, die auch im ambulanten Bereich weiter fortgeführt werden kann.

Vernetzung der stationären Versorgungsstrukturen zur Optimierung der palliativen Versorgung von Krebspatienten

Der stationär-onkologischen Versorgung kommt dabei eine sehr breite Bedeutung zu. Am Anfang einer nicht heilbaren Krebserkrankung gilt es darüber nachzudenken, inwiefern eine therapeutische Maßnahme (Operation, Strahlentherapie, Chemotherapie) zu einer Rückbildung der Krebserkrankung führen kann. Denn die Kontrolle der Krebserkrankung bedeutet immer auch die Kontrolle von Symptomen und Beschwerden, welche durch die Krebserkrankung hervorgerufen werden. Natürlich ist heute immer darauf zu achten, dass die verschiedenen Therapieformen die Lebensqualität nicht allzu sehr mindern, indem sie die Wirkung von parallel durchgeführten palliativen Behandlungen schmälern.

Patientenversorgung innerhalb der stationär-palliativen Strukturen

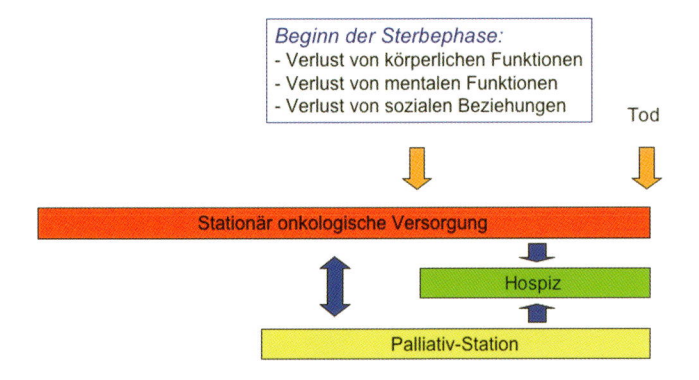

Beginn der Sterbephase:
- Verlust von körperlichen Funktionen
- Verlust von mentalen Funktionen
- Verlust von sozialen Beziehungen

Tod

Stationär onkologische Versorgung

Hospiz

Palliativ-Station

Im Verlaufe der Erkrankung ihrer Patienten ist das eigentliche Ziel der Palliativmediziner die Symptomlinderung (z.B. Schmerztherapie, Eindämmung von Luftnot, Übelkeit und vieles mehr). Sie steht im Zentrum der Therapie, wie zuletzt auch die Begleitung des Patienten in der Sterbephase. Aber trotz ausgezeichneter stationärer palliativmedizinischer Versorgung des Malteserkrankenhauses und trotz der Etablierung eines Hospizes am Evangelischen Waldkrankenhaus ist nach wie vor der Bedarf an zusätzlicher stationär-onkologischer Versorgung im palliativmedizinischen Sinne sehr hoch. Das gilt sowohl für die Zeit vor als auch für die Zeit während der Sterbephase. Eine wesentliche Änderung dieser Situation ist für unsere onkologische Abteilung heute noch nicht spürbar, wie auch der erhebliche zusätzliche Bedarf an Palliativbetten und Hospizplätzen zeigt. Somit ist die palliative Behandlung schwerkranker Krebspatienten weiterhin auch eine zentrale Aufgabe jeder onkologischen Fachabteilung (vgl. auch den Textbeitrag „Sterbebegleitung im Akutkrankenhaus – ein Erfahrungsbericht" von Thomas Neuhaus und Gaby Wallraf).

Irmgard Frickenschmidt

Das Hospiz als Treffpunkt interdisziplinärer Zusammenarbeit – der Qualitätszirkel (QZ) für Hospizarbeit und Palliativmedizin Bonn-Bad Godesberg

Die ärztliche Behandlung der Gäste im stationären Hospiz erfolgt, ähnlich wie in Altenheimen, durch niedergelassene Ärzte, die dort Hausbesuche machen.

Diese Tatsache ist vielen Patienten, ihren Angehörigen und auch manchen ärztlichen Kollegen immer noch unbekannt und führt zu Erstaunen, da man häufig annimmt, es handele sich bei einem Hospizaufenthalt um einen stationären Aufenthalt wie im Krankenhaus. Hospize unterliegen jedoch dem Heimgesetz[1] und fest angestellte Ärzte gibt es in aller Regel nicht. Vor der Aufnahme ins Hospiz wird der Hospizgast hierüber deshalb ausführlich aufgeklärt.

Im Idealfall hat der Hospizgast einen ihm vertrauten Hausarzt, der palliativmedizinisch fortgebildet ist, seine Praxis in der Nähe des Hospizes hat, regelmäßig Hausbesuche macht, eventuell sogar die Aufnahme seines Patienten ins Hospiz selbst in die Wege geleitet hat und ihn dort weiter betreut.

Da dieser Idealfall jedoch nur in wenigen Fällen eintritt, gibt es im Umkreis der meisten stationären Hospize einen bis mehrere palliativ-

---

[1] (Ergänzung der Redaktion) Das Heimgesetz (früher: Gesetz über Altenheime, Altenwohnheime und Pflegeheime für Volljährige) enthält Regelungen zum Schutz von Heimbewohnern. umfasst sind Heime, die Menschen aufnehmen, welche wegen ihres Alters, ihrer Behinderung oder ihrer Pflegebedürftigkeit der Heimpflege bedürfen. Andere Personenkreise (z.B. Obdachlose) werden vom Schutz des Heimgesetzes nicht erfasst. Das Heimgesetz enthält Regelungen zum Inhalt von Heimverträgen, z.B. zur Schriftform und zu Kündigungsfristen. Anders als das Schuldrecht des BGB sind diese Regelungen unabdingbar. Das Heimgesetz, Abkürzung HeimG, ursprüngliches Gesetz von 7. August 1974 (neu gefasst durch Bek. v. 05. November 2001 I 2970; zuletzt geändert durch Art. 12 Verwaltungsvereinfachungsgesetz vom 21. März 2005 I 818), normiert die stationäre Pflege älterer Menschen sowie pflegebedürftiger oder behinderter Volljähriger. Das Heimgesetz und die dazu ergangenen Rechtsverordnungen (Heimpersonalverordnung, Heimmindestbauverordnung, Heimmitwirkungsverordnung) regeln bestimmte Mindeststandards von Heimen im Sinne des Heimgesetzes für die Vertragsgestaltung, die Ausstattung mit Personal und bauliche Normen. Die Heimaufsicht hat diese zu kontrollie-

medizinisch fortgebildete Haus- und Fachärzte (meist Allgemeinmediziner, Internisten, Onkologen oder Schmerztherapeuten), mit denen eine Vereinbarung zur Betreuung von ärztlich „verwaisten" Hospizgästen besteht, und die außerdem auch bereit sind, Hausärzte bei ihrer Arbeit im Hospiz zu beraten, zu vertreten oder auch, in Zusammenarbeit mit dem Hausarzt, sich nur spezieller Probleme, z.B. der Behandlung von Schmerzen usw., anzunehmen.

Im stationären Hospiz am Evangelischen Krankenhaus besteht seit Eröffnung eine solche Vereinbarung zwischen dem Hospiz und mir sowie Herrn Dr. Lange, Radioonkologe, als meinem Vertreter in Urlaubszeiten (beide Praxen befinden sich auf dem Krankenhausgelände).

Es stand für mich jedoch schon vor Eröffnung des stationären Hospizes fest, dass eine Betreuung des Hospizes im Alleingang weder fachlich noch rein arbeitstechnisch möglich und sinnvoll ist und weitere „Mitstreiter" gebraucht werden.

So folgten dann erfreulicherweise von Anfang an außer Herrn Dr. Lange auch eine kleine Gruppe engagierter Hausärzte meiner Einladung zu einem Treffen, in dem es um die Bereitschaft ging, Gäste des Hospizes als Patienten zu übernehmen.

Bereits bei diesem ersten ärztlichen Arbeitstreffen entstand dann die Idee, unserer Gruppe durch Gründung eines Qualitätszirkels (QZ) eine offizielle Form zu geben und dies haben wir dann am 8. Februar 2006 durch Gründung des „QZ für Hospizarbeit und Palliativmedizin" auch getan.

Von Beginn an handelte es sich bei dem QZ um einen offenen Kreis, in dem neue Teilnehmer willkommen sind.

Da Palliativmedizin außerdem sowohl interdisziplinäre Zusammenarbeit von Ärzten verschiedener Fachrichtungen als auch berufsüber-

---

ren und Missstände zu beseitigen. Dies kann bis zu einer Heimschließung bzw. zu Beschäftigungsverboten für als ungeeignet erkannte führen. Die Heimaufsicht ist in den einzelnen Bundesländern bei verschiedenen Behörden angesiedelt, zum Teil bei Landkreisen oder kreisfreien Städten (z.B. in NRW), zum Teil bei Versorgungsämtern oder Landesämtern für Soziales und Familie (oder ähnlich tituliert). Mit dem Inkrafttreten der Föderalismusreform 2006 wurde die Gesetzgebungszuständigkeit des Bundes im Heimrecht, trotz heftiger Proteste von vielen Fachstellen, auf die Bundesländer übertragen. Wie weitreichend die Folgen sein werden, kann noch nicht abgesehen werden. Besonders Befürchtungen wegen der drohenden Absenkung der Fachkraftquote (noch 50%) scheinen berechtigt, da einzelne Bundesländer dies bereits thematisiert haben. Derzeit wird in Facharbeitskreisen um eine möglichst bundesweit einheitliche Regelung gerungen. Solange noch kein neues Länder-Heimrecht verabschiedet wurde, gilt weiterhin das Bundes-Heimrecht, vgl.: http://de.wikipedia.org/w/index.php?title=Heimgesetz-&printable=yes, Oktober 2007.

greifende Kooperation beinhaltet, war schnell klar, dass es für unseren Zirkel sinnvoll und bereichernd, ja eigentlich notwendig ist, auch Angehörige anderer Berufsgruppen mit einzuschließen.

Inzwischen sind u.a. die Seelsorger des Evangelischen Krankenhauses und Hospizes beider Konfessionen, Mitglieder des Pflegepersonals des Hospizes, die Koordinatorin der ehrenamtlichen Hospizhelfer, der psychosoziale Dienst des Hospizes, Mitglieder des ambulanten Palliativdienstes und Ärzte der Palliativstation des Malteser-Krankenhauses feste und gerade durch den berufsbedingt anderen Blickwinkel bereichernde Bestandteile unseres QZ's.

Der QZ trifft sich regelmäßig alle zwei bis drei Monate im Hospiz und behandelt praktische medizinische Probleme, wie bisher z.B. „Schmerzbehandlung in der Finalphase", aber auch mehr ethisch/philosophische Themen wie „Autonomie und Fürsorge", meist in Form eines (mehr oder weniger) kurzen Vortrages und ggf. Patientenvorstellungen mit anschließender Diskussion.

Dabei geht es längst nicht mehr nur um die Behandlung der Patienten im Hospiz.

Ziele der Arbeit im Qualitätszirkel sind außerdem u.a.:
- Die Fortbildung im Bereich aller vier „Säulen der Hospizarbeit": Medizin, Pflege, psychosoziale Betreuung und Spiritualität,
- Diskussionsforum sein für Probleme des palliativen beruflichen Alltags,
- Die Vernetzung palliativer Einrichtungen der Umgebung.

Bis heute ist die Teilnehmerzahl des QZ's stetig angewachsen, neue Interessenten sind willkommen, und ich freue mich auf weitere interessante Themen und anregende Diskussionen in der Zukunft.

Martina Kern, Stella Magga

Die Ambulanten Pädiatrischen Palliativzentren (APPZ) zur Versorgung von Kindern und Jugendlichen in NRW

„Die Kinderhospizarbeit und pädiatrische Palliativmedizin ist nicht geboren aus der Klugheit von Experten, sondern aus der existentiellen Erfahrung der Betroffenheit." (Norbert Blüm, Grußwort zum 1. Deutschen Kinderhospiztag 2005)

Ein Projekt des Landes NRW – Ausgangslage
In NRW leben 3,6 Millionen Kinder und Jugendliche im Alter bis 19 Jahre. Von ihnen haben schätzungsweise 5.700 lebenslimitierende Erkrankungen (Zernikow, Garske 2007). Noch werden zu viele dieser unheilbar erkrankten Kinder und Jugendlichen stationär versorgt, oft wohnortfern in Schwerpunkteinrichtungen, die über besondere Kompetenzen verfügen. In NRW ist die Versorgungsstruktur in den vergangenen Jahren gewachsen, viele gute Einzelinitiativen sind entstanden. Die Inanspruchnahme dieser Leistungen ist aber nach wie vor häufig vom Prinzip der Zufälligkeit geprägt. Eine Befragung von 72 der insgesamt 74 Kinderkrebsstationen ergab, dass mehr als 60% aller an Krebs verstorbenen Kinder im Krankenhaus starben und weniger als 40% zu Hause. Kinderonkologische Patienten und deren Eltern präferieren in der Regel die häusliche Versorgung (Wamsler 2004). In einer Befragung von Eltern, deren Kind an Krebs verstorben ist, hätten sich ein Drittel der Eltern einen anderen Sterbeort für ihr Kind gewünscht; das waren ausnahmslos Eltern, deren Kind im Krankenhaus verstorben war (Zernikow 2006).

Um dazu beizutragen, diesen Kindern und Jugendlichen eine angemessene Lebensqualität in der Geborgenheit ihrer gewohnten häuslichen Umgebung zu ermöglichen, hat die Landesregierung NRW am 1. April 2007 zwei Kompetenzzentren zur *Ambulanten Pädiatrischen Palliativversorgung (APPZ)* mit Sitz in Bonn und Datteln zur ambulanten palliativen Versorgung von Kindern initiiert. Das Projekt wird durch das Land NRW, die Krankenkassen sowie die Stiftung Wohlfahrtspflege gefördert. Die APPZ bieten seit dem 1. April 2007 ihre Leistungen kostenlos an. Ihr langfristiges Ziel ist eine Finanzierung der ambulanten Pädiatrischen Palliativversorgung auf Grundlage der gesetzlichen Regelfinanzierung (§ 37b Sozialgesetzbuch (SGB) V).

Zielgruppe

Zielgruppe der Initiative sind schwerstkranke Kinder und Jugendliche, die an einer Erkrankung leiden, die fortschreitend verläuft und bei denen eine Heilung ausgeschlossen erscheint. Beispiele solcher schweren Krankheiten sind:

- Schwere Stoffwechselstörungen und andere erblich bedingte Krankheiten,
- schwere, chronisch fortschreitende Organerkrankungen, z.B. Erkrankungen von Herz, Lunge, Nieren und Verdauungstrakt,
- schwere, chronisch fortschreitende Erkrankungen des Nervensystems oder der Muskulatur, z.B. Muskeldystrophie,
- schwere, chronisch fortschreitende, therapieresistente Krebs- und Bluterkrankungen,
- schwere, chronisch fortschreitende angeborene oder erworbene Immundefekte.

Lebensverkürzend erkrankte Kinder werden durch aufwendige Therapie und Pflege sowie durch lange Krankenhausaufenthalte aus ihrem normalen Alltag gerissen. Um ihr Umfeld nicht noch mehr zu belasten, versuchen sie oft, mit ihrem Schicksal alleine fertig zu werden, was zu Isolation und Überforderung führen kann. Dadurch ändert sich auch für betroffene Familien das Leben komplett. Sie sind erheblichen seelischen, sozialen und finanziellen Belastungen ausgesetzt. Oft genug irren sie durch einen Dschungel von Möglichkeiten und Angeboten, bis sie wirkliche Hilfe erfahren. Die Sorge um die Zukunft ihres Kindes ist oft so unerträglich, dass darüber manchmal andere Pflichten und Aufgaben vernachlässigt werden.

Ziele und Aufgaben der APPZ

Zielsetzung des Projektes „APPZ" ist es, Kinder und Jugendliche medizinisch, psychisch, sozial und seelisch so zu versorgen, dass sie trotz schwerster Erkrankungen zu Hause in ihren Familien leben und auch sterben können. Dabei besteht die wichtigste Aufgabe darin, ein Netzwerk palliativmedizinischer, pflegerischer und psychosozialer Versorgungsangebote auch in strukturschwachen Gebieten aufzubauen, zu koordinieren und zu stabilisieren. Vorhandene Angebote sollen vernetzt bzw. optimiert, Schwachstellen geklärt und brachliegende Ressourcen aktiviert werden. Dies bedeutet z.B. die Beschaffung zusätzlicher Versorgungsleistungen, die Abstimmung ambulanter und stationärer Versorgung und das Bündeln von Kompetenzen durch eine Kooperation aller Berufsgruppen. Mit einem multidisziplinären palliativmedizinischen und palliativpflegerischen Behandlungsplan sollen zum Beispiel stationäre Aufenthalte verkürzt bzw. komplett vermieden werden. Eltern, Angehörige und Betreuungspersonen werden in „Palliative Care" angeleitet, so dass die Krankheit und das Sterben in den Alltag im Sinne des Kindes bzw. des Jugendlichen und seiner Familie integriert werden kann. Ein besonderer Schwerpunkt liegt in der Unterstützung der Geschwisterkinder – sowohl in der Zeit der Erkrankung als auch nach dem Tod ihrer Schwester oder ihres Bruders.

Die Aufgaben im Einzelnen:
Beratung
Die Beratung beinhaltet eine umfassende Information über vorhandene Möglichkeiten, damit ein objektiver Zugang zu den Leistungsangeboten ermöglicht wird. Darüber hinaus erhalten die Familien Unterstützung bei Verhandlungen mit Krankenkassen oder anderen Leistungsträgern. In der Unterstützung der Familien wird die Position von Geschwisterkindern besonders beachtet.

Krisenintervention
Zur Vermeidung von Krisen wird bei Bedarf ein Notfallplan erstellt. Im Ausnahmefall, z.B. bei mangelnden Ressourcen vor Ort (Fehlen von Haus- oder Kinderärzten oder Fehlen von (Kinder)Pflegediensten), kann zeitweise eine Übernahme der Versorgung durch die Teams der APPZ erfolgen. Die Teams der APPZ stellen eine 24-stündige Rufbereitschaft für Notfallsituationen sicher.

Entlastende Gesprächsangebote
Familien sind mit der Situation eines lebensverkürzend erkrankten Kindes oft überfordert und ihre Ressourcen erschöpft. Dies zeigt z.B. das Zitat einer betroffenen Mutter: *„Wir haben uns mit der Situation abgefunden, wir müssen damit leben, haben ja keine Wahl. Irgendwie ist auch unser Leben normal geworden, wir haben unsere Routine. Wenn wir aber mit anderen Familien zu tun haben, wird mir deutlich, wie anstrengend unser Leben ist."* Die Teams der APPZ bieten in diesen Fällen Gesprächsangebote an.

Angebote für Helfergruppen
Im engagierten Bemühen um die betroffenen Kinder und Jugendlichen benötigen in bestimmten Fällen auch Experten zusätzlichen fachlichen Austausch, Unterstützung und spezialisierte Beratung. Dazu gehören Kinder- und Hausärzte, Pflegedienste, ambulante Kinderhospizdienste, Seelsorger, Sozialarbeiter, Lehrer, Erzieher und Therapeuten.

Die Teams der APPZ bieten Unterstützung beim Aufbau von lokalen Netzwerken an. Dazu gehören Informationsvermittlungen, Beratung und Fallkonferenzen. Bei Bedarf gibt es zusätzlich prozessbegleitende Beratung und Fortbildung.

Das Team des APPZ Bonn
In den Teams der APPZ arbeiten Menschen mit unterschiedlichem beruflichen Hintergrund und vielfältigen Erfahrungen in der pädiatrischen Palliativversorgung. Sie sind an einer Klinik tätig, so dass die Möglichkeit sowohl zur ambulanten Vorstellung als auch zu einer stationären Aufnahme, mit dem Ziel einer verbesserten Symptomkontrolle, besteht. Die APPZ-NRW stellen hiermit eine wichtige Schnittstelle zwischen ambulantem und stationärem Sektor dar. Das Bonner Team setzt sich zusammen aus einer Kinderärztin, drei Krankenschwestern und zwei Psychologinnen. Ergänzt wird es durch Pädagogen, Seelsorger, Therapeuten und Case-Manager (der Schwerpunkt liegt in der Vernetzung der Dienste untereinander). Es besteht eine enge Kooperation mit dem Ambulanten Kinderhospizdienst Bonn/Rhein-Sieg (vgl. Beitrag von Mechtild Schenk zum Kinderhospizdienst Bonn/Rhein-Sieg).

Kontakte
Die Kontaktaufnahme zu den spezialisierten Kinderpalliativteams kann über die behandelnden Kinder- und Hausärzte oder über die ärztlichen, pflegenden und psychosozialen Mitarbeiter der Kinderkliniken oder betroffene Familien erfolgen.

An dieser Stelle folgt ein Beispiel aus der Begleitpraxis des assoziierten Palliativdienstes, woran sich verschiedene Ansätze der Arbeit in den APPZ verdeutlichen lassen:

Markus
Markus, 12 Jahre alt, leidet an einer Muskelatrophie (Neuromuskuläre Erkrankungen, die, häufig als Folge eines Gendefekts, fortschreitenden Muskelschwund nach sich ziehen), die kurz vor seinem dritte Geburtstag nach Monaten der Zweifel und Unklarheiten und einer Odyssee zu verschiedenen Ärzten und Kliniken diagnostiziert worden

war. Familie W. besteht aus der 42-jährigen Mutter (Hausfrau), dem 46-jährigen Vater (Automechaniker, im Schichtdienst tätig) und ihren drei Kindern: der 19-jährigen Andrea, dem 12-jährigen Markus und der sechsjährigen Lisa. Alles hatte damit begonnen, dass Markus von Geburt an motorisch zurückgeblieben schien. Hatte er noch – wenn auch verspätet – krabbeln gelernt, waren seine Schwierigkeiten beim Laufen lernen nicht mehr durch eine Entwicklungsverzögerung erklärbar. Zunächst erhielt er Ergotherapie und Krankengymnastik, wodurch kurzfristig eine Besserung eintrat. Seitdem jedoch ist ein schleichender Abbau der Muskulatur zu beobachten. Markus konnte schließlich nicht mehr selbständig essen und trinken und war an einen Rollstuhl gebunden. Eine Wirbelsäulenversteifung sowie die nächtliche Beatmung wurden im Laufe der Jahre notwendig. Fortbewegung und Kommunikation sind für den Zwölfjährigen heute lediglich über einen „Joystick" möglich.

Diese Krankheitsentwicklung bedeutete und bedeutet nicht nur für Markus selber eine ständige schmerzliche Auseinandersetzung. Der Verlust seiner Fertigkeiten und der Fortschritt der Erkrankung führen ihm seine Endlichkeit erbarmungslos vor Augen. Er weiß, dass er nie erwachsen werden wird, was ihn mit großer Trauer erfüllt. Die Krankheit des mittleren Kindes und einzigen Jungen stellt alle Familienmitglieder vor beträchtliche emotionale, seelische, spirituelle, organisatorische Anforderungen und erfordert bis heute kraftraubende Anpassungsleistungen und Verzicht. Die Familie wohnt in einem Haus, dessen Türen zu eng für den Rollstuhl sind. Die Eltern tragen Markus im Haus umher. Der Zugang zur Terrasse und zum Garten ist mit dem Rollstuhl nicht möglich.

Die APPZ würden an dieser Stelle eine Verbindung herstellen zum Amt für Wohnraumanpassung und organisieren dass die Familie über Leistungsansprüche und Kostenverteilung genau informiert wird. Anschließend wäre ein behindertengerechter Umbau des Wohnhauses möglich.

Neben äußerlichen Veränderungen sind auch der familiäre Rhythmus und das soziale Leben der Familie betroffen. Treffen mit Bekannten und Freunden werden im Laufe der Jahre seltener und für Freizeitaktivitäten bleiben immer weniger umsetzbare Möglichkeiten und zeitliche Ressourcen. Die Vermittlung von besonders befähigten ehrenamtlichen Mitarbeiterinnen durch die APPZ in Kooperation mit den am nächsten gelegenen ambulanten Kinderhospizdiensten, würde die Familie endlich entlasten.

Die ältere Tochter wünscht sich, ein eigenständiges Leben zu führen und aus dem Elternhaus ausziehen zu können. Doch ist sie fester Bestandteil des familiären Ablaufs und dient auch der emotionalen Entlastung der Mutter („Sie hat als einzige Verständnis für mich!") und wird für Einkäufe, Botengänge etc. benötigt. Es kommt zu gelegentlichen, sehr aggressiven Auseinandersetzungen („Ich habe ein Recht auf ein eigenes Leben!").

Die jüngere Tochter zeigt zunehmend starke Verhaltensauffälligkeiten, wird im Unterricht häufig ermahnt, zeigt große Unruhe, leichte Ablenkbarkeit und hält sich nicht an vorgegebene Regeln. In der Sterbephase von Markus beginnt sie nächtlich einzunässen.

Die APPZ können durch sozialpädagogische Einzelfallhilfe wie z.B. Gespräche und Ermutigung für die ältere Tochter und durch Freizeitangebote nur für die jüngere Tochter sowie durch das Organisieren einer Hausaufgabenbetreuung als Leistung des Jugendamtes eine Entlastung der Geschwisterkinder erreichen. Diese Entlastung im System führt auch zur Entlastung von Markus, der keine exponierte Stellung wünscht und keine Belastung sein will (vgl. auch den Beitrag zum „System Familie" von Birgit Stappen).

Frau W. kann keine Nacht durchschlafen, da sie ihren schwerstkranken, inzwischen bewegungsunfähigen Sohn nachts häufig umlagern und in eine andere Position bringen muss. Die Folgen zeigen sich dementsprechend tagsüber. Häufig fehlt ihr die Kraft dazu, die alltäglichen Aufgaben (Wäsche, Kochen etc.) zu erledigen. Sie leidet zeitweise an depressiven Verstimmungen. Inzwischen häufen sich auch die Streitigkeiten zwischen den Eltern. Ihre Ehe steckt nach all den Jahren des gemeinsamen Kämpfens in einer ernsten Krise. Bisher weigerte sich die Familie – insbesondere Frau W. – externe Hilfe anzunehmen. Neben der dringend benötigten finanziellen Unterstützung durch das Pflegegeld, das seit dem behindertengerechten Umbau des Hauses in die Schuldentilgung einfließt, äußert insbesondere die Mutter Ängste, ihren Sohn in „fremde Hände" abzugeben.

Mittlerweile arbeitet nur noch der Vater. Damit fällt das zweite Gehalt weg. Die Familie entscheidet, dass das Pflegegeld zur Einkommenssicherung eingesetzt wird. Dies führt dazu, dass kein Pflegedienst zur Entlastung beansprucht werden kann. Über die APPZ wür-

de die Familie nunmehr eine Verhinderungspflege beantragen, um die dauerhafte Überforderung der Pflegenden zu vermeiden. Unterstützung findet sie außerdem durch einen Ambulanten Kinderhospizdienst, der alltagspraktische Hilfen (Mittagstisch, Bügeln usw.) übernimmt und durch die Einbindung mehrerer ehrenamtlicher Mitarbeiter wird eine Entlastung der Familie erreicht.

Immer wieder stellen sich die Eltern und Markus Fragen nach der Ursache seiner Erkrankung. Dies ist mit starken Schuldgefühlen verknüpft. Durch Gespräche mit Mitarbeitern der APPZ kann gegenseitiges Verständnis für die unterschiedlichen Trauerreaktionen geweckt werden. Dies wiederum stärkt die Kommunikation in der Familie. Es wird ein differenziertes Beratungssystem für jeden Einzelnen angeboten. Dabei handelt es sich um ein niedrigschwelliges Angebot, das nicht therapeutisch ausgerichtet ist. Damit sinkt die Hemmschwelle der Betroffenen, Hilfsangebote auch wirklich anzunehmen.

Dieses Beispiel verdeutlicht den unterschiedlichen Bedarf im Bereich der Kinderpalliativversorgung nicht nur in NRW und beweist die Notwendigkeit einer möglichst individuellen Begleitung. In diesem Beispiel stand die psychische und soziale Stabilisierung im Vordergrund, in anderen Fällen die Schmerz- und Symptombehandlung. Beide Ambulante Pädiatrische Palliativzentren arbeiten am Aufbau eines entsprechenden Netzwerkes unter Einbeziehung der bestehenden Infrastruktur, das vor allem auch Menschen zugute kommen soll, die in Gegenden ohne unmittelbar pädiatrisch- palliativmedizinische und -pflegerische Versorgung und engagierte kinderhospizliche Initiativen wohnen. Dabei steht die unmittelbare Hilfe im Vordergrund, so dass bei besonderer Dringlichkeit die Übernahme der erforderlichen Versorgung so lange auch durch die Teams der APPZ sichergestellt werden kann, bis eine Lösung vor Ort gefunden wird.

Literatur:
Zernikow, B., **Garske**, D., Landesinitiative NRW zur ambulanten Palliativversorgung von Kindern und Jugendlichen, in: Westfälisches Ärzteblatt WWF Verlagsgemeinschaft vom 10.10.2007.
Wamsler (2004) u. **Zernikow** B. (2006), zitiert nach: Min. für Arbeit, Gesundheit und Soziales des Landes NRW: Modellprojekt „Landesinitiative NRW zur ambulanten Palliativversorgung von Kindern und Jugendlichen" Stand 14.01.2007, unveröffentlichtes Konzept.

Monika Müller

Was bewirkt Hospiz?

Eine merkwürdige Frage, wird man beim Lesen der Überschrift denken. Und vor allem nun, zu diesem Zeitpunkt, wo wir doch schon weit über 15 Jahre in diesem Bereich arbeiten. Wir sind doch keine Anfänger mehr in diesem Thema.

Natürlich wissen wir, was Hospiz bewirkt oder bewirken soll: Sterben in Schutz und Geborgenheit, Schmerzlinderung und sogar Schmerzfreiheit, Verbesserung der quälenden Symptome wie Atemnot, Müdigkeit, Übelkeit und Erbrechen, auch Erleichterung von Sorgen und Ängsten. So können wir es immer wieder werbend sagen: Die Lebensqualität steht im Vordergrund, diese wollen wir bestärken oder wieder herstellen. Und – so wissen wir außerdem – es geht in der Hospizarbeit darum, nicht dem Leben mehr Tage hinzuzufügen, sondern den Tagen mehr Leben, wie es Cecily Saunders so treffend sagte. All das wissen wir und setzen es tagtäglich um. Unsere Dienste und Angebote sind bekannt, stehen für Qualität und haben Ansehen. Viele sterbende Menschen und ihre Familien danken es uns. Also: was soll die Frage?

Nun, ich meinte mit meiner fragenden Überschrift ja gar nicht die Patienten, die Gäste, die, denen unsere Sorge und Hingabe gilt, auch nicht ihre Angehörigen und Freunde. Ich meinte: uns selbst. Uns, die haupt- und ehrenamtlichen Helferinnen in Hospizarbeit und Palliativmedizin, die Kolleginnen und Kollegen in den Pflegediensten, Krankenhäusern, Altenheimen, Pfarren, Arztpraxen, die im weitesten Sinne mit zu unseren Teams gehören. Was bewirkt in uns Hospizarbeit?

Darauf ist vielleicht gar nicht so schnell zu antworten. Und mit dem Hinweis auf verbesserte Lebensqualität können wir die Frage auch nicht abtun, denn da ist oft großes Leid, das uns nahe geht, ja häufig nachgeht; da ist die Frage nach dem Sinn und der Theodizee; da lassen uns Bilder von Krankheiten und Nöten manches Mal nicht schlafen; da entwickeln sich in uns Ängste, dass auch wir krank werden, einen geliebten Menschen verlieren können; da opfern wir viel Zeit und Kraft. Und doch: Hospiz bewirkt etwas in uns.

Leben ist kostbar
Vielleicht erkennen wir zum einen die *Kostbarkeit des Lebens*. So zart, so zerbrechlich, und wir haben gelernt, behutsamer mit diesem Leben umzugehen. Vielleicht gelingt es uns heute mehr und öfter als früher, dieses Geschenk anzunehmen, es bewusst umzusetzen und nicht zu warten und zu verschieben auf ein Demnächst, auf ein „Später, wenn ...". Vielleicht leben wir ja auch mehr und tiefer in den Minuten und Stunden und Tagen, die uns gegeben sind.

Ballast loswerden
Vielleicht haben wir auch gelernt, *Ballast abzuwerfen*; etwas von dem, was nicht nötig ist, was nur Beiwerk und Äußeres ist, was wir nicht durch unser Leben schleppen wollen bis zur letzten Stunde. Dazu gehören vielleicht auch Beziehungen, die uns nicht mehr gut tun, Menschen, die uns ausnutzen, Tätigkeiten, die uns nur noch ermüden.

Neue Kommunikationsebenen erreichen
Es ist auch vorstellbar, dass uns die Arbeit und das Leben mit der Hospizidee in eine *andere Kommunikation mit anderen und mit uns selber* gebracht haben. Indem sich der Mensch seiner selbst bewusst wird, ist es ihm möglich, eine Position außerhalb seiner selbst einzunehmen und von dort aus zu reflektieren. Sich von außen zu sehen heißt: sich mit den Reaktionen anderer auf sich selbst und den eigenen Reaktionen auf andere zu beschäftigen. Auf diese Weise kommt der Mensch zu einer Selbstdefinition und einem Selbstverständnis, woran er seine Handlungen, auch die kommunikativen, orientiert. Das Kommunikationsverhalten eines Menschen wird entscheidend geprägt von seiner Selbstdefinition und seinem Selbstverständnis. Seine Kommunikationen sind nachweisbar entsprechend der Art, wie er sich selbst versteht.

Auseinandersetzung mit der eigenen Leidfähigkeit
Möglicherweise ist auch die *Auseinandersetzung mit Leid* etwas, was wir nach all den Jahren zwischen Hospizarbeit und Palliativmedizin auf der Haben-Seite spüren. Gerade die Arbeit mit sterbenden Menschen, der Umgang mit Leid und unausweichlicher Endlichkeit erfordern eine intensive Auseinandersetzung und stellen intraindividuell die Frage an den Helfer: *„Wie steht es mit dem eigenen Leid?"*, also die Frage nach der eigenen Leidfähigkeit. Es scheinen der moderne Mensch und hier besonders die Mitarbeiter des Gesundheitssystems

von einer besonderen „Krankheit" befallen zu sein: Sie können (und wollen) nicht mehr Leiden mit ansehen und zulassen. Zur Geschöpflichkeit des Menschen – und damit auch des Arztes, der Pflegekraft, der anderen Berufsgruppenzugehörigen – gehören auch in der Palliativmedizin und in der Hospizarbeit – bei allen Fortschritten in Schmerztherapie und Symptomkontrolle – trotzdem auch Enttäuschungen, Verzichte, Frustrationen, Hilflosigkeit, schmerzliche Abschiede und angsterzeugende Neuanfänge. Sich mit diesen Leidspuren im eigenen Leben auseinanderzusetzen und sich ihnen in Wahrheit zu stellen, muss geleistet werden, damit man sich auch den sterbenden Patienten und ihrer Wirklichkeit in Wahrheit stellen kann. Sich der Wahrheit zum eigenen Leiden und zum eigenen Tode zu stellen, meint das Hereinnehmen des Todes in die eigene Existenz. In eine solche Haltung wird man nicht hineingeboren, man kann in sie nur allmählich hineinwachsen. Man kann sie auch verfehlen, und es gibt mehr Beispiele für die letztere als für die erstere. Aber dadurch wird nicht widerlegt, dass Wert und Wirkung helfenden Beistandes beim fremden Tod eine Echtheit gegenüber der Tatsächlichkeit des Todes voraussetzten. Die aber kann nur im Vorbewusstsein des eigenen Todes und durch innere Reifung im Verhältnis zu ihm gewonnen werden.

Es kommt nicht nur auf das eigene Verhältnis zum Tod an, also auf die intellektuelle Akzeptierung einer Lehre vom Tod, sondern auf die Todesaneignung, also auf das existentielle Annehmen einer über uns verhängten Bestimmung, die doch in Freiheit von uns beantwortet werden will.

In der Wahrheit zum eigenen Leid und zum eigenen Tod zu stehen bedeutet, sich selbst auch als wesensmäßig Leidender und Sterbender zu erkennen, daraus die Folgerung zu ziehen und sein Leben darauf hin zu gestalten.

Humor

Und wenn wir dieser ernsten Wahrheit dann auch noch mit Humor beggenen können, dann haben wir in der (gerade rheinischen) Hospizarbeit unseren größten Lehrmeister gefunden. Denn Ernst ist nicht das Gegenteil des Humors, sondern im Ernst hat der Humor seinen Wurzelgrund.

Der Ernst besteht im Bewusstsein der vollkommenen Übereinstimmung und Kongruenz eines Begriffs oder Gedankens mit dem Anschaulichen oder der Wirklichkeit.

Der Ernst kennt und weiß um die Tragik der Situation und ihre Ausweglosigkeit. Der Humor ergänzt ihn, geht aber noch einen Schritt weiter, benennt das Verhängnis ohne Peinlichkeit und verzichtet heldenhaft auf Ausflucht und Beschönigung. Der Humor versucht, durch Verschieben eine Diskrepanz zuwege zu bringen, um nicht in eine Identität mit dem Verhängnisvollen zu geraten. Der Humor bejaht; er könnte es nicht, wenn er nicht durchschaute und sich eine gewisse innere Unabhängigkeit bewahrte. Der Humor weiß um die Bedrohung, aber er stellt sich ihr – wenn auch zaghaft – aus einer tief eingewurzelten Lebensfreude und -wärme, begegnet ihr mit Güte, nicht mit Schärfe.

Wir sind mehr als die Verhältnisse, in denen wir uns befinden. Können wir sie mit diesem Wissen nicht auch verändern?

Das kann Hospiz bewirken. Und diese Wirkkraft wünsche ich Ihnen allen – und mir – von Herzen.

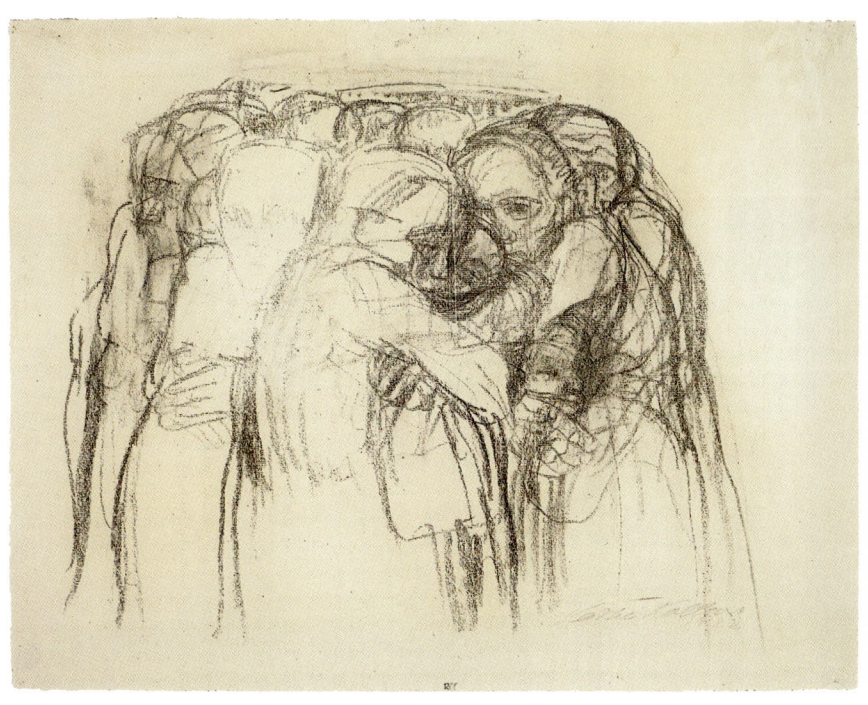

Käthe Kollwitz, Die Mütter, 1922, Kohle auf bräunlichem Bütten

„Ambulant vor Stationär"

Robert Raß

Zwischen Wunsch und Wirklichkeit: „Ambulant vor Stationär" – Anmerkungen zu einem hospizlichen Prinzip

Als sich Ende der achtziger Jahre des letzten Jahrhunderts die ersten Hospizinitiativen in der Bundesrepublik Deutschland zusammenfanden, ahnte niemand, dass sich heute, knapp 20 Jahre später, weit über 1.000 Hospizinitiativen bzw. Hospizvereine konstituiert haben und auf eine erfolgreiche Arbeit zurückblicken können. Werte, die mit dem Stichwort eines menschenwürdigen Sterbens verbunden werden, haben durchweg gesellschaftliche Akzeptanz gefunden und sind mittlerweile kommunikabel.

Die in der Öffentlichkeit vorhandene Anerkennung der hospizlichen Werte ist nicht zuletzt auf das große Engagement vieler ehrenamtlicher Mitarbeiterinnen und Mitarbeiter zurückzuführen, die ihren Worten Taten folgen ließen und sterbende Menschen, ihre Angehörigen und trauernde Menschen aktiv zu Hause begleiteten. Damit einher gingen Entwicklungen, die unter anderem zu dem neuen Beruf der Koordinatorin führten, aber auch manchmal sehr leidenschaftliche Diskussionen veranlassten über ehrenamtliches Engagement, über Standards von Qualifizierungsmaßnahmen, über Vorstandsarbeit und Vorstandsverantwortung von Hospizvereinen und vieles mehr.

Als Vereinszweck galt den meisten Hospizvereinen neben der Förderung der Hospizidee bzw. Hospizarbeit in der Öffentlichkeit die ambulante Sterbebegleitung betroffener Menschen als vorrangige Aufgabe. Diese Hauptaufgabe hospizlichen Wirkens entsprach dem gemeinhin geäußerten und durch Umfragen bestätigten Wunsch vieler Menschen, selbst bestimmt und zu Hause sterben zu können. Da das Prinzip der Selbstbestimmung bzw. Selbstverantwortung auch in anderen gesellschaftlichen Vollzügen (z.B. in der Psychiatrieszene und in Wohnmodellen für ältere Menschen) eine immer größere Rolle spielte, war bald ein neues Schlagwort auch für die Hospizarbeit gefunden: „Ambulant vor Stationär".

Dieses Prinzip „Ambulant vor Stationär" spielt nun bei zwei Entwicklungen eine besondere Rolle, in denen vor allem die ambulanten Hospizdienste herausgefordert sind:

Die erste Entwicklung: Die Kostenträger entdecken „Ambulant vor Stationär"

Im Rahmen eines immer stärker werdenden Kostendrucks für die Versorgungsträger und auf dem Hintergrund einer politisch gewollten Entinstitutionalisierung unserer Gesellschaft findet sich der Slogan „Ambulant vor Stationär" seit einigen Jahren im Sprachgebrauch der entsprechenden Verantwortlichen wieder. Allerdings ist hiermit ein Bedeutungswandel verbunden: Primär geht es bei den Kostenträgern, wenn sie das Wort „Ambulant vor Stationär" ins Spiel bringen, nicht um die Wahrung bzw. Sicherstellung eines Persönlichkeitsrechtes, sondern vorrangig um ihr wirtschaftliches Interesse, schlichtweg Kosten einzusparen. Hierzu können sie im Kontext der Versorgung sterbender Menschen die ambulanten Hospizdienste mit ihrem Prinzip der Unentgeltlichkeit gut gebrauchen. Denn sie leisten einen wichtigen psychosozialen Dienst für so gut wie umsonst. Vergleichbares im institutionellen Kontext z.B. eines Krankenhauses käme wesentlich teurer.

Auf diesem Hintergrund stehen aus Sicht der Kostenträger auch die Einrichtungen der palliativen Netzwerke und die Förderung der ambulanten palliativen Versorgung. So sehr gerade die Sicherstellung der ambulanten Palliativversorgung als ein Durchbruch für leidende und sterbende Menschen angesehen werden kann, so wenig darf dabei aber außer Acht gelassen werden, dass diese Maßnahmen aus zunächst rein wirtschaftlichen Gründen zur Kostensenkung und nicht aus Mitmenschlichkeit durchgeführt wurden. Ob mit der ambulanten palliativen Versorgung für den betroffenen Menschen tatsächlich eine Verbesserung seiner persönlichen Lebensqualität verbunden ist, bleibt dabei offen bzw. kann sogar angezweifelt werden. Ein Sterben in einer zwar privaten, aber problematischen bzw. materiell armen oder sogar unwürdigen Lebenssituation bedeutet für die Betroffenen eben keine bessere Qualität.

An dieser Stelle kommt einem ambulanten Hospizdienst eine entscheidende Funktion zu. Denn auch im ambulanten Kontext können sich der sterbende Mensch bzw. seine Angehörigen alleingelassen und Institutionen bzw. Professionellen (z.B. einem Ambulanten Pflegedienst oder einem niedergelassenen Palliativmediziner) gegenüber ausgeliefert fühlen. Als Anwalt für die Belange der Betroffenen, als einzige Instanz ohne finanzielle Eigeninteressen, steht das Ambulante Hospiz als „unverdächtiger Controller" im ambulanten Versorgungsnetzwerk für die Wahrung und Sicherstellung all jener Werte und Normen, die für ein menschenwürdiges Sterben als notwendig erachtet werden. Diese Kontrollfunktion kann der Ambulante Hospizdienst durch seine Koordinatorin auch unabhängig davon, ob eine explizite Begleitung für die Betroffenen zustande gekommen ist, z.B. im Rahmen von regelmäßigen Fallbesprechungen, übernehmen. Die Koordinatorin ist hier dann das „Sprachrohr" des Sterbenden und seiner Interessen, sie berät die involvierten Dienste und überprüft diese auf ihre Effizienz für den Patienten.

Die zweite Entwicklung: Die Einrichtung stationärer Hospize und die Kooperation mit ambulanten Hospizdiensten
Mit der zunehmenden gesellschaftlichen Akzeptanz hospizlicher Werte wuchs auch die Bereitschaft der Kostenträger zur Finanzierung stationärer Hospizeinrichtungen. Da sich außerdem mit der Verlagerung sterbender Patienten heraus aus den Kliniken und Krankenhäusern hinein in ein stationäres Hospiz weitere Kosten einsparen lassen und man durch die Auslagerung das leidige Problem einer Fallpauschale oder DRG für Sterbende los wird, unterstützen die Versicherer den Unterhalt stationärer Hospize in der Regel mit einer Zusage über 90% der Pflegekosten. Damit werden neue Begehrlichkeiten geweckt: Stationäre Hospize sind nun für Unternehmen wie Krankenhausträger oder die großen Wohlfahrtsverbände interessant.

Dies bringt für die Hospizarbeit einen weiteren Bedeutungswandel. Hospizarbeit wird nun im Kontext stationärer Einrichtungen zu einem neuen Geschäftsfeld, zu einem Wirtschaftszweig, mit dem sich Geld verdienen lässt. Da die stationären Hospize gleichzeitig zur Zusammenarbeit mit einem ambulanten Hospiz verpflichtet werden, sehen sich die ambulanten Hospizdienste vor neuen Herausforderungen.

Da geht es z.B. um die Frage, ob und wie die stationäre Hospizarbeit vom Hospizverein unterstützt und gefördert werden soll. Denn mit der Planung bzw. Eröffnung eines Stationären Hospizes offenbart sich in manchem Hospizverein, dass die Errichtung eines Stationären Hospizes dem „geheimen" Wunsch von Vereins- und Vorstandsmitgliedern entspricht. Eigentlich haben sie davon schon immer geträumt, und die ambulante Arbeit war nur das Vehikel, über das man dieses

Ziel zu erreichen glaubte. Diese Sympathie zum stationären Hospiz zeigt sich dann in zu „weichen" und die Eigeninteressen vernachlässigenden Vereinbarungen der Zusammenarbeit oder es wird der ambulante Betrieb ganz eingestellt. Der Hospizverein mit seinem Ambulanten Hospiz mutiert zum Förderverein des Stationären Hospizes.

Gerade in den Kooperationsvereinbarungen mit einem Stationären Hospiz klärt sich, welchen Stellenwert das Prinzip „Ambulant vor Stationär" bei den Verantwortlichen des Hospizvereins hat. Denn auf dem Hintergrund der hospizlichen Leitidee übernehmen stationäre Hospize für sterbende Menschen und ihre Angehörigen eine subsidiäre Funktion, was aber auch heißt, dass sie in ihrer Versorgung an zweiter Stelle stehen und lediglich eine Ersatz-Lösung darstellen.

Für die explizite Herausstellung, Thematisierung und konkrete Umsetzung des Prinzips „Ambulant vor Stationär" in bestimmten Verfahrensweisen sind mehrere Gründe ausschlaggebend:

Ein erster Grund liegt darin, dass Institutionen grundsätzlich die Selbstbestimmung des einzelnen Menschen begrenzen. Auch Stationäre Hospize sind von institutionellen Regeln bestimmt, die die Selbstbestimmung des einzelnen Gastes einschränken. Der Gast muss sich z.B. mit dem personellen Angebot des Hospizes arrangieren, er kann sich nicht die Pflegeperson aussuchen, die ihn versorgt, er muss akzeptieren, dass er nicht der einzige Gast ist, um den sich gesorgt wird, und er muss fremde Abläufe, Dienstpläne, fremde Menschen etc. in Kauf nehmen. Auch wenn in vielen Stationären Hospizen gute Arbeit zu Gunsten der Menschen geleistet wird, so macht es doch einen Unterschied, ob man sich zu Hause in seiner vertrauten Umgebung befindet und „sein eigener Herr bleibt" oder eben nur zu „Gast" ist.

Der zweite Grund liegt im natürlichen Institutions-Egoismus. Stationäre Hospize als Institutionen handeln nach dem Prinzip der Wirtschaftlichkeit. Schließlich müssen z.B. Gehälter pünktlich gezahlt und Rechnungen beglichen werden. Deswegen liegt ihr vorrangiges Interesse in einer möglichst hundertprozentigen Belegung. Sie handeln also eher nach dem Prinzip: „Stationär vor Ambulant". Dies führt besonders in den Stationären Hospizen, die in direkter Anbindung an Krankenhäuser bestehen, zu einer bemerkenswerten Situation. So wird häufig erst gar nicht mehr ernsthaft überprüft, ob ein sterbender Patient noch nach Hause entlassen werden kann. Er wird direkt auf ärztliche Indikation ins Stationäre Hospiz überwiesen, als Patient aus dem Krankenhaus heraus, 50 oder 100 Meter über den Hof als Gast hinein ins Hospiz. Der Behandlungsslogan lautet dann: „Alles aus einer Hand". Und obgleich der ambulante Hospizdienst mit seiner Koordinatorin oft im gleichen Haus untergebracht ist, wird diese vor der Einweisung nicht einbezogen oder um Rat gefragt. Es gibt also, systemisch gesehen, keine Instanz im Behandlungsprozess eines sterbenden Menschen, durch die das Prinzip „Ambulant vor Stationär" repräsentiert und thematisiert wird. Und es kann sicher angezweifelt werden, ob mit den betroffenen Personen auf der Station des Krankenhauses tatsächlich offen über alle Möglichkeiten gesprochen wurde, die für eine häusliche Versorgung bestehen.

Für einzelne Ambulante Hospizdienste hat dies dann zur Folge, dass eine ganze Reihe von Begleitungen gar nicht erst zustande kommt, weil potentielle ambulante „Begleitungskandidaten" vom Stationären Hospiz abgefangen werden, und die Zahl der ambulanten Begleitungen abnimmt. Da gleichzeitig die zugesagte ehrenamtliche Mitarbeit im Stationären Hospiz von einer anderen Qualität ist als die häusliche und oft als (minderwertige) Hilfsarbeit oder als auf Dauer zu belastend empfunden wird, nimmt auch die Bereitschaft zur Mitarbeit bei den Ehrenamtlichen im Hospiz ab. Die sinkenden Zahlen der Begleitungen und der einsatzbereiten Mitarbeiterinnen führen dann konsequenterweise zu einer ernsthaften Existenzkrise des ambulanten Hospizdienstes.

Aber nicht nur auf Seiten der „Kliniker", also der Menschen, die in Versorgungseinrichtungen arbeiten, findet sich das Denken, dass die Institution die beste Versorgung für den sterbenden Menschen gewährleisten kann. Auch bei den Betroffenen selber, den Sterbenden und ihren Angehörigen, finden sich diese Vorstellungen. Zum einen liegt das an der in Deutschland nach wie vor herrschenden Denkweise, dass in der Not am besten eine Institution helfen kann. Aber es liegt auch daran, dass der Wunsch, zu Hause sterben zu wollen, nicht selten „ein frommer Wunsch" ist, weil, wenn es darauf ankommt, häufig der Wunsch nach einer stationären Versorgung geäußert wird. Sei es, dass man den Angehörigen nicht zur Last fallen will, dass man sie nicht überfordern möchte oder weil man befürchtet, zu Hause nicht gut genug versorgt zu werden.

Da auch die Angehörigen zunächst oft keine Idee haben, wie sie den Sterbenden zu Hause pflegen können, und weil sie dem

Sterbenden und sich selbst nur das Beste wünschen, wird das Angebot stationärer Hilfe vorschnell gesucht und angenommen. Das stellt sich allerdings anders dar, wenn mit den Betroffenen rechtzeitig, offen und optimistisch darüber gesprochen wird, welche Chancen zur häuslichen Versorgung mit Unterstützung des ambulanten Hospizdienstes bestehen. Damit ein solches Gespräch stattfinden kann, bedarf es jedoch eines institutionalisierten Kommunikationsortes vor der Aufnahme ins Stationäre Hospiz, an dem die Betroffenen über alle bestehenden Hilfsangebote informiert werden. Erst wenn sie von allen Möglichkeiten wissen, haben der Sterbende und seine Angehörigen eine echte Wahl und können eine wirkliche Entscheidung treffen.

Sterben an verschiedenen Orten: ambulant

In den eigenen „Vier Wänden"

Ines Keil-Schulze

Der ambulante Hospizdienst

Ambulante Hospizarbeit wird getragen vom ehrenamtlichen Engagement.
   Deshalb gilt es für mich als Koordinatorin, mein Hauptaugenmerk auf die Befähigung und Begleitung der mitarbeitenden Ehrenamtlichen zu legen. Diese intensive und vertrauensvolle Aufgabe bereitet mir Freude und ist ein Stützpfeiler meiner täglichen Arbeit.

Die Auswahl ehrenamtlicher Mitarbeiter
Der Einstieg in die Hospizarbeit kann im Hospizverein Bonn „soft" erfolgen; eine Möglichkeit, die wir der Kooperation mit dem stationären Hospiz am Evangelischen Waldkrankenhaus verdanken. Das so genannte „August-Team" setzt sich zusammen aus Interessenten, die schon vor dem Beginn eines Vorbereitungskurses zum Hospizhelfer „Hospizluft" schnuppern möchten. Das „August-Team" bietet hilfreiche Hände bei der Vorbereitung von Konzerten im Hospiz, beim regelmäßigen Backen und Kochen im Gemeinschaftsraum, beim Wäschebügeln oder beim Erneuern der Balkonpflanzen. Die persönliche Sterbebegleitung wird hier jedoch nicht praktiziert.
   Bei der Auswahl der ehrenamtlichen Mitarbeiter versuche ich, zunächst die eigentliche Motivation der Bewerber kennen zulernen. Dabei hilft mir, wenn ich jemanden schon im Rahmen seiner Mitarbeit im „August-Team" kennen lernen durfte. Ich frage immer danach, ob es beim Bewerber in letzter Zeit eigene Verluste zu betrauern gab. Dazu gehört nicht nur das Sterben von Menschen im nahen Umfeld, sondern auch Scheidung oder der Verlust des Arbeitsplatzes. Denn es ist von großer Bedeutung, ob Menschen sich darum für diesen Dienst interessieren, weil sie einen eigenen Verlust besser verarbeiten möchten. Wenn dies der Fall ist, rate ich eher ab, den Schritt ins hospizliche Ehrenamt schon jetzt zu tun. Es hat sich immer wieder bestätigt, dass Menschen, die selbst Nähe und einfühlsame Begleitung benötigen

würden, im Umfeld von anderer Leute Sterben Tod und Trauer schnell an ihre Grenzen kommen. Davor sollten sie bewahrt werden.

Durch weitere Fragen werden die persönlichen Interessen deutlich. Zum Beispiel:
- Wie kann das eigene familiäre und soziale Umfeld dieses Engagement mittragen?
- Wo erfährt die eigene Belastbarkeit ihre Grenzen?
- Wo werden Kraftquellen aufgetan?
- Inwieweit kann der zeitliche Aufwand gewährt oder geschaffen werden?

Schließlich sollen die Bewerber auch erfahren, dass wir uns von jedem Teilnehmer im Anschluss an den Vorbereitungskurs auch ein gewisses Engagement versprechen, das durchaus mehrere Stunden in der Woche beträgt.

Der Vorbereitungskurs

Um als ehrenamtlicher Hospizmitarbeiter tätig zu werden, bedarf es eines Vorbereitungskurses. Dieser besteht aus drei Teilen: einem Grund- und einem Vertiefungskurs sowie einem Praktikumseinsatz.

Der gesamte Kursus erstreckt sich über einen Zeitraum von ca. neun Monaten. Die Voraussetzungen für diesen Vorbereitungskurs sind zum einen eine regelmäßige Teilnahme und zum anderen die Bereitschaft, sich mit sich selbst auseinanderzusetzen, sich der Reflexion zu stellen, sich auf das Lernen mit und durch die Gruppe einzulassen (vgl. zum thematischen Inhalt des Vorbereitungskurses auch den Textbeitrag von Hildegard Kautz-Honrath). Ist der Kurs erfolgreich durchlaufen, werden ehrenamtliche Mitarbeiter in der Begleitung von schwerkranken und sterbenden Menschen eingesetzt.

Die Begleitanfrage an den ambulanten Hospizdienst

Eine Begleitung im ambulanten Bereich durch einen ehrenamtlichen Hospizdienst gestaltet sich für den Begleiteten vollkommen unbürokratisch und ist für ihn kostenlos.

Trotzdem kommen die Anfragen für eine Unterstützung in den seltensten Fällen von den Betroffenen selbst; eher werden wir durch Angehörige, Sozialdienste, Ärzte oder durch das Pflegepersonal in Senioreneinrichtungen oder Krankenhäusern informiert. Eine wichtige Voraussetzung dafür, dass wir aktiv werden, ist jedoch, dass der schwerkranke oder sterbende Mensch über die Hinzuziehung des Hospizdienstes informiert wurde und damit einverstanden ist.

Festzustellen ist, dass auch für eine ambulante Begleitung die gesundheitliche Situation des besuchten Menschen ähnlich sein muss, wie bei der Aufnahme ins stationäre Hospiz (vgl. Textbeitrag von Sebastian Otte): Die Bedingung ist eine so genannte „infauste" Prognose, das heißt, der momentane Zustand des Patienten lässt keine Heilung mehr zu und es muss mit seinem Ableben in absehbarer Zeit gerechnet werden.

Beim Erstbesuch durch die Koordinatorin finden wir heraus, wie hoch der Bedarf an Unterstützung ist. Hierbei handelt es sich nicht nur um Fragen zum Einsatz eines ehrenamtlichen Mitarbeiters, sondern es erfolgt häufig auch eine palliative Beratung. An dieser Stelle kommt auch die Zusammenarbeit des Netzwerkes im Hospiz und im Palliativbereich zum Tragen.

Die Zusammenarbeit im hospizlich-palliativen Netzwerk

Ambulanter Hospizdienst bedeutet vor allem: Dasein zur psychosozialen Begleitung, aber auch, darauf zu achten, dass vor Ort jederzeit alle Voraussetzungen für ein würdiges Leben innerhalb der eigenen Wohnung erfüllt sind. Der (kostenlose) Ambulante Hospizdienst und seine Begleiter übernehmen in der Regel keine Leistungen, die normalerweise von kommerziellen Anbietern erbracht werden. Aber wir sehen sehr wohl, wo etwas davon fehlt. In solchen Fällen stellen wir immer wieder Kontakte her zu Hausärzten (vgl. Textbeitrag von Clemens Wagner), ambulanten Palliativ- und Pflegediensten, zu medizinischen Einrichtungen oder, wenn aus verschiedenen Gründen ein Leben zu Hause nicht mehr möglich ist, auch zur Leitung des Stationären Hospizes. Nach der Prämisse „Ambulant vor Stationär" bekommt der bislang daheim begleitete Sterbende hier möglichst rasch – meistens innerhalb weniger Tage – ein Zimmer, wo die Begleitung durch unseren Ambulanten Hospizdienst übergangslos fortgesetzt wird. Später sind wir es, die versuchen, für die trauernden Hinterbliebenen – insbesondere auch dann, wenn es sich dabei um Kinder handelt – die richtigen Kontakte ins bestehende Trauernetzwerk herzustellen (vgl. Textbeiträge von Ursula Fülbier, Chris Paul sowie Rosmarie Böttger u.a.).

Die Auswahl des ehrenamtlichen Begleiters

Für die angefragte Sterbebegleitung wählt die Koordinatorin einen möglichst passenden ehrenamtlichen Mitarbeiter aus. Viele Komponenten spielen dabei eine Rolle: In erster Linie sollte die „Chemie" zwischen den Menschen stimmen, damit eine vertrauensvolle Begleitung stattfinden kann. Dieses wichtige Kriterium erfordert von der Koordinatorin ein hohes Maß an Einfühlungsvermögen und Menschenkenntnis und ist somit kaum zu 100 Prozent zu erfüllen.

Desweiteren sind die Bedürfnisse des kranken Menschen und seiner Angehörigen von elementarer Bedeutung. Welcher Zeitrahmen wird gewünscht? Welche Aktivitäten? Worum geht es in der Begleitung? Dies alles sind Fragen, neben vielen anderen, die die Koordinatorin beim Erstbesuch möglichst umfassend abklärt. Die gesammelten Informationen werden in ein Stammblatt eingetragen und sind Bestandteil der Dokumentation. Diese Begleitdokumentation wird von der Koordinatorin und dem ehrenamtlichen Begleiter geführt und dient der Qualitätssicherung und Qualitätsüberprüfung.

Die Aufnahme der Begleitung
Während der nun anstehenden – aus Gründen der Schnelligkeit meistens telefonischen – Anfrage beim ausgewählten Hospizmitarbeiter schildere ich die Situation beim Patienten. Wenn der Ehrenamtliche zur Übernahme der Begleitung bereit ist, werden ihm alle nötigen Informationen übermittelt und ein Termin für einen gemeinsamen Vorstellungstermin vereinbart. Meistens wird schon der zweite Besuch beim Sterbenden zusammen mit dem entsprechenden Ehrenamtlichen durchgeführt. Nun lernen sich Begleiter und Begleiteter erstmals kennen.

Sollte einer von beiden bei dieser Begegnung ein ungutes Gefühl entwickeln, so nehme ich dieses auf und frage ggf. einen anderen Mitarbeiter an. passt aber die „Chemie" zwischen den beiden, überlasse ich ihnen, alles weitere selbst miteinander zu verabreden und trete künftig nur noch so viel wie nötig in Aktion. Begleiter und Begleiteter machen untereinander aus, wie oft sie sich sehen, wann und wie lange. Die Häufigkeit dieser Treffen kann sehr stark schwanken – je nach dem, wie es um den Gesundheitszustand des begleiteten Menschen bestellt ist oder wie intensiv sich die eigene Familie ihrem sterbenden Angehörigen zuwenden kann. So reicht es zu Beginn einer Begleitung ggf. vollkommen aus, wenn man sich alle 10 bis 14 Tage sieht. Verschlechtert sich der Zustand des Begleiteten, nimmt meistens auch die Häufigkeit der Besuche zu und kann sich steigern bis zur täglichen Präsenz des ehrenamtlichen Begleiters.

Begleitung der Begleiter
Die intensive Begegnung mit Menschen in schwierigen Lebenssituationen löst auch immer etwas beim Begleiter aus. Deshalb ist es wichtig, dass die Ehrenamtlichen nicht das Gefühl eines Alleingelassenseins erleben und selbst gut begleitet werden. Dies geschieht telefonisch oder persönlich in regelmäßigen Gesprächen. Darüber hinaus treffen wir uns an so genannten „Reflexionsabenden" im ganzen Team zum Erfahrungsaustausch und zur Besinnung. Die 24-stündige Erreichbarkeit des Hospizdienstes über Anrufbeantworter ist deshalb nicht nur für anfragende Menschen, sondern auch für die ehrenamtlichen Mitarbeiter ausgesprochen wichtig. Unser Anrufbeantworter stellt eine wichtige Brücke dar, um nach Büroschluss und an den Wochenenden erreichbar zu sein. Somit können Rückrufe zeitnah geschehen oder ggf. auch gleich persönliche Treffen arrangiert werden.

Die Begleitung von Menschen erfordert eine ständige Anpassung an die unterschiedlichsten Situationen. Keine Begleitung ist wie die andere, kein Tag ist wie der andere. Da die Zeit des Sterbens eine Ausnahmesituation ist und die meisten Menschen auch sehr individuell auf Krisensituationen reagieren, bedarf es eines Höchstmaßes an Mobilität, Flexibilität und Empathie. Dies wiederum macht die Arbeit in einem Hospizdienst, ob als haupt- oder ehrenamtlicher Mitarbeiter, so besonders wertvoll.

Hildegard Kautz-Honrath

Mein Ehrenamt – ein Abenteuer

Kennen Sie das?
Sie hören ein Wort und gleich assoziieren Sie ... zum Beispiel zu „Bonn": Berlin, Museumsmeile, Haribo, Rhein, Pantheon ... oder „Umzug": Kartons, Stress, Abschied ... oder „Ehrenamtliche MitarbeiterIn im Hospizdienst"? Zur „Ehrenamtlichen MitarbeiterIn" assoziierte ich Lust und Frust! Zum „Hospizdienst": Tränen, Sterben, Tod und Trauer ...

Ja, so war es! Mit meinem Umzug 2002 nach Bonn-Bad Godesberg begann das Abenteuer der Umorientierung auf unterschiedlichen

Ebenen – auch die Findung eines neuen Ehrenamtes stand an. Das Ehrenamt entdeckte ich für mich in den 90er Jahren in meiner damaligen Kirchengemeinde. Anfänglich erlebte ich es als eine Möglichkeit, außerhalb des Familienlebens mit anderen Menschen aufgaben bezogen aktiv und kreativ zu sein. Im Laufe der Zeit lernte ich die vielfältigen Facetten des Ehrenamtes kennen. Auch diese Medaille hat zwei Seiten – Lust und Frust!

Die eine Seite beinhaltet die Chance des gesellschaftlichen und sozialen Engagements und die Möglichkeit, erworbene berufliche Kompetenzen einzubringen und die eigenen Erfahrungen in der Wechselwirkung ständig zu erweitern. Denn, welch' ein Glück, auch mit 60 plus sind Männer und Frauen noch lernfähig! Mein Schlüssel zum gelingenden Ehrenamt ist die Bereitschaft zur Offenheit, Selbsterfahrung und Reflexion. Hilfreich sind ein hohes Maß an Neugier, Frustrationstoleranz, Zivilcourage, der Mut, neue Wege zu gehen und die Aufwandsentschädigung einzufordern. Jedes Ehrenamt ist mehr als eine Zeitspende!

Als zweite Seite der Medaille erfahre ich in den verschiedenen Institutionen die Spannung in der Zusammenarbeit der Hauptamtlichen mit den ehrenamtlich Tätigen. Die Art und Weise dieses Umgangs reicht für mich von unterstützender Anerkennung und Wertschätzung bis hin zu „geduldet und belächelt als letztes Rad am Wagen"! Es zeigt den Status des Ehrenamtes und verweist auf die Notwendigkeit von Qualitätsstandards auch in diesem Arbeitsbereich.

Mein Weg in die Sterbebegleitung begann beim Walken – Ausgangspunkt am Evangelischen Waldkrankenhaus – als ich 2003 die Bautafel mit den Informationen zur Errichtung des ersten Stationären Hospizes in Bonn entdeckte. Mein Interesse wurde geweckt, ich informierte mich und erfuhr von einem durch den Hospizverein Bonn e.V. geplanten Kurs zur Vorbereitung ehrenamtlicher HospizhelferInnen, zu dem im November 2003 ein Informationsabend angeboten wurde. Der Informationsabend erstaunte mich und machte mich neugierig:
- So viele Frauen und einige Männer hatte ich nicht als Interessierte erwartet.
- Meine Unsicherheit und meine Zweifel, ob diese Arbeit zu mir „passen" könnte, war erwünscht und eine gute Ausgangsbasis.

Also nahm ich am Bewerbungsverfahren teil und erhielt die Zusage, am Kurs Januar 2004 teilnehmen zu können. Zusammen mit sieben

Frauen und zwei Männern absolvierte ich in der Zeit von Januar 2004 bis April 2005 die Vorbereitung zur ehrenamtlichen Hospizhelferin auf der Grundlage von § 39a Abs. 2 im SGB V (Sozialgesetzbuch).

Der Grundkurs umfasste 51 Unterrichtsstunden und wurde geleitet von einer Krankenschwester/Sozialpädagogin und einer Supervisorin. Die Inhalte waren:
- Eigene Erfahrungen, Gedanken, Wünsche mit bzw. für Grenzsituationen,
- Begleiter/Begleiterin sein und Begleitprozess,
- Gesprächsführung,
- praktische Übungen zu schwierigen Situationen,
- Loslassen, Abschied, Trauer.

Begleitet von der Koordinatorin und unterstützt durch Supervisionen folgten Praktika in unterschiedlichen Institutionen (Palliativstation, Poliklinik, Stationäres Hospiz u.a.).

Der sich anschließende Aufbaukurs umfasste 50 Unterrichtsstunden, geleitet und gestaltet von der Koordinatorin und den FachreferentInnen. Themen waren u.a.:
- „Krankheitsbilder im Finalstadium – organische Prozesse des Sterbens",
- „Rechtliche Fragen am Lebensende",
- „Spirituelle und rituelle Begleitung von sterbenden Menschen",
- „Patienten- und Betreuungsverfügung",
- „Möglichkeiten und Grenzen in der ehrenamtlichen Mitarbeit des ambulanten Hospizdienstes".

Mit der feierlichen Beauftragung zur ehrenamtlichen Hospizhelferin/ zum ehrenamtlichen Hospizhelfer endete unsere theoretische und praktische Vorbereitung. Ich war bereit für den ersten praktischen Einsatz als ehrenamtliche Hospizhelferin. Meine Aufgabe besteht in der psycho-sozialen Begleitung von Menschen in der letzten Lebensphase und ihren Angehörigen zu Hause oder im Stationären Hospiz, das im September 2005 am Evangelischen Waldkrankenhaus eröffnet wurde. Diese Arbeit wird begleitet von der Koordinatorin, durch Teamgespräche und kollegiale Supervisionen.

Angebahnt wird der Kontakt zu den Betroffenen durch die Koordinatorin, sie stellt den Erstkontakt zum Kennenlernen und Einschätzen einer Zusammenarbeit her.

In der Phase der Kontaktaufnahme gilt es zu klären, was gewünscht wird und was ich leisten kann. Auch die Organisation der Besuche wird besprochen, wann, wo, wie oft, wie lange. Während meiner bisherigen Tätigkeit führte ich mehrere Begleitungen durch. Sie reichten von einem einmaligen Besuch bis zu einer Dauer von dreieinhalb Monaten. Nach meinen bisherigen Erfahrungen liegt die gewünschte Besuchszeit und -häufigkeit zwischen zwei bis drei Besuchen in der Woche für ein bis zwei Stunden.

Der Beginn einer Begleitung ist für mich immer eine Herausforderung. Es begegnen mir Menschen in einer besonderen Lebensphase, Sterbende und ihre Familienangehörigen mit allen ihren Unsicherheiten und Ängsten – eine dichte emotionale Situation.

Begleitung heißt für mich,
- die Wünsche, Bedürfnisse und Erwartungen des/der Sterbenden in den Mittelpunkt zu stellen. Er/sie bestimmt das Thema, Tempo und die Intensität der Begleitung,
- die Angehörigen zu entlasten, damit sie Zeit finden, Kräfte zu sammeln.

Auf diesem individuellen Weg gehe ich neben und mit den betroffenen Menschen. In meinen bisherigen Begleitungen waren Aspekte der Lebensgeschichte das zentrale Thema. Es ist ein Erinnern an Schönes, Schweres, Versäumtes, nicht Gelungenes und nicht Gelebtes, an glückliche Momente. Beim Betrachten von Fotos und Vorlesen von Briefen entfalten sich Geschichten zu Personen, Orten und Begebenheiten. Diese Gespräche berühren mich tief und ich spüre Dankbarkeit, dass es möglich wird, dass Menschen so vertrauensvoll miteinander umgehen können. In diesem Zusammenhang erfahre ich auch die Nachfrage, *„ob es denn wirklich unter uns bleibt?"* Es ist die Vergewisserung um die Schweigepflicht.

Die Konfrontation mit den unterschiedlichen Lebensentwürfen ist für mich eine Gratwanderung. Manches ist mir (anfänglich) fremd, z.B.: *„Der Mensch ist eine Fehlkonstruktion!"* oder *„Unser Hund hat in dieser Situation eine Spritze bekommen!"*. Oft begegnet mir auch Vertrautes und Bekanntes und erinnert mich an meine eigene Lebensgeschichte. Hier zeigt sich, ob ich meine Lektionen gelernt habe: Denn das ist die wichtigste Aufgabe von Sterbebegleitung, dass ich mich auf den anderen einlasse, ihn in seiner Individualität annehme und ihn ernst nehme – es geht um Achtung und Respekt. Nicht meine Sicht auf die Welt und die Dinge hat Priorität, sondern die des Begleiteten.

In den Gesprächen entdecken wir auch gemeinsame Interessen, Vorlieben und Kontroverses. Wir können miteinander lachen, trauern oder beredt schweigen.

Die häusliche Umgebung beeinflusst mich auf unterschiedliche Weise. Es ist wichtig für mich, mich „einzurichten", etwas zu finden, das mich stützt und emotional entlastet. Es kann ein Bild sein, eine Blume, der Blick aus dem Fenster. In der Begegnung mit den Angehörigen vermittelt sich mir – einmal mehr, einmal weniger – die Familienatmosphäre und trotzdem bleibe ich zentriert auf den zu Begleitenden.

Die Notwendigkeit der schriftlichen Dokumentation ist für mich eine Hilfe, jeden Besuch zu reflektieren und ihm nachzuspüren, und bei Bedarf Supervision in Anspruch zu nehmen.

In jeder Begleitung wurde ich mit der Frage konfrontiert: Wie ist es, wenn man stirbt? Meine Antwort: Bisher habe ich das Sterben als einen sanften Übergang erfahren, auch Dank der palliativ-medizinischen Versorgung.

Und so ist es: Der Tod beendet die Begleitung und lässt mich das Geheimnis um dieses Geschehen spüren. Als einen bewegenden Moment erlebe ich es, noch eine Weile bei der/dem Verstorbenen zu sitzen, in ihr/sein entspanntes Gesicht zu schauen, sie/ihn sanft zu berühren und Erinnerungen nachklingen zu lassen. Diese letzte Begegnung erfüllt mich mit Demut, Dankbarkeit und der Frage:
„Was ist das Leben?"

Mein Kontakt zu den Angehörigen endet unterschiedlich. Entweder mit der Bestattung, einem abschließenden Gespräch oder einer einmaligen „Einladung zum Tee".

Jede Begleitung erfordert nach ihrem Abschluss eine zeitlich nicht festgelegte „Auszeit"!

Übrigens: Mit allem Gelernten und Erlebten assoziiere ich jetzt zu Hospizdienst Leben, Lachen und Weinen, Abschied, Wehmut und Geheimnis.

Clemens Wagner

Der Hausarzt im ambulanten Versorgungsnetz des Sterbenden

Unbestritten genießt der Hausarzt weiterhin großes Vertrauen bei seinen Patienten, insbesondere über eine medizinisch-technische Ebene hinaus. Viele medizinische Maßnahmen wünscht er entscheidend mit ihm zu klären, auch wenn konsiliarisch andere Ärzte involviert sein mögen. Es liegt nahe, dass der ambulant Sterbende die medizinische Versorgung fast immer in die Hand des Hausarztes legt und von ihm in hohem Maße sowohl therapeutisch als auch spirituell Toleranz im Umgang mit seinen (letzten) Wünschen erwartet.

Umso mehr schreckt auf, dass in einer jüngsten Umfrage 52% aller Patienten skeptisch sind, in ihrer letzten Lebensphase medizinisch angemessen und vertrauensvoll behandelt zu werden. Werden wir Hausärzte alten Erwartungen nicht mehr gerecht? Oder haben sich gar die Erwartungen selber geändert? Ich glaube, dass beide Faktoren eine Rolle spielen, denen wir uns als Hausärzte stellen müssen. Mehr und mehr bereiten sich unsere Patienten mit Verfügungen und Vollmachten bewusst auf ihr Sterben vor. Ursache ist ein heilvoller neuer Umgang mit dem Tabu Sterben einerseits, aber andererseits auch das Absicherungsbedürfnis vieler Menschen, die nichts mehr dem Zufall überlassen wollen. Auch hat der gestiegene Anspruch der individuellen Selbstbestimmung vor der Frage des eigenen Sterbens nicht Halt gemacht. Dies ist grundsätzlich gut so. Im Letzteren verfängt sich allerdings die Illusionen der Planbarkeit von Wünschen in Grenzsituationen mit unserer täglichen Beobachtung, dass oft erst die konkrete eigene Betroffenheit die wahren Bedürfnisse und (Behandlungs-)Wünsche erkennbar werden lässt. Auch ist klar, dass die vorgenannten und folgenden Beobachtungen nicht jeden individuell gelagerten Einzelfall widerspiegeln können.

Dennoch nun ein typischer Dialog mit unseren gesunden Patienten:

Patient: *„Herr Doktor, wie finden Sie die Patientenverfügung, die ich mir aus dem Internet besorgt habe? So, wie mein Onkel vor zwei Monaten gestorben ist möchte ich nicht sterben, an all den*

Schläuchen und Maschinen, 10 Tage auf der Intensivstation, und es hat doch nichts genutzt. Hätte man ihm das nicht besser erspart?"
Arzt: *„Gut, aber eine vorübergehende Beatmungspflicht auf der Intensivstation empfehle ich in der Verfügung nicht auszuschließen. Der Text hier ist sehr allgemein gehalten."*
Patient: *„Aber wenn ich unheilbar krank bin, dann sollte man mich doch sterben lassen, auch wenn solche Maßnahmen im Einzelfall nur vorübergehend wären. Was nutzt mir diese kurze Erholung?"*

An dieser Stelle unterscheidet sich der Gesprächsverlauf entscheidend von jenem mit unseren Palliativpatienten, die regelmäßig mehr Intervention wünschen und zulassen, (leider) auch die medizinisch sinnlose.

Erst im weit fortgeschrittenen Stadium hören wir dann: *„Ich will und kann nicht mehr, ich wünschte es wäre vorüber."*

Bis dahin aber ist das vorrangige Ziel der Patienten und Therapeuten die verbleibende Lebenszeit zu pflegen und zu schützen ohne den nahenden Tod zu verdrängen.

Fördernd wirkt sich unser geändertes ärztliches Selbstverständnis aus, das der fehlenden Möglichkeit von Heilung keinen Makel mehr beimisst. Stattdessen sehen wir in zunehmendem Maße den Schwerpunkt unserer Aufgaben in der differenzierten Betreuung von chronisch Erkrankten.

Der Übergang vom chronischen Patienten zum Sterbenden stellt sich uns oft fließend, innerhalb großer Zeiträume, dar, und ist neben dem Krankheitsverlauf stark geprägt von der Krankheitswahrnehmung und der Lebenseinstellung der Betroffenen. Da unterscheiden sich die Patienten- und Gästekollektive der Palliativstationen und Hospize ganz wesentlich von jenen unseres medizinischen Alltags. Auch gibt es hier keinen festen Zeitpunkt zur Aufklärung über eine infauste Prognose. Die Patient-Arzt-Kommunikation führt oft sehr viel langsamer zum Ziel und sollte auch verhindern, dass dem Patienten Lebensfreude und Lebensqualität verloren gehen. So halten wir nicht jedem „Typ-II-Diabetiker mit multiplen Sekundärkomplikationen" seine stark verkürzte Lebenserwartung vor Augen. Gleichwohl müssen wir ihm die schlechte Prognose seiner Erkrankung schließlich doch mitteilen, wenn es Lebensplanung und Krankheitsverlauf erfordern, zumal nicht nur medizinische Laien dem landläufigen „Alterszucker" diese maligne Bedeutung gar nicht beimessen. Schon in einer solchen Phase sind für uns Ärzte Patientenverfügungen hilfreich, die regelmäßig auf dem neuesten Stand gehalten werden und Grundhaltungen zu medizinischen Maßnahmen und dem Tod erkennen lassen.

Auch der enorm wachsende Anteil von sterbenden Demenzerkrankten in unseren Heimen ist in der bisherigen Palliativ- und Hospizbetreuung eher unterrepräsentiert. Jahrelange Verläufe, wechselnde Komplikationen, die eingeschränkte Kommunikation mit den Betroffenen sowie die meist schon vorliegende Heimunterbringung erschweren die Kooperation mit den ambulanten Versorgungsstrukturen, die zur Behandlungsoptimierung notwendig wären.

Überforderungsängste vieler Angehöriger und im Wechselspiel auch der Betroffenen selber, führen ferner zu unnötigen Krankenhauseinweisungen und Heimplatzunterbringungen in dieser letzten wichtigen Lebensphase. Ein flächendeckend nachvollziehbares und zuverlässiges ambulantes Versorgungskonzept/Versorgungsnetz könnte den Betroffenen das nötige Vertrauen (zurück-) geben. Hinzu kommt, dass der basisversorgende Hausarzt, der durch die rasante Entwicklung der letzten Jahre zunehmend in die koordinierende Zusammenarbeit mit anderen medizinischen Spezialisationen eingebunden ist, die häusliche Sterbebegleitung nur bei echter zeitlicher und fachlicher Entlastung durch ambulante Kooperationen ausweiten können wird. Palliativstationen, deren ambulante Dienste, sowie die stationäre und ambulante Hospizbetreuung bieten im Bonner Raum die nötigen Voraussetzungen. Die Kassenärztliche Vereinigung hat nun auch den niedergelassenen Ärzten einen entsprechenden vertraglichen Rahmen angeboten. Dem Aufbau eines ambulanten, hospizlich-palliativen Versorgungsnetzes, zu dem der Hospizverein Bonn schon seit 10 Jahren vorausschauende Vorarbeit geleistet hat, dürfte somit nicht mehr viel entgegenstehen. Ich bin sicher, dass die Hausärzte diese neue Herausforderung im Interesse ihrer Patienten und ihres beruflichen Selbstverständnisses gerne annehmen werden.

Sebastian Dörschug

„Ich muss nur eines – sterben; und wer von euch könnte mir wohl wirklich sagen, wie man das macht?"[1]

Vermutlich konnte keiner der anwesenden Angehörigen, die sich um das Bett der Sterbenden versammelten, diese Frage beantworten. Hilflosigkeit und Ohnmacht hatten in diesem Kreis dazu geführt, dass die unterschiedlichsten Vorschläge, beginnend mit den Worten *„Du musst ..."*, auf die Betroffene einströmten. Kein ernstzunehmender Begleiter, gleich welcher Berufsgruppe er angehört, wird dieser Frage erschöpfend nachkommen können.

Allerdings ist eine adäquate Therapie und Symptomkontrolle medizinisch-pflegerischer sowie psychosozialer Art eine von Betroffenen dankbar angenommene Unterstützung auf dem zu bewältigenden Weg. Vielfach wird im Rahmen dieser Begleitung der Wunsch geäußert, diese Hilfe zu Hause in Anspruch nehmen zu können, betreut durch Angehörige und Freunde.

dass dieser Bitte nicht selbstverständlich nachgekommen werden kann, scheint ein Problem zu sein, welches in den letzten Jahrzehnten entstanden ist. Ausschlaggebend hierfür sind zum einen gesellschaftliche Veränderungen, zum anderen die Entwicklung der krankenhausspezifischen Versorgungsstrukturen. Betrachtet man die Todesursachen Anfang des letzten Jahrhunderts, so lässt sich erkennen, dass Infektionskrankheiten mit annähernd 40% das maßgebliche Problem zu dieser Zeit darstellten. Im Vergleich dazu starben lediglich 4% an den Folgen einer Krebserkrankung.[2] Anfang des letzten Jahrhunderts unter einer Infektionskrankheit zu leiden, bedeutete in der Regel, nach wenigen Tagen den kritischen Punkt überwunden zu haben oder daran zu sterben. Dies hatte zur Folge, dass die

---

[1] vgl. **Picken**, Wolfgang: Abschied nehmen vom Leben, Stuttgart 2000, S.58.
[2] vgl. Homepage des Statistischen Bundesamtes, www.destatis.de, Juni 2007.
[3] vgl. ebd.
[4] vgl. ebd.

Angehörigen nur eine äußerst kurze Zeit unter der massiv belastenden Situation einer Sterbebegleitung zu leiden hatten. Hinzu kam, dass die familiären Strukturen deutlich ausgeprägter waren als dies heutzutage der Fall ist. Um 1900 lebten durchschnittlich knapp 45% der Menschen in Haushalten mit fünf Personen und darüber, gerade einmal 7% lebten allein. Derzeit leben ca. 38% allein, gefolgt von 35% der Personen, die zu zweit leben.[3] Dieser Aspekt wirkt sich deutlich auf die Möglichkeiten einer Sterbebegleitung aus. Es ist eine Zeit schwerer physischer und psychischer Belastung der Begleitenden, die es nahezu alleine zu schultern gilt, sofern es sich die Betroffenen finanziell erlauben können, ihre Erwerbstätigkeit für einen gewissen Zeitraum aufzugeben, um für ihre Angehörigen da zu sein. Mit steigender Lebenserwartung haben sich zudem die Erkrankungen geändert. Früher wurden die Menschen schlichtweg für eine Krebserkrankung nicht alt genug. Derzeit ist die Haupttodesursache Krebs mit ca. 25%.[4] Derart schwere Erkrankungen gehen oftmals mit langer Therapie und vielen Höhen und Tiefen für die Beteiligten einher. Noch vor etwa 20 Jahren war das Krankenhaus eine Option für viele Familien, deren Angehörige intensive Pflege und Sterbebegleitung benötigten. Eine durchschnittliche Verweildauer von über 20 Tagen stellte keine Ausnahme dar. Aktuell haben die Krankenhäuser Liegezeiten zwischen sechs und acht Tagen. Der finanzielle Druck und steigende Kosten im Gesundheitswesen zwingen die Einrichtungen zur Optimierung ihrer Erlöse. Immer neue Therapieformen und Erkenntnisse der Forschung haben dazu beigetragen, Krankheit und Tod nicht als einen Teil des Lebens zu betrachten, sondern vielmehr als ein Versagen des Fortschrittes.

„Hospizidee und Palliativmedizin sind mit dem Ziel angetreten, schwerstkranke und sterbende Menschen unter dem Aspekt der Lebensqualität ganzheitlich zu betreuen."[5] In den meisten Fällen bedeutet „ganzheitlich" und „Lebensqualität", dass die Betroffenen zu Hause im Kreise der Menschen, die ihnen am Herzen liegen, die letzten Tage und Wochen verbringen können. Trotz der einleitend erwähnten Problematik hat sich in Bonn über Jahre guter, übergreifender Zusammenarbeit ein Netzwerk gebildet, das die Bedürfnisse von Betroffenen und deren Begleiter im Fokus hat. Dieses Netzwerk

---

[5] vgl. **Kern**, Martina und **Müller**, Monika: Kommunikation im Team, aus: **Aulbert, Nauck, Radbruch**: Lehrbuch der Palliativmedizin, Stuttgart 2007, S. 81.

besteht in den wenigsten Fällen aus vertraglich gebundenen Kooperationspartnern, entstand nicht aufgrund politischen Kalküls und wird selten medienwirksam in Szene gesetzt. Es verfügt über den Charme gemeinsam gewachsener Strukturen und beinhaltet somit eine übereinstimmende Philosophie im Umgang mit schwerstkranken und sterbenden Patienten. Hierzu bedarf es keiner gemeinsam festgelegten Leitbilder und Standards. Der Vorteil für den Betroffenen liegt auf der Hand: Alle Beteiligten – wie auf parenterale Ernährung und Schmerztherapie spezialisierte Apotheken, niedergelassene und stationäre Schmerztherapeuten, ambulante und stationäre Hospizdienste, Hausärzte, Pflegedienste und dergleichen mehr – sind in der Lage, individuell auf die Bedürfnisse der Betroffenen einzugehen und müssen sich hierbei nicht unter dem starren Gebilde eines organisationalen Regelwerkes verbiegen. Pflegedienste nehmen in diesem Verbund oftmals die Rolle des Vermittlers ein, da sie neben den Angehörigen in der Regel den engsten Kontakt zu den Betroffenen haben. Hierbei ist es nicht selten, dass Familienmitglieder nach einer erheblich belastenden Zeit der Pflege und Betreuung, bereits über die Grenzen des Ertragbaren hinaus, den direkten Kontakt und die Hilfe der ambulanten Pflege in Anspruch nehmen möchten. Eines der maßgeblichen Kriterien, die ein Pflegedienst in solchen Situationen erfüllen muss, ist die schnelle, unbürokratische Hilfe, die bereits während des ersten Telefonates beginnt. In den meisten Fällen ist ein Aufnahmegespräch vor Ort innerhalb weniger Stunden zu organisieren, falls dies gewünscht wird. Neben der zu eruierenden Grund- und Behandlungspflege sowie der Beratung über mögliche Hilfsmittel wird gerade in der palliativen Versorgung kranker Menschen der Linderung krankheitsspezifischer Symptomatik ein hoher Stellenwert beigemessen. Dies erfordert neben einem Höchstmaß an Empathie eine kontinuierliche Krankenbeobachtung, um bei Bedarf adäquate Maßnahmen einzuleiten. Somit stellt Sterbebegleitung auch ein originäres Aufgabengebiet der ambulanten Pflege dar.

„Ich muss nur eines – sterben; und wer von euch könnte mir wohl wirklich sagen, wie man das macht?" Diese Frage bleibt letztlich unbeantwortet, da der Weg des Sterbens so einzigartig ist wie jeder Einzelne, der ihn beschreiten muss. Doch stellt der ambulante Pflegedienst eine der tragenden Säulen dar, die in Zeiten der Pflegebedürftigkeit Betroffene und deren Angehörige stützen.

Sterben an verschiedenen Orten: stationär

Im Hospiz

Sebastian Otte

Grundsätze der Hospizarbeit

Definition Hospiz
„Hospize bejahen das Leben. Hospize machen es sich zur Aufgabe, Menschen in der letzten Lebensphase einer unheilbaren Krankheit zu unterstützen und zu pflegen, damit sie in dieser Zeit so bewusst und so zufrieden wie möglich leben können."

In dieser Definition ist eine Grundüberzeugung enthalten, die für unser Haus im Vordergrund steht: Jeder Mensch hat das Recht auf eine menschenwürdige Behandlung. Dieses gilt insbesondere in der letzten Phase seines Lebens, besonders in den Phasen des Leidens und des Sterbens. Hier ist es besonders wichtig, sich an den Bedürfnissen des Gastes und seiner Angehörigen zu orientieren. Hier im Hospiz steht der Gast im Mittelpunkt. Bedürfnisse oder Auffassungen des Pflegepersonals treten in den Hintergrund.

Manchmal mögen uns Wünsche des Gastes in seiner letzten Lebenszeit banal oder abstrakt erscheinen, aber gerade deshalb ist es von großer Bedeutung, sensibel und verständnisvoll auf ihn einzugehen.

Ein Beispiel aus meiner Hospizarbeit
Ein Gast, der Liebhaber von kubanischer Kultur und Musik war, hatte ein ausgeprägtes und nicht mehr therapierbares Bronchial-Karzinom. Dadurch war er kaum noch belastbar und litt unter starker Atemnot. Einer seiner letzten großen Wünsche war es, Abschied mit seiner Familie, seinen Freunden und dem Pflegepersonal zu feiern. Dazu hatte sich der Gast Musik aus Kuba gewünscht, sich zur Feier ein Hawaiihemd angezogen und eine dicke Havanna geraucht. Dabei wurde mit Sekt angestoßen und miteinander gefeiert. Wenige Tage später ist der Gast verstorben. Hier hatte er noch einmal die Möglichkeit, sich von seinen Angehörigen zu verabschieden und seinen Leidenschaften nachzugehen.

Der Hospizgedanke betrachtet das Sterben als einen Teil des Lebens und damit als einen natürlichen Vorgang, der weder verdrängt noch künstlich verlängert werden muss. Liebevolle Zuwendung kann diese Phase neu mit Sinn erfüllen und die Hoffnung stärken, dass der Tod nicht das letzte Wort haben muss.

Um diesem Ausspruch gerecht zu werden, stützt sich die Hospizarbeit auf vier „Säulen":
- Palliativmedizin,
- Palliativpflege,
- Psychosoziale Betreuung,
- Spiritualität – Seelsorge.

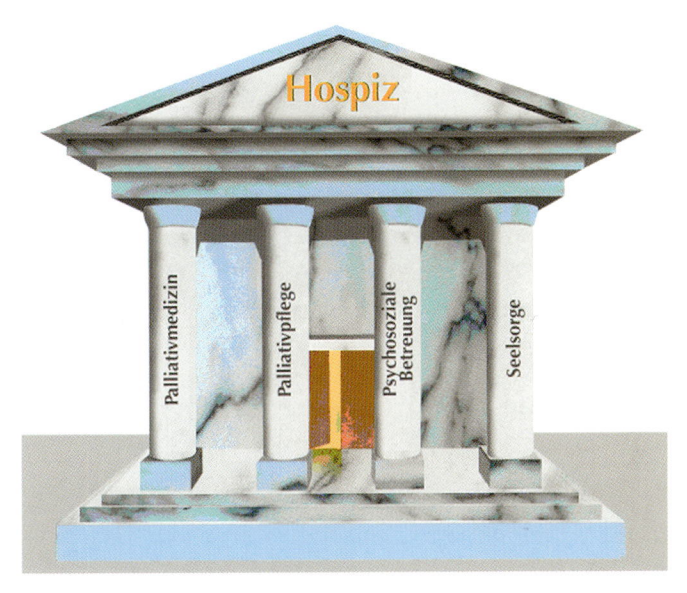

Die vier Säulen der Hospizarbeit

Kriterien für die Aufnahme in ein Hospiz
Eines der folgenden Krankheitsbilder sollte bei der Aufnahme einer Hospizbetreuung vorliegen:
- Krebserkrankung im fortgeschrittenen Stadium,
- Vollbild der Infektionskrankheit Aids,
- Erkrankung des Nervensystems mit unaufhaltsam fortschreitender Lähmung,
- Endzustand einer Nieren-, Leber-, Herz- oder Lungenerkrankung,
- andere, nach ärztlicher Feststellung, nicht heilbare Krankheiten.

Der Betroffene, die Familie und der zuletzt behandelnde Arzt kennen und billigen das Hospizprinzip der lindernden Therapie und Pflege. Das heißt, die weitere Behandlung beschränkt sich ausschließlich auf die Linderung der Beschwerden und schließt erzwungene Ernährung, künstliche Beatmung und kontinuierliche Infusionstherapie aus.

Wichtig ist, dass der Gast mit seiner Situation vertraut und über seine Krankheit aufgeklärt ist. Er muss über die Institution Hospiz Bescheid wissen und mit der Aufnahme einverstanden sein.

Das stationäre Hospiz bietet Erkrankten ein Zuhause, bei denen weder Heilung noch Stillstand des Leidens erreicht werden können und bei denen Therapieversuche, außer Schmerz- und Symptomkontrolle, nicht mehr verantwortbar sind.

Es bietet Menschen Aufnahme, die nur noch eine sehr begrenzte Lebenserwartung haben und wegen der intensiven Pflege oder wegen menschlicher oder räumlicher Umstände zu Hause nicht gepflegt werden können. Das beiliegende Schaubild verdeutlicht die einzelnen Schritte der Aufnahme ins stationäre Hospiz.

Wie gestaltet sich eine Aufnahme ins stationäre Hospiz?
Frau M. hat einen Vater mit einem Bronchialcarcinom und möchte ihn in unserem stationären Hospiz unterbringen.

Es kommt zuerst zu einem telefonischen Kontakt mit dem Hospiz. In diesem Gespräch wird die Dringlichkeit der Aufnahme abgeklärt, nach der Erkrankung, der zuständigen Krankenkasse und dem Hausarzt gefragt.

Ferner wird abgeklärt, inwieweit der Gast über seine Krankheit aufgeklärt ist und über die Institution Hospiz Bescheid weiß. Eine Notwendigkeitserklärung für das vollstationäre Hospiz muss vorliegen. Diese wird vom behandelnden Arzt ausgestellt. Schließlich wird geklärt, ob nicht doch noch eine ambulante Versorgung möglich ist. Im Ergebnis stellt sich dabei heraus, dass aufgrund der Familienverhältnisse, die eine Betreuung des kranken Vaters zu Hause nicht zulässt, eine ambulante Versorgung durch den Ambulanten Hospizdienst des Hospizvereins nicht mehr in Frage kommt.

Also kommt es zu einem Besichtigungstermin im Stationären Hospiz. Der Gast selber oder die Angehörigen besuchen unsere Einrichtung. Noch nicht geklärte Fragen werden erörtert. Ferner wird der Aufnahmetermin abgesprochen und die ärztliche Versorgung geklärt.

Nun kommt der Tag der Aufnahme. Das Zimmer wird für den Einzug des Gastes hergerichtet und ein Blumenstrauß zur Begrüßung ins Zimmer gestellt. Der Gast wird von einem Mitarbeiter des stationären Hospizes in Empfang genommen und versorgt.

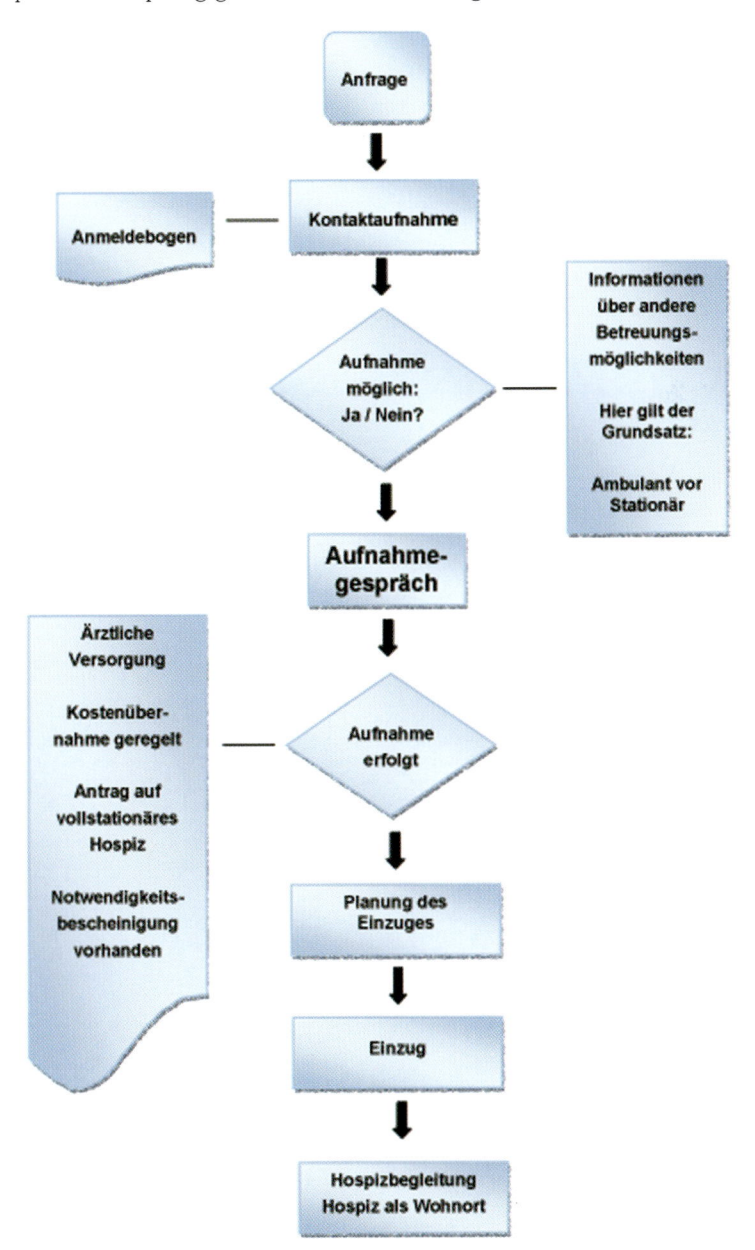

```
                        Anfrage
                           ↓
     Anmeldebogen ── Kontaktaufnahme
                           ↓
                                         Informationen
                                         über andere
                                         Betreuungs-
                      Aufnahme           möglichkeiten
                      möglich:  ─────
                      Ja / Nein?         Hier gilt der
                                         Grundsatz:
                           ↓
                                         Ambulant vor
                                         Stationär
                      Aufnahme-
                      gespräch
     Ärztliche            ↓
     Versorgung

     Kostenüber-
     nahme geregelt ── Aufnahme
                        erfolgt
     Antrag auf
     vollstationäres
     Hospiz                ↓

     Notwendigkeits-   Planung des
     bescheinigung       Einzuges
     vorhanden
                           ↓
                         Einzug
                           ↓
                      Hospizbegleitung
                      Hospiz als Wohnort
```

Die Finanzierung eines Hospizplatzes
Es handelt sich um eine Mischfinanzierung. Die zuständige Krankenkasse bezahlt einen Betrag von 147 Euro pro Tag. Die Pflegekasse steuert einen Betrag bei, dessen Höhe von der vorhandenen Pflegestufe abhängig ist. Bei Pflegestufe 2 beläuft er sich beispielsweise auf 1.279 Euro im Monat.

Wenn die tatsächlich anfallenden monatlichen Kosten des Hospizplatzes – sie ergeben sich aus der Summe der täglichen anfallenden „Tagessätze" in Höhe von 228,10 Euro – die addierten monatlichen Zahlungen der beiden genannten Kassen übersteigen, verbleibt für den Gast ein Eigenanteil von maximal 500 Euro im Monat.

Um das Hospiz überhaupt betreiben zu dürfen, ist sein wirtschaftlicher Träger, in unserem Falle sind es die Evangelischen Kliniken, verpflichtet, einen Eigenanteil von 10% selbst zu finanzieren. Das bedeutet, dass wir ungefähr 100.000 Euro im Jahr an Spenden einnehmen müssen, um unser Haus rentabel zu bewirtschaften.

Tagessatz vom Hospiz am Evangelischen Waldkrankenhaus
(Stand: Mai 2007)

Tagessatz	228,10 Euro
Abzüglich der 10%igen Pflichtleistung des Trägers Evangelische Kliniken Bonn	22,81 Euro
Abrechenbarer Betrag	205,29 Euro
Leistung Krankenkasse	147,00 Euro

Leistung der Pflegekasse nach Pflegestufe
Stufe 0:	0,00 Euro
Stufe 1:	34,10 Euro
Stufe 2:	42,63 Euro
Stufe 3:	47,73 Euro

Maximal verbleibender Pflegeanteil je Pflegestufe
(Eigenanteil des Gastes pro Tag)
Stufe 0:	58,29 Euro
Stufe 1:	24,19 Euro
Stufe 2:	15,66 Euro
Stufe 3:	10,56 Euro

Britta Hielscher

Rituale: Begrüßung, Leben und Abschied im Hospiz

R itual:
- Zeremonielle Ordnung von religiösen Handlungen oder kulturellen Bräuchen,
- schematisierter feierlicher Ablauf einer Feier,
- vorgeprägtes Verhalten von Tieren in einer bestimmten Situation.

Diese oder ähnliche Definitionen finden wir in einem Lexikon, wenn wir unter „Ritual" nachschlagen.

Schnell wird deutlich, dass Rituale überall wichtig sind und somit ihren Platz finden. Wir brauchen sie aus den unterschiedlichsten Gründen: Rituale geben uns einen Rahmen vor, an den wir uns halten können. Mit Hilfe von Ritualen können wir uns leichter in eine neue Situation einfinden. Sie vermitteln uns Sicherheit, Zuversicht und vielleicht sogar Freude, wenn uns ein Ritual besonders gut gefällt. Rituale können uns Menschen stützen und verbinden. Für eine begrenzte Zeit wird aus den unterschiedlichsten Menschen eine Einheit.

Seitdem ich in einem stationären Hospiz arbeite, hat sich für mich der Begriff „Ritual" mit noch viel mehr Inhalt gefüllt. Handlungen, über die ich bisher gar nicht nachgedacht hatte, sind für uns im Hospiz zu einem Ritual geworden.

Bei uns, wie sicher in vielen Hospizen, werden die sterbenden Menschen als „Gäste" bezeichnet. Erwarte ich zu Hause Gäste, ist es selbstverständlich, dass ich deren Empfang gut vorbereite. Im Hospiz haben wir für die Ankunft eines neuen Gastes ein Ritual eingeführt. Jeder Gast, der zu uns kommt, findet in seinem Zimmer einen frischen Blumenstrauß vor. Obwohl nicht jeder Gast diesem Strauß Aufmerksamkeit schenkt, bedeutet für mich dieser Strauß etwas: Er steht dafür, dass ich nicht nur das Zimmer, sondern auch mich selbst auf den neuen Gast einstimme. Mit diesen Blumen heißen wir unsere Gäste willkommen. Es ist keine „Aufnahme", die da kommt, sondern ein Gast.

Gäste, die ich bei mir zu Hause erwarte, kenne ich in der Regel, den einen mehr, den anderen weniger. Ich weiß etwas über diese

Menschen und ich meine mehr als nur ihre persönlichen Daten. Dieses Wissen fließt natürlich auch in meine Vorbereitungen ein. Bei unseren Gästen im Hospiz ist dies natürlich so nicht möglich. Die Informationen, die wir von unseren Gästen haben, bevor sie bei uns einziehen, sind doch oft sehr begrenzt. Um unsere Gäste besser kennen zu lernen, erhält jeder neue Gast einen Biographiebogen. Er kann ihn allein, mit Hilfe der Angehörigen oder mit uns Pflegekräften ausfüllen. Selbstverständlich ist er zum Ausfüllen nicht verpflichtet, er ist schließlich unser Gast. Dieser Bogen hilft uns Mitarbeitern, den Gast persönlicher kennen zu lernen und so seinen Wünschen und Bedürfnissen besser gerecht zu werden.

Ist der Gast erst einmal bei uns, gibt es die Rituale, die das Leben bei uns bestimmen und gestalten. Für mich ist eines der besonderen Rituale unser Kochen. Schon vor der Eröffnung im September 2005 gab es Menschen, in deren Vorstellung das Kochen im Hospiz seinen Platz gefunden hatte, ohne zu wissen, ob die Mitarbeiter dies leisten könnten oder wollten. Das Ritual des Kochens ist ein gutes Beispiel dafür, dass Rituale stützen und verbinden können. So unterschiedlich die Menschen sind, die im Hospiz ein- und ausgehen oder wohnen, so unterschiedlich ist auch unsere Speisekarte. Fast jeder trägt, im Rahmen seiner Möglichkeiten, zum Gelingen unseres Mittagessens bei. Zwei Gäste, die viel zu unserer guten Küche beigetragen haben, sind mir noch gut in Erinnerung.

Frau M. hat als Gast einige Monate bei uns gewohnt. Ich weiß nicht mehr genau, wie viele Rezeptideen sie uns geliefert hat. Obwohl sich Frau M. am Kochen selbst nicht wirklich beteiligen wollte, hat sie viele Speisekarten mit ihren Ideen ergänzt. Ich erinnere mich noch an ein Rezept von ihr. Ich war eingeteilt zum Kochen, kannte aber dieses Gericht nicht. Frau M. erklärte mir in ihrem Zimmer so genau wie möglich, was ich zu tun hätte und ich versuchte, dies in der Küche umzusetzen. Nach dem Mittagessen gestand mir Frau M., dass das Gericht bei ihr anders schmecken würde. Wirklich wichtig war dies aber weder für sie und mich, noch für alle anderen, die an diesem Tag bei uns zu Mittag aßen.

Auch Frau K. hat sich an der Gestaltung unseres Mittagessens beteiligt. Dies zeigte sie aber vollkommen anders. Frau K. hatte in jungen Jahren für Feiern kalte Platten angerichtet und dies immer gerne getan. Obwohl sie sich auch gern einmal ein Gericht wünschte, war sie mehr für den praktischen Teil unserer Vorbereitungen zu haben. Ich habe keine Ahnung, wie viel Gemüse sie in mundgerechte Stücke zerteilt oder wie viel Salat sie geputzt hat. Für Frau K. gab es sicher noch mehr Gründe, sich am Kochen zu beteiligen. Sie nutzte die Zeit, die sie im Wintergarten, unserem Gemeinschaftsraum mit Kochzeile, verbrachte und beim Kochen half, gern für Gespräche mit den Mitarbeitern. Ich denke, dass ihre Mitarbeit beim Kochen für sie auch eine Stütze war – sie wurde noch immer gebraucht.

Nicht nur für unsere Gäste ist das Kochen ein schönes und wichtiges Ritual. Ich denke, dass das gemeinsame Kochen und Essen auch für uns Mitarbeiter, egal ob haupt- oder ehrenamtlich, ein sehr wichtiger Teil der Gemeinschaft ist. Wenn Gäste und Mitarbeiter gemeinsam zu Mittag essen, fühle ich mich manchmal wie in einer Großfamilie, und dies verbindet.

Ein weiteres Ritual ganz anderer Art ist unsere Donnerstagsandacht. Zu dieser Andacht, die im so genannten „Raum der Stille" stattfindet, sind alle herzlich eingeladen: Gäste, Angehörige und Mitarbeiter, egal zu welcher Berufsgruppe sie auch gehören. Auch die Gestaltung liegt nicht nur in einer Hand. Seelsorger, Sozialarbeiter und Pflegekräfte sind gleichermaßen daran beteiligt. Meist wird ein ausgesuchter Text gelesen, ein wenig Musik gespielt und dann der Verstorbenen der vergangenen Woche gedacht und für jeden eine Kerze entzündet. Besonders schön finde ich, dass jeder auf die unterschiedlichste Weise in dieser Andacht berührt wird. Dem einen kommen die Tränen, der nächste ist begeistert von der Musik und hätte sie am liebsten viel lauter gehört und wieder ein anderer möchte gern wissen, woher der Text stammt, den man ausgesucht hat. Für jeden ist etwas anderes wichtig, aber das gemeinsame Gestalten und Erleben verbindet uns miteinander.

Mit vereinten Kräften haben wir es geschafft, dieses Haus mit Leben zu füllen. Auch wenn es uns oft schwer fällt, gehört das Abschiednehmen auch zum Leben. Für mich ist es der Teil des Lebens, in dem Rituale ganz besonders verbinden und stützen. In einem Hospiz ist das Abschiednehmen endgültig. Nach und nach wurden Rituale gestaltet, die uns die Möglichkeit geben, dem verstorbenen Gast noch einmal besondere Aufmerksamkeit zu schenken. So, wie die Begrüßung des Gastes mit Blumen begann, so verabschieden wir unseren Gast auch mit Blumen. Vor seine Zimmertür werden, der

Jahreszeit entsprechend, Blumen gelegt. Oft sind es Blumen, die dem Gast gehörten, aber auch Blumen, die wir von draußen holen. Auch auf das Bett der Verstorbenen werden oft Blumen gelegt. Auf dem Flur entzünden wir eine Kerze, die erst wieder gelöscht wird, wenn der Verstorbene das Haus verlassen hat.

An die für mich schönste Gestaltung dieses Rituals erinnere ich mich noch ganz genau. Im Sommer des Jahres 2006 verstarb bei uns ein junger Mann, der einen Sohn von 8 Jahren hatte. Ich hatte mit einem Kollegen, der von seiner Ausbildung Kinderkrankenpfleger ist, Spätdienst. Der kleine Junge hat, mit Unterstützung meines Kollegen, „unser" Ritual für seinen Vater gestaltet. Es begann damit, dass er für den Vater eine Kerze im Zimmer anzünden wollte. Nachdem dies geschehen war, gab es eine wahre Kettenreaktion. Immer wieder kam er zu meinem Kollegen oder zu mir und bat um ein weiteres Teelicht, um es im Zimmer seines Vaters entzünden zu können. Was entstand, war ein wunderschönes Lichtermeer. Natürlich fanden auch Blumen in der Gestaltung des Jungen für den Vater Platz. Es ging sogar soweit, dass mein Kollege mit dem Jungen das Haus verließ. Nach geraumer Zeit kamen sie mit wunderschönen Rosen zurück, deren Herkunft ich glücklicherweise nicht mehr erinnere. Ich denke, mit Hilfe meines Kollegen, der dem Jungen die Möglichkeit gab, das Zimmer seines Vaters auf ganz besondere Weise zu gestalten, hat der Junge genau die Unterstützung erfahren, die für ihn wichtig war.

Ein Ritual des Abschieds von ganz anderer Art gibt es bei uns erst seit einigen Monaten. In einer Arbeitsgruppe wurde eine große Auswahl von Texten, religiös und weltlich, zusammengestellt. Ergänzt werden diese Texte von mehreren CDs mit unterschiedlicher Musik. Ist ein Gast verstorben, sucht ein Mitarbeiter einen Text und eine Musik aus, die seiner Meinung nach gut zu diesem Verstorbenen passt oder die ihm, möglicherweise, gut gefallen hätte. In der Mittagszeit, kurz bevor das Pflegepersonal seine Übergabe macht, versammeln sich alle, die es möchten, das heißt, natürlich auch die Angehörigen, im Zimmer des Verstorbenen, um den ausgesuchten Text zu lesen und die Musik zu spielen. Wer möchte, tritt noch einmal an das Bett des Verstorbenen, um ihm einen Wunsch mit auf den Weg zu geben oder ihn einfach noch einmal zu berühren und ihm nahe zu sein. Ein letztes Geschenk von uns ist eine Karte zum Abschied mit einem besonderen Vers darauf. Diese Karte wird dem Verstorbenen mitgegeben, wenn er das Haus verlässt.

Das Ritual kann Angehörigen helfen, einen geliebten Menschen gehen zu lassen. Uns Mitarbeitern gibt es die Möglichkeit, unseren Gast zu verabschieden und in der Gemeinschaft die Kraft für die Begleitung neuer Gäste zu finden.

Thomas Agthe

Letzte lebenswerte Tage

Im Hospiz des Evangelischen Waldkrankenhauses gibt es ein festes Ritual, das die Verstorbenen und ihre Angehörigen begleitet: Vor der Tür des „Gastes", der davongegangen ist, findet der Besucher Blumen. Gleichzeitig sieht er ein Kerzenlicht brennen. Und dieses Licht wird erst verlöschen, wenn der Gast das Haus in seinem allerletzten „Heim", dem Sarg, verlassen hat. Die Wirkung solcher Rituale sollte der „voll im Leben stehende" Besucher im Hospiz nicht unterschätzen – spenden sie doch Sterbenden und Toten Würde, bieten sie doch Verwandten und Freunden der verstorbenen Menschen Halt. Den Pflegerinnen und Pflegern im Hospiz selbst lindern sie die Last bis hin zu dem Moment, wo sie sich sagen müssen: *„Jetzt können wir nichts mehr tun."* Dann brennt da noch das Licht.

In diesen Tagen ist der Hospizverein Bonn e.V., der das stationäre Haus am Waldkrankenhaus materiell und personell unterstützt und gleichzeitig die ambulante Hospizarbeit durchführt, zehn Jahre alt geworden. Anlass genug für Feierlichkeiten, unter anderem die Aufführung des Märchens vom „Gevatter Tod". Der ist uns je nach Lebensalter tausendfach bekannt, meist Haupt- oder Nebendarsteller allabendlich im Fernsehen oder Kino. In den Computerspielen beansprucht er eine tragende Rolle. Überall dort ist er uns ein mit Spannung erwarteter Zeitgenosse – nur als den lebendigen Begleiter unseres Lebens mögen wir ihn nicht in der Nähe haben. *„Komm weg, da wird gestorben."* Dieser Ausruf steht, wie es die ehrenamtliche Mitarbeiterin Christel Reppich im Wintergarten des Hospizes schildert, für die Reaktion der meisten Bürger gegenüber den Einrichtungen, die das „Sterben in Würde" ermöglichen wollen. Und weil der Bürger, solange er nicht selbst die Eltern oder die Großeltern zum Tode begleiten muss, folglich nicht weiß, wie die Arbeit in den Hospizen verläuft, kann er auch nicht ermessen, dass dort bewusst gelebt wird, bis zuletzt. Und dass es diese letzten Wochen und Tage sind, die die hauptamtlichen und die ehrenamtlichen Mitarbeiter den „Gästen" lebenswert gestalten. *„Das wissen die wenigsten: Hier wird ja auch noch gelebt"*, sagt der Leiter des Hospizes, Sebastian Otte. Und natürlich wird der Bürger meist nicht wissen, dass die derzeit 40 ehrenamtlichen Helfer des Vereins sowie die 18 fest angestellten Mitarbeiterinnen und Mitarbeiter des stationären Hospizes beim Waldkrankenhaus sich auch als Beistand und Unterstützer der Angehörigen Sterbender verstehen. Die Angehörigen zu stützen, ist nämlich eine der Hauptaufgaben der Hospizhelfer, wie die Sprecherin des Vereins, Susanne Gundelach, erklärt. Denn sie haben Hilfe oft ebenso nötig wie Frau und Mann auf ihrem letzten Weg.

Oder schlicht, weil sie, berufstätig und in beengten Verhältnissen lebend, schon von den äußeren Umständen her überfordert sind. Groß ist die Erleichterung bei vielen Angehörigen, wenn erst einmal geregelt ist, dass der Hospizverein entweder nach Hause kommt, oder das vor dem Tode stehende Familienmitglied in das Hospiz im Waldkrankenhaus übersiedeln kann. So erfahren es die Mitglieder des Vereins immer wieder. Wobei, wie es die Koordinatorin des Hospizes, Ines Keil-Schulze, schildert, als erstes Ziel der Betreuung Sterbender hoch gehalten wird, dass sie bei der Familie bleiben können. Otte: *„Der familiäre Gedanke wird im Hospiz gelebt."*

Wenn auch Gevatter Tod in der Regel nach Kräften verdrängt wird, so finden die Hospizvereine und -bewegungen viele Interessenten, die sich um Mitarbeit bemühen. Doch ist, wie man auch beim Hospizverein Bonn weiß, längst nicht jedermann in der Lage, diese schwierige Aufgabe auszufüllen. Folglich wird in einem höchst tief greifenden Auswahlverfahren das Personal gefunden und angelernt. Wer hier die einjährige Vorbereitungszeit absolviert und zum Schluss sein Zertifikat eines ehrenamtlichen Hospizhelfers in den Händen hält, dem ist auch auf höchst persönliche Weise auf den seelischen Zahn gefühlt worden. Dessen Bewusstsein und Kenntnis seiner selbst haben eine Probe bestanden und auch die Kernfrage der Probandengespräche: *„Was ist bei mir eigentlich los?"* Eine Frage im Übrigen, die sich, wie die

Hospizmitarbeiter erleben, so mancher Arzt stellen könnte. Im Umgang mit den Sterbenden, so weiß Sebastian Otte, bleibt von großer Wichtigkeit, dass man ehrlich ist und den letzten Weg der Gäste nicht mit Lügen und falschen Hoffnungen pflastert. Das ist nicht unbedingt die Praxis der Mediziner – dem Heilen verschrieben und an den dazu nötigen Apparaturen ausgebildet – mit Menschen umzugehen, die vor der großen Pforte stehen. Wie sonst käme es, dass das Hospiz am Waldkrankenhaus so manchem Patienten schon als „Reha-Klinik" angepriesen worden ist?

Heilung im medizinischen Sinne ist im Hospiz im Waldkrankenhaus, das zusammen mit der Strahlentherapie in einem Gebäude untergebracht ist, wahrlich nicht zu erwarten. Vielleicht aber im spirituellen Sinn. Und den vielen Helfern, die hier freiwillig oder angestellt in der unmittelbaren Nähe des Gevatters Tod ihre Arbeit machen, hält das Haus eine Belohnung bereit. Christel Reppich: *„Du bekommst so viel zurück. Es gibt einem auch eine Menge Kraft fürs eigene Leben."*

In Einrichtungen der Altenpflege

Cornelia Nicolaus

Leben und Sterben im Haus am Redoutenpark

Das evangelische Altenzentrum „Haus am Redoutenpark" ist eine Einrichtung in Trägerschaft der „Rheinischen Gesellschaft für Innere Mission und Hilfswerk GmbH". Zum Altenzentrum gehören 80 Pflegeplätze, 38 Wohnplätze des Service-Wohnens und eine Begegnungsstätte. Seit nunmehr 20 Jahren begleiten wir die Bewohnerinnen und Bewohner nach einem ganzheitlichen Pflege- und Betreuungskonzept auf der Basis aktueller medizinischer und pflegefachlicher Erkenntnisse und fördern somit das Gefühl der Zufriedenheit, Sicherheit und Geborgenheit. Das christliche Menschenbild bildet die Grundlage unserer Gesamtkonzeption und unseres Handelns.

Die demographischen Veränderungen und die Auswirkungen der Pflegeversicherung mit dem Grundsatz *„ambulant vor stationär"* haben in den vergangenen Jahren zur verstärkten Auseinandersetzung mit Sterben und Tod geführt. Die neuen Bewohner, die bis zu einem Zeitpunkt im häuslichen Bereich gepflegt und betreut wurden, an dem dies nicht mehr möglich war, kommen mit Diagnosen, die aussagen, dass wir für sie Begleiter auf ihrem letzten, sehr kurzen Stück Lebensweg sind.

Im Juni 2002 wurde daher die Hospizarbeitsgruppe für das „Haus am Redoutenpark" mit dem Ziel gegründet, Sterben, Tod und Trauer als Bestandteile des Lebens in den Pflege- und Betreuungsalltag noch besser zu integrieren. Sterbebegleitung als Lebensbegleitung und nicht als isoliertes Geschehen.

Nach Festlegung der Rahmenbedingungen wurden die Erwartungen und Wünsche der Arbeitsgruppenmitarbeiter abgefragt. Fachtexte zur Hospizarbeit, geistliche Texte und Selbsterfahrung waren Bestandteile der ersten Treffen und führten zu facettenreichen Diskussionen. Hilfe erhielten wir zu Beginn von Frau Adelheid Kayser vom Hospizverein Bonn, aber auch Fritz Roth von der Trauerakademie in Bergisch Gladbach und der Besuch des Hospizes in Lohmar haben wesentlich zum Vorankommen beigetragen.

Der erste Schritt in die Praxis war die Erarbeitung eines Fragebogens, welcher an Bewohner und Angehörige, Angehörige verstorbener Bewohner, Mitarbeiter und ehrenamtliche Mitarbeiter ausgegeben wurde. Mit dem Fragebogen wollten wir den in alle Richtungen vorhandenen Bedarf abklären und unser weiteres Vorgehen für die Arbeitsgruppe festlegen. Im Ergebnis: Die hospizliche Begleitung wurde von Bewohnern, Angehörigen und Mitarbeitern ausdrücklich gewünscht. Angehörige wollten mehr einbezogen sein. Mitarbeiter wünschten für ihre Trauerarbeit Raum und Zeit, um Abschied nehmen zu können. Den Wünschen des sterbenden Bewohners gerecht zu werden, stand für alle an oberster Stelle. Schmerztherapie und Patientenverfügung hatten einen hohen Stellenwert dahingehend, dass Informationen nicht ausreichend vorhanden waren.

Es ergaben sich verschiedene Projekte:

Ein Standard „Sterben und Tod" wurde erarbeitet, in dem Ziele, Maßnahmen und Besonderheiten für das „Haus am Redoutenpark" festgelegt wurden. Der Standard ist Bestandteil der Heimeinzugsmappe für Bewohner und Angehörige und der Einarbeitungsmappe für neue Mitarbeiter. Unser Pflegemodell „Pflege nach Monika Krohwinkel" enthält 13 Aktivitäten und existentielle Erfahrungen des täglichen Lebens und steht für aktivierende Pflege und Betreuungsmaßnahmen. Der Punkt 13 *„Mit existenziellen Erfahrungen des Lebens umgehen"* bedeutet, dass Pflege- und Betreuungspersonen Bewohner und Angehörige in der Auseinandersetzung mit Angst, Isolation, Ungewissheit, Sterben und Tod begleiten. Weltanschauung, Glaube, Religionsausübung, lebensgeschichtliche Erfahrungen und Biografie spielen eine wichtige Rolle.

Ein Projekt wurde in Zusammenarbeit mit der Glasfachschule des Berufskollegs Rheinbach umgesetzt. Es ging um die Ausgestaltung eines „Raumes der Stille", in welchem Bewohner verabschiedet werden können. Die Schüler unter Begleitung ihres Lehrers, Herrn Linden, erstellten verschiedene Entwürfe, die einer Kommission von Bewohnern, Ehrenamtlichen und Mitarbeitern vorgestellt wurden. Frauke Vreden setzte dann ihren Entwurf als Abschlussarbeit um.

Große Aufmerksamkeit widmen wir der Aussegnung. Bewohner, die in unserem Haus sterben, werden in einer Aussegnungsfeier, die in der Regel im Zimmer des Bewohners stattfindet, verabschiedet. Bestandteil der Aussegnung ist das Erinnern an gute wie schwere Zeiten im Zusammenleben. Das Gespräch darüber bringt uns den Verstorbenen noch einmal ganz nahe. Zum „Handwerkszeug" gehört der Trauerkasten, ausgestattet mit religiös-spirituellen Texten, Symbolen und Gegenständen zur Gestaltung eines würdevollen Rahmens. Wichtig war uns aber auch, der Bewohner zu gedenken, welche im Krankenhaus sterben. Das Nicht-Wiederkommen soll ebenfalls mit einem Abschied am Kruzifix auf der Brücke, im Zentrum des Hauses, seinen Abschluss finden. Mitbewohner und Mitarbeiter nehmen das dankbar an.

Pfarrer Klaus Eberhard begleitete Mitarbeiter in besonderen Schulungen für die Aussegnungsfeiern, und inzwischen gestalten Mitarbeiter diese auch selbständig.

Einmal im Jahr findet ein ökumenischer Gedenkgottesdienst statt, zu der die Angehörigen der verstorbenen Mitbewohner eingeladen werden. Die Teilnehmenden äußerten sich immer wieder sehr dankbar.

Die Zusammenarbeit mit den evangelischen und katholischen Pfarrern, die mit viel Engagement in der Hospizarbeitsgruppe mitgearbeitet haben, hat wesentlich dazu beigetragen, dem Abschied den Rahmen wiederzugeben, den er über die vielen Jahre der Ausgrenzung in der Gesellschaft verloren hatte. Dem Bewohner im feierlichen Rahmen am Totenbett so nahe zu sein, wurde von vielen Angehörigen als Geschenk gesehen und mit den Worten *„das war viel schöner als die Trauerfeier"* beschrieben.

Immer wieder ist es das Anliegen der Arbeitsgruppe, Sterben und Tod in unserer Einrichtung sprechbar zu machen. Ethische Fallbesprechungen zu Konfliktfällen im Sinne der Ethikkommission des Trägers und der Fragebogen zur Hospizbegleitung sichern die stetige Verbesserung unserer Fachkompetenz und Sensibilität. Auch die in diesem Jahr unter der Leitung von Frau Ines Keil-Schulze vom Hospizverein Bonn für unsere Mitarbeiter durchgeführte Hospizhelfer-Schulung wird die hospizliche Grundhaltung in unserem Hause weiter stärken.

Feste Rituale, wie die Abendandachten (von Mitarbeitern und ehrenamtlichen Mitarbeitern durchgeführt) runden mit Kaffeenachmittagen, Themenabenden der Pfarrer, Info-Veranstaltungen im Rahmen der Begegnungsstättenarbeit und Ausstellungen das Angebot der Hospizarbeitsgruppe ab.

Was bleibt, ist unser Anliegen, die im Zusammenleben mit den Bewohnern gestaltete Zeit des Lebens und Sterbens im „Haus am Redoutenpark" für alle Beteiligten so individuell als möglich, personenzentriert und würdevoll zu gestalten.

Wolfgang Picken

„Integriertes Hospiz" in der Altenpflege – eine Modell-Initiative der Bürgerstiftung Rheinviertel

„Ohne Schmerzen leben. Liebevoll begleitet sein. In gewohnter Umgebung sterben dürfen", das ist das Ideal, welches die Initiative „Integriertes Hospiz" der Bürgerstiftung Rheinviertel in den beiden

Godesberger Altenheimen CBT-Wohnhaus Emmaus und St. Vinzenzhaus verfolgt. Den Sterbenden und Schwerstpflegebedürftigen in den Altenpflegeheimen soll eine intensivere Begleitung und medizinische Betreuung ermöglicht werden. Auch im Altenheim soll niemand einsam und verlassen sterben oder auf die Hilfe moderner Palliativmedizin verzichten müssen. Die BewohnerInnen sollen im gewohnten Umfeld, in ihrem Zimmer/ihrer Wohnung, sterben können. Zum Konzept des „Integrierten Hospizes" gehört es folglich nicht, eine eigene Station im Altenpflegeheim zu errichten oder – wie in einem stationären Hospiz – Möglichkeiten dafür zu schaffen, Sterbende speziell für die Phase des Sterbens in das Altenheim aufnehmen zu können. Das „Integrierte Hospiz" ist integraler Bestandteil des gesamten Pflegekonzeptes und richtet sich an die bereits im Altenheim Wohnenden.

Die Hospizschwester, der die Leitung des Projektes anvertraut wird, ist eine qualifizierte Fachschwester und versteht sich als Begleiterin für die betroffenen BewohnerInnen des Hauses, ihre Angehörigen und auch für die MitarbeiterInnen in der Pflege. Sie steht an der Seite der Sterbenden und unterstützt Angehörige und MitarbeiterInnen bei der Begleitung der Betroffenen. Durch frühzeitige Bildungsangebote für Angehörige und durch regelmäßige Palliativarbeitskreise und -konferenzen mit den MitarbeiterInnen sorgt sie als Palliativverantwortliche des Hauses für Aufklärung, Qualifizierung und Auswertung der Arbeit. Damit die Begleitung der Sterbenden intensiv und durchgängig ermöglicht werden kann und Ehrenamtliche in diese verantwortliche Aufgabe eingebunden werden können, gehört es zu den Aufgaben der Hospizschwester, einen Kreis Ehrenamtlicher zu bilden, zu qualifizieren, ihm vorzustehen und den Einsatz der Helfer zu organisieren. Schließlich schlägt sie der Hausleitung und der Bürgerstiftung Rheinviertel jährlich Mitarbeiter der unterschiedlichen Wohnbereiche zu palliativmedizinischen Fortbildungen vor, damit zunehmend mehr Pflegende über die gewünschte Qualifikation verfügen.

Im „Integrierten Hospiz" ist nicht nur der unmittelbare Begleitungsprozess Sterbender im Blick, sondern auch eine adäquate Schmerzversorgung aller BewohnerInnen. Die Entwicklungen im Bereich der modernen Schmerzmedizin sollen nicht erst im Sterbeprozess zum Einsatz kommen. Wissenschaftliche Untersuchungen weisen nach, dass 85% bis 90% aller alten Menschen über 75 Jahren unter Schmerzen leiden. Jedoch erhalten nur 4% dieser Altersgruppe eine schmerztherapeutische Behandlung. Der Schmerz wird folglich als „normale" Begleiterscheinung des Alters wahrgenommen und ertragen. Die damit einhergehende Verminderung der Lebensqualität wird als gegeben hingenommen, obwohl eine differenzierte Schmerztherapie die Symptome wirkungsvoll lindern oder beheben könnte. Die Palliativverantwortliche hat deshalb die Aufgabe, zusammen mit den behandelnden Ärzten eine standardisierte Feststellung der Schmerzsituation aller Bewohner zu entwickeln und zu etablieren. Im gegebenen Fall bemüht sie sich um die Vermittlung einer Schmerztherapie und begleitet sie.

Die konkrete Tätigkeit der Hospizschwester setzt bei der Begrüßung der neuen BewohnerInnen ein. Bereits in der Einzugsphase stellt sich die Schwester vor und gibt Einblick in ihre Arbeit. Sie vermittelt den neuen BewohnerInnen das Gefühl, sich bei Schmerzen, in schwerer Pflegebedürftigkeit und im Sterbeprozess in besonderer Weise medizinisch und menschlich begleitet wissen zu dürfen. In diesem Zusammenhang bereitet sie mit den neuen BewohnerInnen eine Patientenverfügung vor oder veranlasst entsprechende Eintragungen in die Pflegedokumentation. Eine wichtige Aufgabe der Hospizschwester ist es, im „normalen" Lebensalltag des Altenheimes regelmäßigen Kontakt zu allen BewohnerInnen herzustellen, damit sie – insbesondere auch den dementen BewohnerInnen – schon frühzeitig bekannt und vertraut ist.

Verschlechtert sich der Zustand eines Bewohners, werden Schmerzen geäußert oder zeichnet sich der Beginn eines Sterbeprozesses ab, wird die Hospizschwester unverzüglich von den Wohnbereichen verständigt und in die weiteren Planungen hinsichtlich der Pflege und Begleitung einbezogen. So wird sichergestellt, dass jede(r) BewohnerIn in den Vorzug einer zusätzlichen fachlichen Begleitung kommt. In Ernstfällen, insbesondere dann, wenn eine Krankenhauseinweisung diskutiert wird, muss – sofern realisierbar – die Palliativverantwortliche konsultiert werden. Sie berät mit den Verantwortlichen des Wohnbereiches das weitere Verhalten und nimmt den Konsultationsprozess mit den behandelnden Ärzten und den Angehörigen auf.

Eine möglichst intensive Zuwendung durch die Hospizschwester erfahren die Sterbenden. Die Schwester hat Zeit für die Begleitung und die fachliche Unterstützung der Pflege, und das auch über den oft längeren Zeitraum eines Sterbeprozesses. Sie achtet darauf, dass der Sterbende möglichst in den Genuss aller denkbaren palliativmedizinischen Hilfen und jeder seelischen Unterstützung kommt. Insbesondere bei den Dementen unter den Sterbenden bewährt sich, dass zur Ausbildung der Hospizkräfte im „Integrierten Hospiz" die Betreuung und Begleitung dementer HeimbewohnerInnen gehört. Hier stoßen oft ehrenamtliche und nicht professionelle Kräfte an ihre Grenzen.

Die Arbeitszeit der Palliativverantwortlichen orientiert sich flexibel am jeweiligen Bedarf. Für die Nächte ist eine Rufbereitschaft und für Fehlzeiten eine Vertretungsregelung vereinbart.

Nach dem Tod eines Bewohners sorgt die Palliativverantwortliche in Zusammenarbeit mit den Wohnbereichen für die Aufbahrung und Verabschiedung des Toten und die Begleitung der trauernden Angehörigen.

Die Initiative „Integriertes Hospiz" in den beiden Altenheimen des Rheinviertels wird von der Bürgerstiftung Rheinviertel vollständig finanziert. Gegenwärtig bedeutet das, dass in jedem Haus eine Hospizschwester/Palliativverantwortliche als Vollzeitkraft zusätzlich tätig ist, die durch die Stiftung refinanziert wird. In einem Konzept wurden die Rahmenbedingungen für das „Integrierte Hospiz" und in einer Stellenbeschreibung der Einsatz der Hospizkräfte zwischen der Bürgerstiftung Rheinviertel und den Altenheimen festgelegt und verbindlich geregelt. In absehbarer Zeit ist an eine Ausweitung des personellen Engagements gedacht. Insbesondere wegen der vielen nächtlichen Begleitungsaufgaben der Hospizschwester und der zahlreichen Sterbeprozesse, die über einen längeren Zeitraum andauern, soll in jedem Altenheim eine weitere Hospizschwester als Halbzeitkraft zum Einsatz kommen. In Planung ist auch der Einsatz einer ambulanten Hospizkraft im Rheinviertel, die eine Begleitung Sterbender in dem gewohnten Umfeld ihrer Wohnungen mit ermöglichen und die Begleitung durch Angehörige und Freunde unterstützen soll.

Auch der Bereich ehrenamtlicher Tätigkeit wird im „Integrierten Hospiz" zunehmend ausgedehnt werden. Zurzeit begleitet eine Gruppe von drei Ärztinnen ehrenamtlich die Arbeit der Hospizschwestern/Palliativverantwortlichen. Sie stehen für Fallbesprechungen, für die Entwicklung medizinischer Standards und den fachlichen Austausch mit den niedergelassenen Ärzten zur Verfügung. Darüber hinaus sollen speziell ausgebildete Ehrenamtliche besonders im Bereich der langfristigeren Begleitung von HeimbewohnerInnen und bei Sitzwachen zum Einsatz kommen. Dabei wird besonderer Wert darauf gelegt werden, dass die ehrenamtlich Tätigen gerade bei demenzerkrankten Sterbenden kontinuierlich für die Begleitung zur Verfügung stehen. Die Vertrautheit und der emotionale Bezug erleichtern hier besonders den Zugang zu den Sterbenden.

Die „Integrierten Hospize" im Rheinviertel folgen dem vom Autor andernorts initiierten Beispiel des ersten „Integrierten Hospizes" in einem deutschen Altenheim als Nummer zwei und drei bundesweit. Die Stiftungsinitiative möchte auch anderen Altenheimen Anregung für vergleichbare Projekte hospizlicher und palliativmedizinischer Begleitung in ihren Häusern sein. Die Bürgerstiftung Rheinviertel hofft mit ihrem Engagement einen verstärkenden Impuls dafür setzen zu können, dass möglichst viele HeimbewohnerInnen ohne Schmerzen und unnötiges Leiden leben und jeder würdig Abschied vom Leben nehmen kann.

Verena Gräfin von Plettenberg

Hospizliches Konzept der „Sunrise Domizile"

Es mag auf den ersten Blick vielleicht verwundern, dass ein Artikel über das „Sunrise Domizil" im „Hospizlichen Wegbegleiter" erscheint. Handelt es sich dabei doch nicht um ein Hospiz, sondern ein Seniorendomizil. Aber genau dieses schließt sich nicht aus, denn unsere Philosophie entspricht genau dem hospizlichen Grundgedanken: Menschen ein stabiles Zuhause zu geben und dort bis zuletzt für bestmögliche Lebensqualität zu sorgen.

Das Konzept sieht vor, unseren Bewohnern nicht nur am Lebensabend, sondern auch in der letzten Lebensphase eng zur Seite zu stehen. Das beinhaltet für alle Menschen, die sich entscheiden, hier ihren Lebensabend zu verbringen, dass sie nicht mehr umziehen müssen und in ihrem „neuen Zuhause" bleiben können bis zuletzt.

Die Bewahrung der Würde jedes einzelnen ist ein wesentliches Merkmal der Pflege- und Betreuungsphilosophie unseres Hauses: Jeden Bewohner als Individuum anzunehmen und zu respektieren und ihn mit seiner einzigartigen und ganz persönlichen Lebensgeschichte wahrzunehmen. Bei „Sunrise" steht der Bewohner im Mittelpunkt. Diese Merkmale sind auch das Fundament der Begleitung Sterbender. Das gesamte Pflege- und Betreuungspersonal ist hospizlich geschult, damit es den Bewohner in seiner letzten Lebensphase würdevoll und empathisch begleiten kann. Dies ist möglich, weil das Mitarbeiterteam an die jeweilige Bewohnerzahl und an die jeweiligen Bedürfnisse flexibel angepasst wird.

Was heißt es, bei „Sunrise" hospizlich geschult zu sein? Es bedeutet:
- Den anderen in seiner Einmaligkeit anzunehmen und wahrzunehmen,
- Da-sein (ohne Erwartungen, ohne Wertungen),
- Integration der gesamten Lebensgeschichte in die Begleitung.
- Zeit haben,
- die Sensibilisierung der Wahrnehmung: genauer hinhören, genauer hinschauen, genauer hinspüren,
- Situationen auszuhalten, die nicht mehr zu ändern sind,
- Wünsche des Sterbenden zu erkennen,
- Gefühle zuzulassen,
- körperliche Erleichterung und eine angemessene Umgebung zu schaffen.

Sterbende sind Lebende bis zuletzt mit Wünschen und Bedürfnissen. Uns ist es ein großes Anliegen, die Lebensqualität der Sterbenden zu erhalten und möglichst noch zu verbessern, Leiden zu lindern und auch die Angehörigen zu betreuen.

Jeder Bewohner hat zwei Bezugsbetreuer. Sie begleiten den Senior, wenn möglich, vom Einzug ins Domizil bis zu seinem Lebensende. So kann Vertrauen wachsen, Beziehung und Kontinuität entstehen. Dies ist wichtig für die Gewährleistung einer achtsamen und würdevollen Begleitung, vor allem in der letzten Lebensphase. Die Betreuung und Begleitung unserer Bewohner übernehmen interdisziplinäre Teams, zu denen auch Fachärzte aus der Geriatrie und aus der Palliativmedizin gehören. Ferner werden auf Verlangen des Bewohners externe Fachkräfte wie Ergo-, Physio-, Kunst-, Musik- und Atemtherapeuten, aber auch Psychologen und Seelsorger in die Begleitung mit eingebunden.

Ein wesentlicher Bestandteil der Sterbebegleitung ist auch die Integration von Familie und Freunden unserer Bewohner. Dies sieht konkret so aus, dass Angehörige und Freunde zu jeder Tages- und Nachtzeit bei dem Sterbenden sein können und im Hause auch die

Möglichkeit haben, zu übernachten und hier ihre Mahlzeiten einzunehmen.

Der von der englischen Krankenschwester und Ärztin Cicely Saunders entwickelte Leitgedanke ist auch für uns der Leitfaden bei der Begleitung Sterbender:

Du bist wichtig
weil Du eben Du bist
Du bist bis zum letzten Augenblick
Deines Lebens wichtig
und wir werden alles tun damit
Du nicht nur in Frieden sterben
sondern auch bis zuletzt leben kannst

Um diesem Anspruch gerecht zu werden, baut „Sunrise" zusätzlich zu dem geschulten Pflegepersonal ein Team von ehrenamtlichen Seniorenbegleitern und auch Hospizhelfern auf.

Im Krankenhaus

Gaby Wallraf und Thomas Neuhaus

Sterbebegleitung im Akutkrankenhaus – ein Erfahrungsbericht

Mit der Einrichtung eines stationären onkologischen Schwerpunktes im Johanniter-Krankenhaus Bonn ist in den letzten Jahren die Anzahl derjenigen Patienten, die zu einer speziellen onkologischen Behandlung oder Diagnostik aufgenommen wurden, deutlich gestiegen. Ebenso sind jedoch auch vermehrt Patienten behandelt worden, deren Allgemeinzustand sich aufgrund einer fortgeschrittenen und nicht mehr heilbaren Tumorerkrankung soweit verschlechtert hatte, dass sie nur noch eine begrenzte Lebenserwartung besaßen.

Obwohl einige dieser Patienten in die umliegenden Hospiz- und Palliativeinrichtungen verlegt wurden, so haben wir doch in den

letzten Jahren zahlreiche Sterbende pflegerisch, medizinisch, psychologisch und seelsorgerisch bis zum Tode begleitet, und wir gehen davon aus, dass diese Zahl eher weiter steigen als absinken wird. Hierfür gibt es im Wesentlichen drei Gründe:
- Zum einen ist, wie aktuelle Daten belegen, der Bedarf an Hospiz- und/oder Palliativbetten bisher nur zu etwa einem Viertel gedeckt.
- Zum anderen ist bei einem großen Teil der Patienten, die bei uns aufgenommen werden, der Sterbeprozess so rasch fortgeschritten, dass eine Weiterverlegung entweder aus logistischen und bürokratischen Gründen in so kurzer Zeit nicht möglich oder dem Patienten aus medizinischer Sicht nicht mehr zuzumuten ist.
- Darüber hinaus äußern auch viele dieser Patienten, die überwiegend seit langer Zeit in unserem Hause behandelt wurden und die wir daher ebenso gut kennen wie sie uns, ausdrücklich den Wunsch, im Johanniter-Krankenhaus und nicht in einer für sie unbekannten Einrichtung sterben zu wollen.

Mithin stellt die Palliativmedizin inzwischen einen festen Bestandteil unserer Patientenversorgung dar. Dieses wurde erfreulicherweise von Anfang an von allen Seiten akzeptiert und ausdrücklich begrüßt, jedoch äußerten viele Mitarbeiter zugleich den Wunsch nach einer strukturierten Einführung und Ausübung der Palliativmedizin. Um dem Rechnung zu tragen, haben wir ein Konzept zur Sterbebegleitung im Akutkrankenhaus erarbeitet, das seit etlichen Monaten auf der onkologischen Schwerpunktstation eine Probephase durchläuft und das wir im Folgenden vorstellen möchten.

Unter Mithilfe unserer Psychoonkologin und eines seit Jahren palliativmedizinisch aktiven Apothekers haben wir zunächst einen „Standard für die Sterbebegleitung" zu Papier gebracht. Er beinhaltet sowohl Ausführungen über die Grundsätze der Palliativmedizin wie die Kommunikation und den Umgang mit dem Patienten und seinen Angehörigen als auch, basierend auf der aktuellen Fachliteratur, praxisnahe medikamentöse und pflegerische Vorschläge zur Behandlung der Beschwerden, die wir bei unseren Patienten regelmäßig sehen. Hierdurch soll eine einheitliche palliativmedizinische Versorgung der Patienten gewährleistet werden.

An dieser Stelle sei erwähnt, dass zwei Pflegekräfte der Station die Fachweiterbildung „Onkologische Pflege und Palliativpflege" sowie eine weitere Schwester den „Palliative-Care-Kurs" absolviert haben. Vier unserer Ärzte haben mittlerweile die Zusatzbezeichnung „Palliativmediziner" erlangt, so dass, was wir für sehr wichtig erachten, die Voraussetzungen für eine fachlich fundierte Anwendung der Palliativmedizin gegeben ist. Darüber hinaus können bei uns dank Mitarbeitern, die zertifizierte Ausbildungen absolviert haben, auch Aromatherapien und naturheilkundliche Pflege zum Einsatz kommen.

Vor kurzem hat eine Evaluation der palliativmedizinischen Versorgung begonnen. Hierzu sollen, zusätzlich zur üblichen Pflegedokumentation, die in jeder Schicht bei den jeweiligen Patienten angewandten symptombezogenen Maßnahmen detailliert beschrieben und deren Erfolg bewertet werden. Neben einer Qualitätskontrolle erwarten wir dadurch eine statistisch auswertbare Erfassung der palliativmedizinischen Leistungen in unserem Akutkrankenhaus, was in der Zukunft einen Vergleich mit spezialisierten Einrichtungen erlaubt.

Um das Konzept der Sterbebegleitung im Akutkrankenhaus umsetzen zu können, ist gerade während der ersten Zeit eine Reflexion darüber, wie wir unsere Arbeit leisten und ob es Dinge gibt, die man verbessern könnte, sehr wichtig. Während unserer Überlegungen und der Gespräche mit den verschiedenen Mitarbeitern zum Thema „Sterbebegleitung im Akutkrankenhaus" sind uns viele Dinge immer bewusster geworden.

So wurde beispielsweise rasch deutlich, welche herausragende Bedeutung die vermeintlich selbstverständliche ausführliche, offene und frühzeitige Aufklärung der Patienten und ihrer Angehörigen über die Erkrankung, deren Prognose und den möglichen weiteren Verlauf für die palliativmedizinische Versorgung besitzt, zumal wenn der Patient die Zusage erhält, dass ihm unabhängig vom weiteren Verlauf geholfen werden wird. Dieses ist die Basis für ein vertrauensvolles Patienten-Arzt-Verhältnis, was insbesondere in der Phase der Sterbebegleitung äußerst wichtig ist.

Ein weiteres Problem im Akutkrankenhaus mit einem onkologischen Schwerpunkt besteht darin, beim einzelnen Patienten den Zeitpunkt zu definieren, ab wann eine rein palliativmedizinische Versorgung stattfinden sollte. Viele der von uns behandelten Patienten leiden an grundsätzlich nicht heilbaren Tumorerkrankungen und erhalten häufig über Monate und Jahre „palliative" Chemotherapien. Da hier die Krankheitskontrolle im Vordergrund steht, sehen wir dies nicht als Palliativmedizin im engeren Sinne an, jedoch sind die teilweise sogar innerhalb eines stationären Aufenthaltes auftretenden Übergänge zur ausschließlichen Symptomkontrolle fließend. Um dieser Problematik zu begegnen, einigten wir uns auf ein wöchentlich stattfindendes Treffen, bei dem die aktuell auf unserer Station liegenden Patienten aus palliativmedizinischer Sicht besprochen werden. Dieser wöchentliche Arbeitskreis, an dem die Oberärzte der onkologischen Abteilung, die Psychoonkologin, die Sozialarbeiterin, die Seelsorge und mindestens eine der leitenden Pflegekräfte teilnehmen, stellt, basierend auf einem interdisziplinären Austausch, Überlegungen zu konkreten Problemen bei einzelnen Patienten an und entwickelt Lösungsvorschläge. Insbesondere die Rückmeldungen und Anmerkungen der Psychoonkologin sind in diesem Zusammenhang von zentraler Bedeutung. Unabhängig von einer angestrebten personellen Ausweitung dieses Arbeitskreises bleibt jedoch die Notwendigkeit einer ständigen und offenen Kommunikation im gesamten Team. Selbstkritisch muss angemerkt werden, dass dies im Stress des Alltäglichen leider noch immer nicht optimal funktioniert, was schlicht auch die Grenzen der palliativmedizinischen Arbeit im Akutkrankenhaus aufzeigt. So stehen uns, um nur ein Beispiel zu nennen, zur Versorgung 30 onkologischer Patienten lediglich 10,5 examinierte Pflegekräfte zur Verfügung. dass von den Patienten regelmäßig mindestens zwei, zumeist aber mehr aus rein palliativmedizinischen Gründen stationär bei uns sind, findet im Personalschlüssel keine besondere Berücksichtigung.

Weiterhin bemühen wir uns, die Atmosphäre der Station zu verbessern. So schafften wir zum Beispiel neue Bilder an und Duftlämpchen, die zur bereits erwähnten Aromatherapie verwendet werden können. Außerdem gestalteten wir ein Zimmer als Pflege- und Begleitungszimmer um. In diesem Raum befindet sich neben einem Patientenbett mehr Mobiliar als in den anderen Krankenzimmern, unter anderem auch ein Schrankbett, so dass Familienmitglieder bei ihrem kranken Angehörigen übernachten können, ein Angebot, das natürlich nicht auf diesen Raum beschränkt ist. Des weiteren wurde der Tagesraum der onkologischen Station umgestaltet, so dass auch dieser zur angenehmen Atmosphäre beitragen kann.

Ein sehr wichtiger Aspekt unserer Arbeit ist es, das Augenmerk so früh wie möglich auf die weitere Versorgung unserer Patienten zu richten. Hier stellt sich die Frage: Ist eine Entlassung nach Hause gewünscht und möglich? Wenn ja, welche Unterstützung ist für den Patienten und seine Angehörigen notwendig? Hier gilt es daran zu denken, jede erforderliche Hilfe einzuschalten und ein möglichst gut funktionierendes Netzwerk von medizinischer, pflegerischer und psychosozialer Betreuung für den Patienten aufzubauen. Kontakte zu ambulanten Pflegediensten, Hospiz- und Palliativdiensten sowie zu den Hausärzten sollten schon im Krankenhaus hergestellt werden, was den Übergang nach Hause einfacher gestaltet. Gerade diesen engen Kontakt zu Organisationen, die mit der Betreuung von Palliativpatienten befasst sind, halten wir für unverzichtbar, da es vielen schwerkranken Patienten eine Rückkehr in die gewohnte Umgebung erst möglich macht.

Wir müssen täglich in dem Bewusstsein arbeiten, dass viele schwer kranke Menschen auf unseren Rat und unsere Hilfe und auf die gute Koordination aller für den Erkrankten wichtigen Einrichtungen angewiesen sind. Diese Verantwortung gegenüber Menschen, die nicht mehr die Kraft haben, sich um alle Dinge selbst zu kümmern, nehmen wir zutiefst ernst und werden sie in diesem Sinne jetzt und in Zukunft bestmöglich gestalten.

Persönliche Erfahrungen aus der ambulanten Hospizarbeit

Berichte Sterbender und ihrer Angehörigen zu Hause

Maria Gaus

„Hospiz" an meiner Seite

Noch bis vor ein paar Jahren glaubte ich, ein Hospiz sei eine Herberge für Pilger, die zum Beispiel nach Santiago de Compostella wallfahrten. Diesen Reisenden wurde außer Unterkunft und Verpflegung auch Hilfe bei Krankheit zuteil.

In meiner monatlich zusammenkommenden Frauengesprächsrunde wurde auch einmal das Thema „Hospiz" aufgegriffen. Da ich die Vorstellung hatte, diese segensreiche Einrichtung stünde heute nur mittellosen Schwerstkranken ohne pflegende Angehörige offen, ging ich davon aus, das Thema beträfe mich nicht und ich verbrachte den Abend deshalb anderweitig.

Doch nur allzu schnell veränderte sich meine Lage. Krebs ergriff meinen Körper zum zweiten Male und diesmal so schwer, dass an Heilung nicht mehr zu denken war. Meine beiden in Bonn wohnenden Töchter hörten von „Ambulanten Hospizen" und nahmen Kontakt zum „Hospizverein Bonn e.V." auf. Eigentlich wollten sie mich gleich zum Erstgespräch mit dorthin nehmen, aber die Arztbesuche nahmen so viel Zeit in Anspruch, und ich wollte noch meine Sachen ordnen und liebe Freunde mit schönen Andenken beschenken.

Würde meine Zeit für all die Vorhaben noch reichen? Plötzlich ging mir alles nur noch langsam von der Hand und ermüdete mich rasch.

Ich ließ meine Töchter lieber allein zum Hospiz gehen, zumal ich mich noch nicht sterbenskrank fühlte. Sie suchten aber den Kontakt zu einem solch frühen Zeitpunkt, um rechtzeitig zu erfahren, was der Hospizverein für mich tun könnte, wenn die Krankheit mir das Leben als Alleinwohnende noch schwerer machen würde und wie die Begleitung für sie als Angehörige aussieht, wenn ich in das letzte Stadium eintrete.

Sie trafen im Hospiz in der Waldstraße auf Dr. Martin und auf Frau Stammler, die zu jenem Zeitpunkt als Vertretung die vakante Stelle der Koordinatorin innehatten. Sie führten mit meinen Töchtern ein offenes und hilfreiches Gespräch in einer warmen und herzlichen Atmosphäre. Die Begleitung sollte aber erst zu einem späteren Zeitpunkt aufgenommen werden.

Viele kleine Metastasen, die der Arzt als harmlos erscheinen lassen wollte, fingen nach einiger Zeit an, ihr tückisches Wesen zu zeigen. Zufälligerweise wurde, nachdem ich immer wieder auf meine starken Kopfschmerzen hingewiesen hatte, eine Gehirnmetastase diagnostiziert und erfolgreich bestrahlt.

Zu diesem Zeitpunkt wandte sich meine jüngste Tochter mit der Frage an die neue Koordinatorin, Frau Keil-Schulze, und an Frau Stammler, ob jetzt der richtige Zeitpunkt gekommen sei, die Begleitung beginnen zu lassen. Die beiden Frauen besuchten mich zu Hause, um mich kennen zulernen, und Frau Stammler bot sich an, wenn ich damit einverstanden wäre und nicht eine andere ehrenamtliche Dame bevorzugen würde, meine Begleiterin zu werden. Meine Bedenkzeit war kurz, denn einen einfühlsameren Menschen hätte ich so schnell nicht finden können. Frau Stammler machte mit mir zunächst Spaziergänge im nahe gelegenen Wald, auf denen wir uns erst richtig kennen lernten und gemeinsame Interessen, besonders an der Natur, herausfanden.

Einmal hatte sie etwas im Hospiz zu erledigen und nahm mich mit hinein. Sie zeigte mir einige Räume und auch ein großes Gästezimmer, das so hell und freundlich war; direkt einladend für die letzten Lebenstage. An einem anderen Tag bat mich meine Tochter, eine Kassette mit der Aufzeichnung einer Hörfunksendung über die Hospizarbeit bei Frau Keil-Schulze abzugeben. Vor Ort wurde ich gebeten, noch ein bisschen zu bleiben. Der Raum füllte sich langsam mit freundlichen, an mir interessierten Menschen, bei denen ich mich herzlich aufgenommen fühlte. Ich lernte auch Dr. Martin kennen, der in seiner Jugendzeit im selben Stadtteil von Koblenz wie ich gewohnt hatte. Wenn ich ein paar Jahre länger dort hätte bleiben können, wäre ich vielleicht seine Lehrerin geworden. Umgekehrt hilft er mir jetzt mit seinen klugen Fragen, meine Lebensgeschichte hörbar aufzuzeichnen. Es wäre mir entschieden schwerer gefallen, dieses Projekt für meine Nachkommen alleine durchzuführen. Obwohl ich nun schon über ein Jahr lang betreut werde, lässt Frau Stammler telefonisch von sich hören und besucht mich oder fährt mich mit einem Rollstuhl aus dem Hospiz in die nähere Umgebung. Das genieße ich besonders, da ich nicht mehr richtig gehen kann.

Zwar habe ich bisher noch nicht am Leben im Stationären Hospiz teilgenommen, aber ich blicke mit innerer Beruhigung auf die Sicherheit, Freundlichkeit und Geborgenheit, die mir das Hospiz bieten wird.

Barbara Bogutzki-Yussef

PEG – vom langen Sterben meiner Mutter

Meine Mutter war 90 Jahre alt, als sie einen Schlaganfall erlitt. Bis dahin hatte sie selbständig in ihrer Wohnung gewohnt und konnte sich mit ihrem Rollator in der Wohnung bewegen. Sie brauchte von außen nur wenig Hilfe. Damit war es nun vorbei. Sie hatte ihre Fähigkeit eingebüßt zu sprechen und bald stellte sich heraus, dass ihr das Trinken große Schwierigkeiten bereitete. Sie konnte nicht mehr schlucken und die Flüssigkeit lief in ihre Luftröhre. Die behandelnden Ärzte rieten mir dazu, meiner Mutter eine PEG legen zu lassen, um sie damit künftig ohne große Komplikationen mit Nahrung und Wasser versorgen zu können. (PEG: „Perkutane endoskopische Gastrostomie" – ein direkt über die Bauchwand hergestellter Zugang zum Magen.)

Ich selber war eigentlich dagegen und habe das gegenüber den Ärzten so auch zum Ausdruck gebracht. Im Krankenhaus hat man mir jedoch ziemlich viel Druck gemacht und erklärt, meine Entscheidung für die PEG wäre sehr wichtig, weil meiner Mutter das Trinken doch so schwer fiele. Also versicherte ich mich zusätzlich bei meiner Hausärztin, die die Ansicht der Krankenhausärzte teilte und mir erklärte, ohne die PEG wären immer wieder Komplikationen zu erwarten, wie zum Beispiel Erstickungsanfälle. Außerdem müsste Mutter ohne PEG verdursten und verhungern. Nur aus den Reihen eines Pflegedienstes bekam ich die Auskunft, man könne auch ohne Sonde auskommen und die Mutter auf andere Weise mit Flüssigkeit versorgen. Obwohl ich ein ungutes Gefühl dabei hatte, gab ich dem Druck der Mediziner schließlich nach und die PEG wurde gelegt. Daneben wollte man meiner Mutter einen künstlichen Blasenausgang machen, was ich aber nicht gestattet habe.

So kam meine Mutter wieder nach Hause in ihre Wohnung. Noch im Krankenhaus hatte sie der „Medizinische Dienst" mit Pflegestufe III beurteilt. Ambulante Pflegedienste übernahmen jetzt ihre Pflege. Sie war seit dem Schlaganfall rechtsseitig gelähmt, ans Bett gefesselt und konnte nur noch mit Hilfe einer Logopädin, die mit meiner Mutter Übungen machte, in die Lage versetzt werden, wieder dickflüssige Nahrung zu sich zu nehmen. Die abhanden gekommene Fähigkeit zur Artikulation machte ihr sehr zu schaffen. Nach wie vor unmöglich blieb für sie auch das selbständige Trinken. Eineinhalb Jahre lang lebte sie in ihrer Wohnung, wo sie im Pflegebett vorbereitete, dickflüssige Nahrung aß, ihre Getränke aber durch die Magensonde erhielt.

Irgendwann verschlechterte sich der gesundheitliche Zustand meiner Mutter schnell. Sie hatte plötzlich schreckliche Schmerzen, aber wir konnten nicht feststellen, woher sie kamen. Ihre Leiden wurden immer schlimmer. Im Februar 2006, drei Monate vor ihrem Tod, gab sie zu verstehen, dass sie nichts mehr „essen" mochte. Auch den Brei, den sie immer zu sich genommen hatte, wies sie zurück. Der ärztliche Rat ging dahin, meiner Mutter nunmehr durch die Sonde auch flüssige Nahrung zu verabreichen, die sie aber nicht vertrug. Es ging ihr immer schlechter. Jedes mal, wenn man ihr Speisen zuführte, wurde sie von Brechanfällen geschüttelt und verzog ihr Gesicht vor Schmerzen. Das Sprechen hatte sie nie wieder gelernt, weshalb eine direkte Kommunikation unmöglich war. Wieder hörte ich von ärztlicher Seite, man müsse ihr unbedingt Nahrung zuführen, denn man könne sie ja schließlich nicht „verhungern" lassen. Meine Ratlosigkeit wurde immer größer. Ich litt mit meiner Mutter.

Während es ihr immer schlechter ging, rieten die Ärzte, ihr weiterhin Nahrung zu geben. Ich erinnerte mich an einen Sterbefall in meiner Familie. Damals hatte sich die Hospizbewegung sehr wohltuend und qualifiziert eingebracht. So kam ich auf die Idee, beim Hospizverein anzurufen. Schon das erste Telefonat bestärkte mich in meinen eigenen Vorstellungen, die Sondenernährung meiner Mutter besser einzustellen, die ihr so große Schwierigkeiten bereitete und mein

Gewissen so sehr belastete. Immer wieder habe ich mich gefragt, wozu die Sonde denn eigentlich gut gewesen war.

Je größer die Schmerzen meiner Mutter wurden, je verzweifelter ihr Wunsch, sich zu artikulieren, desto größer wurden auch meine Zweifel daran, ob meine Entscheidung für die PEG richtig gewesen war und desto mehr kam ich zu der Überzeugung, dass es wahrscheinlich eher in Mutters Sinne gewesen wäre, hätte ich sie stattdessen damals „einschlafen" lassen. Und jetzt sagte endlich jemand zu mir, dass es ganz normal sei, dass Menschen in der Situation meiner Mutter keine Nahrung mehr aufnehmen können und auch keine Nahrung mehr aufnehmen wollen und dass es ganz der hospizlichen Auffassung entspricht, sterbende Menschen „gehen" zu lassen, anstatt sie um jeden Preis am Leben zu erhalten. Endlich fand ich den Mut zu der Entscheidung, keine weitere Nahrung mehr zu verabreichen. Sofort verbesserte sich die Situation meiner Mutter, denn alle ihre Beschwerden und Schmerzen hingen zusammen mit den unsäglichen Versuchen, ihr etwas einzuverleiben, was sie nicht vertrug und nicht mehr wollte. Ganz ohne Schmerztabletten und ohne Opiate lebte sie förmlich noch mal auf. Sie bekam nur noch Wasser und war plötzlich alle Leiden los!

Zusätzlich zur Möglichkeit, jederzeit beim Hospizverein anzurufen, kamen von dort zwei ehrenamtliche Damen, die sich mehrmals in der Woche Zeit für meine Mutter und mich nahmen. Ihre Besuche waren sehr professionell. Sie waren eine sehr, sehr große Hilfe für mich. Beide haben sich mit der Sterbenden wunderbar beschäftigt und sie haben auch mich als Angehörige dadurch entlastet, dass ich mit ihnen über meine Nöte und Sorgen sprechen konnte.

Ich wurde auf diese Weise von einem großen Teil meiner Ängste und Unsicherheiten befreit, was sich sehr positiv auf das Verhältnis zwischen meiner Mutter und mir auswirkte. Begründet durch die innere Akzeptanz des Unvermeidlichen konnte jetzt auch ich mehr Ruhe an ihr Bett mitbringen, anstatt nur aufgeregt zu sein. Der Tod war in den Bereich des Natürlichen gerückt. Endlich konnte ich ihn in meinen Alltag integrieren, während mir vorher immer nur panikartig durch den Kopf spukte: „Du kannst sie doch nicht verhungern lassen!" Ich hatte vorher einfach keinen richtigen Ansprechpartner! Auch meine Mutter spürte, dass jetzt Menschen bei ihr waren, die ihren Zustand nicht sorgenvoll und ängstlich beäugten, sondern sie in ihrem Prozess fortschreitender Schwäche ganz selbstverständlich akzeptierten.

Jetzt konnte ich viel sicherer mit der ganzen Situation umgehen. Wie schön war es, endlich wieder einmal ganz beruhigt die Wohnung verlassen zu können. Ich wusste: Meine Mutter leidet nicht und jemand ist bei ihr. Ich wusste: *Ihr Prozess ist etwas ganz Normales und das ist richtig so.*

Drei Monate lang lebte sie allein von Wasser, das ihr durch die PEG zugeführt wurde. Obwohl ich spürte, dass es richtig für sie war, die ganze Zeit auf feste Nahrung zu verzichten, wurden mir diese vielen Wochen manchmal sehr, sehr lang und es kamen wieder Zweifel. Diesmal daran, ob es wirklich richtig sei, meiner Mutter so viele Wochen lang keine Nahrung anzubieten. Immer wieder holte ich mir auch am Telefon mentale Rückendeckung beim Hospizverein. Heute weiß ich, dass alles richtig war, denn ich bin sicher, es ging Mutter gut. Sie hatte keine Schmerzen, lag entspannt im Bett und fühlte sich, wenn man das überhaupt sagen kann, wohl. Sie konnte zwar nicht sprechen, aber an der Mimik erkannte ich, wie es ihr ging.

Früher hatte sie an Ostern im Fernsehen immer die Heilige Messe geschaut. Noch wenige Wochen vor ihrem Tod, es war wieder Ostern, merkte ich ihr deutlich an, dass die Ostermesse ihr Bewusstsein voll erreichte. Sie hat sie sicher mitbekommen und ließ mich das in ihrem Gesicht erkennen. dass sie zur Ostermesse noch mal richtig aufgelebt ist, war sehr schön für mich und zeigte mir, dass ich die richtigen Entscheidungen für sie getroffen hatte.

Ob es richtig von mir war, ihr nach dem Schlaganfall eine PEG legen zu lassen, möchte ich heute bezweifeln. Auch wenn ich berücksichtige, dass sie noch weitere 1 1/2 Jahre damit gelebt hat. Diese Zeit war für sie vor allem geprägt durch Sprachverlust, Angst und große Schmerzen. Darüber hinaus musste sie auch miterleben, wie sich mehrere ambulante Pflegedienste an ihr versuchten. Aber das wäre ein anderes, unglückseliges Kapitel.

Vielleicht hätte ich besser daran getan, es auszuhalten, sie damals schon, nach ihrem Schlaganfall, in Frieden sterben zu lassen.

Berichte aus der ehrenamtlichen und professionellen ambulanten Sterbebegleitung

Hans Hinrichs

Begegnungen in der Sterbebegleitung – was mich dabei besonders berührt hat

> *Seine Lebensglut war erloschen, aber es kam mir vor, als verlange das weiße, unwiderruflich stille Antlitz noch mehr von mir als das frühere Gesicht, das mich in seiner vielfarbigen Lebendigkeit so oft herausgefordert hatte.*
>
> Pascal Mercier, aus: „Nachtzug nach Lissabon"

Es fiel ein kalter Regen an diesem Novembertag, und mich fröstelte auf dem Weg zur ersten Begegnung mit ihr. Als ich sie dann sah, mich vorstellte und sie begrüßte, lächelte sie und sagte, sie freue sich, dass ich da sei, und alles Frösteln von draußen war vergessen.

Als ich ihn zum ersten Mal traf, war er schon so schwach, dass er nicht mehr sprechen konnte, aber er konnte durch seinen Händedruck, durch seinen Blick und seine Mimik deutlich machen, was er wollte oder nicht wollte, wenn ich ihn fragte. Die Begegnung mit diesem noch jungen Mann war für mich besonders bewegend – ich habe ihn nur drei Tage gekannt, aber in dieser kurzen Zeit ist eine intensive wortlose Bindung zwischen uns entstanden.

Sie hat ihr Leben als eine Pilgerfahrt gesehen, ist in der Tat ein Teilstück des Jakobsweges gegangen, für sie bedeutete das Vorwärts-Gehen auf diesem Weg im Ablauf der Zeit eine innere Erfüllung. Sie hat das als die Essenz ihres Lebens empfunden, des Sinnes, dass nichts beständig ist, dass alles, und vor allem eben die Zeit, fließt. Als sie starb, glaubte sie, am Ziel zu sein. Der Fluss ihrer Zeit hatte seine Mündung gefunden. Sie ist nur 56 Jahre alt geworden. *„Ich kann nicht mehr"*, hatte sie immer wieder gesagt, und wir haben zusammen gebetet, darum gebeten, dass sie endlich sterben dürfe, aber sie musste noch warten – das ist so schwer, lässt uns zweifeln und verzweifeln. Ich habe jedoch buchstäblich er–fahren, er–lebt, dass wir nicht wissen, auch nicht bestimmen, wann unser Leben beendet ist.

„*Nein!*", blaffte er kurz, als ich ihn fragte, ob es recht sei, dass ich ihn besuche. „*Gut*", wollte ich sagen, „dann komme ich ein andermal wieder", und wollte gehen, aber er hielt meine Hand noch von der Begrüßung her fest, lachte und sagte, *„Ich habe Sie nur auf den Arm genommen, setzen Sie sich, ich freue mich doch, Gesellschaft zu haben."* In der Nacht nach diesem Vormittag ist er gestorben. Seine Frau erzählte mir später, es habe ihm immer Spaß gemacht, Leute mit einer völlig unerwarteten Reaktion zu verblüffen und zum Narren zu halten. Ich hatte ihm dazu noch einmal Gelegenheit gegeben – das machte mich froh und dankbar.

„*Und dann die Sache mit den Kopfläusen*", sagte sie, die sie sich als Kind im Durchgangslager eingefangen habe. Wie entsetzt sei ihre Mutter gewesen! Und jetzt habe sie auch wieder Kopfläuse, die ja so schrecklich juckten, und die Mutter schimpfe fürchterlich mit ihr. *„Warum ist Mutter nur so böse, ich kann doch nichts dafür!"* – „*Tief ist der Brunnen der Vergangenheit*", beginnt ein bekannter Roman von Thomas Mann. Aus einem ganz tiefen Brunnen kamen die Bilder und Menschen in der Sterbestunde dieser Frau. Die Vergangenheit, die Kindheit, das Kindsein war Gegenwart; mir schien, es habe sich „die Zeit" dieses Menschen selbst aufgehoben, als sei ihre Zeit nun tatsächlich in Zeitlosigkeit, in „Ewigkeit" übergegangen.

Wir konnten nicht mehr verstehen, was sie sagte, aber Stunden, bevor sie starb, sprach sie fast ununterbrochen. Manches, Namen vor allem, aber auch Satzbrocken und einzelne Wörter sprach sie allerdings deutlich aus, zweimal ganz klar das Wort „*Feierabend!*" Ich kann nicht glauben, dass das nicht Ausdruck innigster Sehnsucht war, weil ich wusste, dass sie ihr Leben lang hart gearbeitet hatte und nun sehr müde war. Dieses Wort zweimal von ihr zu hören hat mich zutiefst gerührt.

„*Nein, bleiben Sie!*", forderte ihre Tochter mich auf, als ich gehen wollte, um Mutter und Tochter nicht zu stören. „*Alles, was gesagt werden musste, haben wir einander gesagt. Es ist alles gut.*" Wie liebevoll die junge Frau das sagte, die Hand ihrer Mutter hielt und die beiden sich dabei ansahen, war für uns alle drei sehr ergreifend.

Die Gespräche, Berührungen, Begebenheiten mit Menschen, die wissen, dass sie nicht mehr lange leben werden, lösen immer wieder ein tief empfundenes Gefühl von Ehrfurcht vor der Haltung und Würde dieser Menschen, aber auch Gefühle und Gedanken über die Begrenztheit allen Lebens, auch meines eigenen, in mir aus. Sie schaffen Beziehungen zu diesen Menschen, gegenseitiges Vertrauen, eine ungeahnte menschliche Nähe und Bereicherung, weil ich in der Begleitung erfahre, wie „wahr" oder wie „ehrlich" das Leben an seinem Ende sein kann, auch wenn Leben, Sterben und Tod doch immer rätselhaft für mich bleiben werden.

> *„... Ich kann dir eines Tages helfen, wenn du dich zu sehr nach deinem Planeten sehnst. Ich kann ..."*
> *„Oh, ich habe sehr gut verstanden", sagte der kleine Prinz, „aber warum sprichst du immer in Rätseln?"*
> *„Ich löse sie alle", sagte die Schlange.*
> *Und sie schwiegen.*
>
> Antoine de Saint-Exupéry, aus: „ Der Kleine Prinz"

Ines Keil-Schulze

Begleitung bis zuletzt

Immer wieder zweifeln ehrenamtliche Mitarbeiter: *„Was ist eine gute Begleitung? Was macht sie aus? Sind es tiefe Gespräche? Ist es das Vorlesen? Ist es die Entlastung der Angehörigen? Ist es das DA-Sein? Wie ist es mit dem DA-Sein? Wie ist es, wenn keine Kommunikation mehr möglich ist? Wenn der Betroffene mir nicht mehr sagen kann, welche Bedürfnisse er hat?"*

Und noch schwieriger wird es, wenn keine Regung mehr erkennbar ist, wenn der zu Begleitende nicht mehr sichtbar reagiert. Diese Art der Begleitung kann auch für langjährige Mitarbeiter immer wieder eine Herausforderung sein.

Mit diesem Artikel möchte ich allen Ehrenamtlichen in der Sterbebegleitung Mut machen, auch in diesen schwierigen Situationen an ihre Arbeit zu glauben, weil ich aus tiefstem Herzen davon überzeugt bin, dass unsere Anwesenheit in irgendeiner Form wahrgenommen wird; auch wenn ich selbst nicht weiß, in welcher Form.

Die Realität liefert immer wieder Beweise für die Richtigkeit dieser Überzeugung. Ein Beispiel ist die Begleitung von Frau K. Damals war ich Koordinatorin in einem Berliner Hospizverein.

Mein Erstbesuch wurde von dem Pflegepersonal der internistischen Station eines Krankenhauses mit den Worten angefordert, Frau K. ginge es sehr schlecht und sie hätte keine Verwandten, die sie besuchen würden. Zudem rufe Frau K. ihre lauten „HAAA-Schreie", so dass sie schon in ein Isolierzimmer verlegt werden musste. Sie kommuniziere nicht mehr und schliefe ununterbrochen. So die Aussagen der Pflegekräfte.

Als ich zu Frau K. ins Zimmer kam, war gerade die Tochter einer Freundin bei ihr und sang ihr etwas vor. Es war schön für mich, entgegen der Aussage des Pflegepersonals, doch jemanden anzutreffen.

Ich begrüßte beide Frauen und stellte mich und unseren Dienst vor. Welch ein Glück, dass diese Freundin gerade zu Besuch war und sich unsere Wege kreuzten, denn dadurch erhielt ich Kenntnis aus dem Leben von Frau K. und erfuhr, was sie im Leben gern gemocht hatte. Gerade diese Informationen sind sehr wichtig und bleiben dem Pflegepersonal in den Kliniken oft verborgen. Viel war es leider nicht, was ich erfahren konnte, aber immerhin: Frau K. führte früher ein Spielzeuggeschäft und hat gern Volkslieder gesungen.

Ich empfand ihren Gesichtsausdruck als ängstlich und unruhig. In unregelmäßigen Abständen kamen immer wieder diese lauten „HAAA-Rufe".

Sofort ging ich im Geiste unsere einsatzbereiten ehrenamtlichen Mitarbeiter durch und suchte nach jemandem, der sich in diese Situation möglicherweise gut einzufühlen vermochte, der gerne sang und sich aller Voraussicht nach durch die lauten Rufe von Frau K. nicht erschrecken lassen würde. Für mich war die Entscheidung schnell klar: Es kam nur Heinz S. in Frage, diese schwierige Begleitung zu übernehmen.

Die telefonische Anfrage bei Heinz lief problemlos, er war gleich persönlich am Apparat und sagte mir die Begleitung zu. Ich informierte das Personal der entsprechenden Station darüber, dass sich noch am gleichen Tag der ehrenamtliche Mitarbeiter bei ihnen melden würde, um anschließend Frau K. zu besuchen. Über das Wochenende hörte ich nichts von Heinz, doch gleich zu Wochenbeginn meldete er sich bei mir. Gern würde er mich im Büro aufsuchen und die Begleitung von Frau K. besprechen. Bald war er bei mir und ich spürte, dass ihn seine Besuche bei Frau K. sehr angerührt hatten. Heinz erzählte mir sehr ausführlich und beschrieb mir jede seiner Begegnungen. Er besuche Frau K. täglich.

Gleich beim ersten Besuch habe er sich einen Stuhl ans Bett gestellt, um Frau K. nahe zu sein. Da ihre Hand immer über der Bettdecke lag, habe er sich nach einiger Zeit entschlossen, seine eigene vorsichtig unter die ihre zu schieben. Die Hand fühlte sich warm an, während der Atem extrem ungleichmäßig ging. Nicht nur ihr Gesicht, auch ihre Hand zucke von Zeit zu Zeit. Nach einigen Minuten schreckte sie plötzlich hoch und stieß bei halb geöffnetem Mund einen markerschütternden Schrei aus. Während der ca. 45 Minuten, die er bei ihr saß und ihre Hand hielt, wiederholte sich dieser Schrei noch sechsmal. Als er beschloss zu gehen, sagte er es ihr laut und fügte hinzu, dass er auf jeden Fall wiederkommen würde.

Dieses Ritual wiederholte sich nun täglich. Er saß am Bett von Frau K. und hielt ihre Hand. Sie stieß in größer oder kleiner werdenden Abständen ihren lauten „HAAA-Ton" aus. Heinz kam die Idee, eine Strichliste zu führen. Er schrieb auf, wie viel Zeit zwischen den Schreien verging – vielleicht auch nur, um irgendetwas zu machen. Irgendwann aber bekam er Zweifel am Sinn seiner Besuche und berichtete mir darüber.

Ich ermutigte ihn, weiterzumachen, wenn er es aushielte, denn ich war überzeugt, dass Frau K. die Anwesenheit von Heinz sehr wohl wahrnahm, wenn es auch nach außen nicht erkennbar war. Heinz willigte ein.

Er hatte von einer „Brücken-" bzw. „Ahhh-Atmung" gelesen; einer Technik gemeinsamen Atmens, welche auf die Beteiligten beruhigende Wirkung haben sollte. Heinz hatte das Gefühl, es wäre sicher gut, diese Übung mit Frau K. zusammen auszuprobieren. Außerdem sagte er sich: *„Ungewöhnliche Situationen erfordern ungewöhnliche Maßnahmen."* Also versuchte er, seinen Atemrhythmus dem von Frau K. anzupassen: Das Einatmen zum gleichen Zeitpunkt zu beginnen, den Atem genauso lange zu halten und genauso lange auszuatmen. Dies war zunächst nicht ganz leicht für ihn und erforderte viel Aufmerksamkeit. Und tatsächlich: Der Atemrhythmus von Frau K. wurde

Persönliche Erfahrungen ambulant

ruhiger und immer gleichmäßiger. Nach ein paar Minuten schlief sie ein und begann, friedlich zu schnarchen. Ihre Schreie blieben bei diesen Meditationen aus. Auch danach blieb Frau K. ruhig. Ihre Unruhe schwand zusehends.

Nach ein paar weiteren Tagen brachte Heinz ein kleines Liederbuch mit, das ihm durch Zufall in die Hände gefallen war. Er kannte es noch aus seiner Kindheit. Wieder bei Frau K. am Bett, begann er, die ihm vertrauten Lieder aus dem Büchlein vorzusingen.

Als er das nächste Mal zu Frau K. kam, war das Kopfteil ihres Bettes etwas höher und ihr Mund geschlossen. Sie war erstmals vollkommen wach und lächelte ihn zur Begrüßung an. Heinz S. stellte sich noch einmal vor und erzählte, dass er sie nun schon fast zwei Wochen besuche und er sich riesig freue, sie wach anzutreffen.

Sie antwortete ihm: *„Sie konnte ich vom ersten Tag an gut leiden. Nach ein paar Tagen hatte ich Angst, dass Sie nicht mehr kommen würden. Entschuldigen Sie, dass ich so laut gerufen habe. Einmal haben Sie mich wunderbar müde gemacht, dass ich tief schlafen und meine Schmerzen vergessen konnte. Vorletztes Mal waren Sie unruhig und nicht richtig bei mir."*

Als Heinz am nächsten Reflexionsabend der ehrenamtlichen Mitarbeiterin von diesem Gespräch berichtete, waren alle Anwesenden tief berührt, aber insbesondere Heinz selbst. Er erzählte uns, dass er durch einen Streit mit seiner Freundin bei jenem vorletzten Besuch tatsächlich gedanklich nicht wirklich bei Frau K. war und dass er sich dafür bei ihr entschuldigt habe.

Begleiter und Begleitete waren in einer besonderen Weise miteinander verbunden. Und als Frau K. ihn fragte, ob er nicht ihr Sohn sein wolle, den sie sich ihr ganzes Leben lang gewünscht hatte, konnte er von ganzem Herzen zustimmen. Natürlich war das keine formale „Adoption", sondern sie erfolgte ideell zwischen zwei Menschen, die sich sehr nah gekommen waren.

Danach konnte er sie noch siebenmal besuchen. Jedes mal wirkte sie müder, aber immer, wenn er gehen wollte, sagte sie: *„Noch nicht gehen!"*

Bei seinem letzten Besuch schlief sie ganz ruhig und er hat ihr ein Wanderlied vorgesungen. Als Heinz schließlich zu ihr sagte *„Ich gehe jetzt!"*, nickte sie kurz, aber deutlich, ohne dabei die Augen zu öffnen.

In der Nacht sei sie ganz ruhig eingeschlafen, so wurde ihm am nächsten Tag vom Pflegepersonal mitgeteilt.

Für Heinz war die Begleitung von Frau K. etwas ganz Besonderes. Aber auch alle anderen Mitglieder der Gruppe von Ehrenamtlichen fühlten sich durch Heinz' Bericht sehr bestärkt und es war zu bemerken, dass sich nunmehr alle sicherer fühlten in ihren eigenen Begleitungen.

Allen war die Unsicherheit genommen worden, ob eine Begleitung, in der die zu begleitende Person nicht mehr kommuniziert, überhaupt Sinn macht.

Auch ich als Koordinatorin im Hospizdienst erlebe Erfahrungen wie diese als großes Geschenk. Auch sie sind es, die meine Arbeit so unendlich reich machen und ich bewahre sie als einen großen Schatz in der Erinnerung.

Persönliche Erfahrungen aus dem stationären Hospiz

Berichte Sterbender und ihrer Angehörigen im Hospiz

Hannelore Musubahu

Mein Leben im Hospiz

> „Wäre es uns möglich, weiter zu sehen, als unser Wissen reicht, vielleicht würden wir dann unsere Traurigkeiten mit größerem Vertrauen ertragen als unsere Freuden. Denn sie sind die Augenblicke, da Neues in uns eingetreten ist, etwas Unbekanntes; unsere Gefühle verstummen in scheuer Befangenheit, alles in uns tritt zurück, es entsteht eine Stille, und das Neue, das niemand kennt, steht mitten darin und schweigt …"
>
> Rainer Maria Rilke

Am 30. November 2006 wurde ich notfallmäßig ins Waldkrankenhaus aufgenommen. Seit dem 12. Januar 2007 wohne ich als „Gast" im Hospiz am Waldkrankenhaus. Zugeben muss ich, dass mir allein das Wort „Hospiz" Horror und Grauen verursachte. Ich hatte zu viele „Gespenster im Kopf" …

Heute ist der 14. März 2007 und ich möchte als „Betroffene" davon berichten, was ich hier erlebe.

Im Hospiz sind wir (bei voller Belegung) 10 Gäste (*nicht* „Patienten") und so werden wir auch behandelt – und zwar vom ganzen Team, das eine so spezielle und anstrengende Arbeit leistet. Für alle Beteiligten ist es eine Grenzsituation – physisch und psychisch. Ein Kraftakt.

Aus Sicht des Personals: *„Wie nah lass ich den Gast – den Menschen – an mich heran? Zeige ich zuviel Sympathie und kann dann meinen „Job" nicht mehr richtig machen, weil ich zuviel mit nach Hause nehme?"* Denn das Hospiz ist auch ein Arbeitsplatz – zwar ein ganz besonderer – aber trotzdem …

Es gibt Supervision für das Pflegepersonal. Das nimmt *mir* den Druck ein Stück weit, zu viel meiner Bürde an das Team abzugeben.

An dieser Stelle möchte ich mich ganz offiziell beim ganzen Hospiz-Team bedanken! Ihr seid SUPER! Allesamt!!

Danke an das Pflegeteam. Was braucht Ihr für eine Kraft, für eine Geduld an diesem Ort des Leidens und des Siechtums: Tag für Tag – Nacht für Nacht. Trotzdem seid Ihr / sind Sie immer bemüht um Wärme und Freundlichkeit. Nie habe ich jemanden vom Personal „ausrasten" sehen. Im Gegenteil: Trotz allen Leids wird hier auch viel gelacht. Gott sei Dank.

Ganz besonderer Dank gilt meiner ehrenamtlichen „Begleiterin", die mir neulich einen „Ausflug zurück ins ‚richtige' Leben" schenkte. Herzlichen Dank auch an die anderen Ehrenamtlichen, die uns täglich zu einer bestimmten Zeit *IHRE* Zeit widmen und *DA* sind. Dank auch für alles, was für uns vom Hospizverein an diesem Ort kulturell „auf die Beine gestellt" wird: Ausstellungen, Konzerte usw. Dank auch an die Seelsorger, wobei die Betonung auf der ersten Silbe liegt.

Übrigens wird (fast) täglich, wenn es der Personalschlüssel erlaubt, von bestimmten Personen des Personals im Wintergarten eine frische Mahlzeit zubereitet. Gerne lässt man sich von unseren Vorschlägen inspirieren. Gemeinsam sitzen wir am großen Tisch, wenn „unser Zustand" es erlaubt. Es wird gescherzt und gelacht, obwohl alles manchmal „nur traurig" ist. Das hilft!!! Wir werden „verwöhnt". Man will nur „Gutes tun" in unseren letzten Wochen und Monaten. Ich spüre das und bin einfach nur dankbar dafür.

Das Waldkrankenhaus ist nebenan; die Strahlentherapie in der Nähe. Ein Netz aus Sicherheit wird um uns gewoben. Ich empfinde es nicht als Kontrolle, sondern als Schutz. „Nähe" und „Zuwendung" sind hier die Zauberworte.

Was für Ängste hatte ich, als ich meine Entscheidung für „das Leben im Hospiz" fällte. Gott sei Dank haben die Gespenster sich verflüchtigt …

Es ist morgens, ca. 8.30 Uhr. Barbara bringt den frischen Kaffee und die Brötchen mit einem verhalten-fröhlichen „Guten Morgen!"

Man lässt mich sein. Nimmt mich so, wie ich bin. Die meisten hier sind älter als ich und „gehen schneller". Ich bin 46.

Manchmal ist es schwierig, weil man unter „ständiger Beobachtung" steht. Dies ergibt sich aus der Notwendigkeit, den Zustand des Gastes jederzeit beurteilen zu müssen („Keine Kontrolle! Es ist zu Deiner Sicherheit!").

Persönliche Erfahrungen stationär

Ich bin *freiwillig* hier und kann tun und lassen, was ich für richtig halte. Ich bewahre mir meine Würde in meiner Erkrankung.

Kein Angehöriger kann das leisten! Hier wird in drei Schichten gearbeitet!! Gespräche sind zu jeder Zeit möglich. Tag und Nacht; es ist immer jemand da.

Wer hier jemanden zur Pflege hat, kann ganz beruhigt sein. Wir sind geborgen in einem schützenden Kokon. Auch wenn die Situation für einen selbst manchmal so unendlich, unendlich schwer ist …

Für Gäste gibt es im 3. Stock vier Angehörigenzimmer! Jeder Angehörige, Freund oder Verwandte kann hier (kostenlos!) übernachten. Man bekommt ganz selbstverständlich einen Tee oder Kaffee und einen Platz am Mittagstisch angeboten – Gastfreundschaft …

Mein siebenjähriger Sohn Amadu schläft (je nach meinem Zustand) in einem „Zusatzbett" neben mir. Mein Mann lässt sich manchmal erschöpft nieder, wenn die Kräfte ausgehen. Ein Stück Alltag im Hospiz.

Mein Kaffee ist kalt geworden. Schwester Rosi macht ihn ganz selbstverständlich mit einem Lächeln in der Mikrowelle wieder heiß …

Volker Kregel

Eine segensreiche Einrichtung – die letzte Lebensphase meiner Mutter im Hospiz

Ja, das Hospiz ist eine Herberge. So haben wir es kennen gelernt. Es stellt eben mehr dar als einen Ort, an dem ein Sterben in Würde gewährleistet wird. Für uns war das Hospiz auch ein gutes, ein besseres Krankenhaus. Das beginnt mit den angenehmen Räumlichkeiten in schönster Umgebung und deren ansprechender Einrichtung. Es setzt sich fort in der kompetenten medizinischen Versorgung mit dem Schwerpunkt der Leidenslinderung. Vor allem ist die intensive, liebevolle und äußerst engagierte Betreuung durch die hauptamtlichen und ehrenamtlichen Kräfte herauszustellen. So wird das Hospiz zu einer Einrichtung, die wahrhaft ein Segen ist für die Patienten und für deren Angehörige. Meine Mutter befand sich in der Endphase ihres

Leidens unter dem Lungenkrebs. Das war uns allen bewusst. Und alle, einschließlich ihrer selbst, wussten, dass es für sie keinen besseren Platz geben würde als in dem Hospiz am Waldkrankenhaus. Meine Mutter konnte die ersten Wochen dort sogar noch genießen. Bei bestem Wetter saß sie auf dem Balkon, blickte ins Grün, führte Gespräche, empfing Besucher – am liebsten ihre Enkelkinder – und wurde umfassend betreut. Sie klagte nicht. Sie wusste, wie es um sie stand. Sie wurde immer weniger. Zunehmend ging es darum, die Schmerzen von ihr abzuhalten. In den letzten Tagen richtete es das Hospiz so einfühlsam ein, dass wir bei ihr sein konnten, wann immer wir es schafften. Kurz bevor meine Mutter für immer ihre Augen schloss, gelang es sogar noch, meinen Vater aus dem Seniorenheim rechtzeitig zu holen. Selbst für den Abschied blieb uns noch ausreichend Zeit und Raum. Das Hospiz am Waldkrankenhaus hat stets eines geboten: Würde.

Berichte aus der ehrenamtlichen Arbeit im Hospiz

Manfred Tulke

Geborgen sein und sich wohl fühlen

„Geborgen sein und sich wohl fühlen", das war meine emotionale Vorgabe, als man mich bat, die Raumgestaltung des Hospizes am Evangelischen Waldkrankenhaus in Bonn-Bad Godesberg zu planen und umzusetzen. Und diese Vorgabe galt für alle – das Pflegepersonal, die Besucher und natürlich die Patienten. Damit war der Weg frei für eine kreative Gestaltung. Bedingung war: Keine Krankenhausatmosphäre. Ursprünglich waren weiß gestrichene Raufasertapeten vorgesehen gewesen. Kälter und unpersönlicher wäre es kaum gegangen. Das Gegenkonzept hieß: *„Harmonie durch Farbgestaltung und Ausstattung"*, wobei selbstverständlich alle Hygiene- und Brandschutzvorschriften eingehalten wurden. Beginnend im Eingangsbereich, den Treppenhäusern und Fluren bis hin zu den Gemeinschaftsräumen, wurden durchgehend leicht strukturierte Tapeten in sonnigem Gelb, kontrastierend mit einem Terrakottaton, verwendet.

Alle Gästezimmer sind Einzelzimmer und bekamen eine eigene fast monochrome Wandgestaltung. Ein speziell geschaffenes indirektes Lichtsystem wurde mit einer zur Tapete passenden Borte abgesetzt. Farblich abgestimmt wurden die Fensterdekorationen, die Bettüberwürfe, Tischdecken und Kissen: alles Ausstattungsmaterialien, die den Raum harmonisch wirken lassen und wohnlich machen. Auch alle Bilder – künstlerisch hochwertige Fotografien von Gräsern, Blättern, Blumen und Blüten – sind farblich auf die Gestaltung jedes einzelnen Raumes abgestimmt.

Das Wissen um die psychologische Wirkung von Farben, die beim Betrachter unbewusst Reaktionen und Assoziationen auslösen, wurde hier berücksichtigt. Da sind Gelbtöne in nuancierendem Kontrast zu Terrakotta oder Orange. Blautöne kontrastieren zu leichtem Grün, Schilfgrün mit pastelligem Blauviolett und Gelb: Wohlfühlfarben im weitesten Sinne.

Es gibt einen nicht zu beeinflussenden Glücksfall: Alle Gästezimmer sind zum Wald hin ausgerichtet, verfügen über einen überdachten Balkon und bieten einen herrlichen Blick auf den schön angelegten Garten. Fester Einrichtungsbestand sind jeweils Fernseher, Radio mit CD-Player, Minikühlschrank und Telefon.

Großzügig ausgestattet ist auch der Gemeinschaftsraum des Hospizes, der so genannte „Wintergarten". Er bietet anspruchsvolle Gastlichkeit und gibt den Rahmen für Musik- und Vortragsveranstaltungen.

Es gibt den „Raum der Stille", der ganz in Blautönen gehalten ist, bestückt mit einem großen Kerzenobjekt. Hier hat der Besucher einen ruhigen Ort zur inneren Einkehr und zum Abschiednehmen.

Die Abstimmung der baulichen Gegebenheiten auf menschliche Gefühle, ihre Ausrichtung auf Harmonie und Geborgenheit, schaffen für die Gäste, die Besucher und die Angestellten des Hauses eine Atmosphäre der Sicherheit. Mein Anteil als Gestalter des Hospizes geht Hand in Hand mit allen anderen Elementen hospizlicher Versorgung, die hier geleistet wird. Es ist unser Lohn, die wir uns dafür einsetzen, den Hospizgästen ihr Leben bis zuletzt so schön wie möglich zu machen, wenn es als Antwort darauf immer wieder heißt: *„Hier fühle ich mich wohl, hier bin ich gut aufgehoben, hier werde ich gepflegt und umsorgt."*

Susanne Gundelach

Kunst, Musik und Literatur im Hospiz

„*A*ber Kind, es heißt doch ,**Leben bis zuletzt'** *und Kunst, Musik und Literatur gehören zum Leben!*" Wie Schuppen fiel es mir von den Augen, als Schwester Gerlinde, die Leiterin des Stationären Hospizes in Frechen, meine erstaunte Nachfrage kommentierte. Zuvor hatte sie von einem Flötenkonzert im Hospiz berichtet. Danach stand es für uns fest: Auch unser Hospiz sollte ein offenes, gastliches Haus voller Wärme, Schönheit und Leben werden.

Wie gute Gastgeber wollen wir stilvoll und warmherzig Gäste empfangen, unser Haus künstlerisch schmücken, ein liebevoll bereitetes Essen servieren und danach vorlesen, musizieren und uns unterhalten, allen zum Wohlgefallen, zur Entspannung, Anregung und Freude.

Mit kräftiger Hilfe der „Bürgerstiftung Bonn", eines privaten Förderers, des „Hospizvereins Bonn" und von „Piano Rumler" wurde ein kleiner, klangschöner Flügel für das Hospiz angeschafft, der im „Wintergarten", dem freundlich gestalteten Gemeinschaftsraum des Hospizes, bespielt wird. Im zweiten Stock steht ein uraltes Blüthner-Klavier, dessen Technik von Franz Rumler unentgeltlich restauriert wurde. Es besitzt Rollen und wird auf Wunsch zum persönlichen Ständchen in die Zimmer der Hospizgäste gefahren.

Beide Instrumente signalisieren einen Geist der Offenheit und Lebendigkeit, einen Sinn für die schönen Künste, für die Musik. So kommt es, dass sich viele Künstler melden und ohne Gage im Hospiz auftreten wollen. Junge Musiker der Musikschule Bonn, arrivierte junge Solisten, gefördert von „Live Music Now Köln e.V.", Preisträger von Beethoven Bonnensis, der Dirigent und Pianist des Musikkorps der Bundeswehr, literarische Chansonniers, Pop- und Jazzmusiker, Drehorgelspieler, sie alle öffnen die Herzen und bringen Freude.

Die Konzerte finden im „Wintergarten" statt. Die Gäste können auch im Bett oder Rollstuhl teilnehmen. Dazu geladen sind Angehörige, Freunde und Menschen von außerhalb – alle Liebhaber der Musik. Diese zwanglosen Veranstaltungen nehmen vielen Menschen die Schwellenangst, überraschen sie mit schönen Farben, Bildern und einer heiteren Atmosphäre, öffnen sie für ein menschliches Miteinander und gute Gespräche nach dem Konzert bei einem Gläschen Sekt. Die meisten Künstler sind auch bereit, zusätzlich ein kleines Konzert im zweiten Stockwerk des Hauses zu geben. Nicht nur die Türen, sondern auch Geist und Seelen öffnen sich, wenn dort oben musiziert und gesungen wird. Nicht selten ergeben sich eindringliche Gespräche, wenn Künstler und Gäste sich die Hände reichen.

Vor allem Kinder haben einen ganz natürlichen Zugang. Alle Gäste nahmen fröhlich lächelnd den Bonbonorden in Empfang, nachdem die Kinderkorps der Karnevalsgesellschaften ihre tollen Tänze dargeboten hatten.

Auch bildende Künstler engagieren sich. Ein bekannter Fotograf stellte uns die Negative seiner künstlerischen Naturfotos zur Verfügung; eine Godesberger Malerin schenkte uns meditative Aquarelle. Diese Kunstwerke sind unsere Grundausstattung; sie machen ab und zu Platz für Sonderausstellungen. Altmeisterliche Bleistiftzeichnungen, religiös inspirierte Aquarelle, kraftvolle, farbstarke Begegnungen mit der Moderne, jede Stilrichtung findet ihre Bewunderer und fordert zur Auseinandersetzung heraus; Kunst bringt Leben ins Hospiz.

Ulrike Sänger

Engel auf vier Pfoten: Tiergestützte Begleitung im Hospiz – erste Erfahrungen und Ausblicke

Ich stand im Türrahmen des Zimmers von Frau Seidler (Name geändert), als Angela mit ihrem Schäferhundmischling Filou, einem vierjährigen ausgebildeten Therapiebegleithund, das Zimmer betrat.

Frau Seidler lag im Bett am Fenster, ihr Atem rasselte bei jedem Atemzug. Frau Seidler war schon lange Patientin der Demenzstation des Bonner Altenheims. Die 90-jährige Dame hatte sich vor rund zwölf Monaten aus dem geistig aktiven Leben ganz in sich zurückgezogen und lag in einer Art permanenten Dämmerschlaf alleine Tag für Tag in ihrem Zimmer. Dort wurde sie von Angela einmal pro Woche besucht. Angela kannte Frau Seidler noch aus Zeiten, als sie im Rollstuhl saß und im Tagesraum an den Mahlzeiten teilnahm. Damals hatte Frau Seidler ihr berichtet, dass sie selbst jahrelang einen Berner Sennenhund hatte.

Angela bewegte sich auf das Bett von Frau Seidler zu und setzte sich auf einen Stuhl an ihre Seite. Mit einer flachen Handbewegung deutete sie Filou an, er solle sich legen, was dieser sofort verstand. Angela nahm die Hand von Frau Seidler in ihre, sah ihr ins Gesicht und verharrte einen Moment schweigend neben der Seniorin. Frau Seidler atmete schwer und röchelnd. Plötzlich bäumte sich der Oberkörper der alten Dame auf, sie rang nach Luft und machte eine verzweifelte Bewegung mit ihrer Hand.

Angela deutete Filou mit einer führenden Geste seinen Einsatz an. Filou sprang auf das Fußende des Bettes und robbte vorsichtig am Körper der alten Dame entlang nach oben. Filou sah Angela an, die sein Verhalten nickend bestätigte. Ohne ein weiteres Zeichen legte der Hund seine Pfote auf die alte, kleine, knöcherne Hand und Angela zog ihre Hand darunter langsam heraus. Filou legte seinen Kopf auf den Brustkorb von Frau Seidler. Er sah Angela dabei fragend an, die ihn wiederum nickend bestätigte. Plötzlich schien sich die Verschleimung in den Atemwegen von Frau Seidler zu lösen. Sie wurde ruhiger, atmete leichter. Das Rasseln und Röcheln ließ nach. Der Hund hatte seine Pfote immer noch auf der Hand von Frau Seidler liegen, sein Kopf lag auf ihrem Brustkorb, sein Blick wich nicht von seiner Hundeführerin. Frau Seidler entspannte spürbar, ihr Atem wurde ruhig und regelmäßig, er brodelte noch ein wenig, hörte sich aber längst nicht mehr so bedrohlich an. In dieser Stellung verharrte der Hund ungefähr drei Minuten, vielleicht ein wenig kürzer, vielleicht ein wenig länger. Das ist schwer zu sagen, denn ich dachte in diesem Moment ohnehin, die Zeit bliebe stehen. Dann erhob Filou seinen Kopf und sah Angela fragend an. Sie nickte ihm freundlich zu und er sprang vorsichtig vom Bett. Angela berührte noch einmal sanft den Arm von Frau Seidler und verließ leise mit Filou den Raum.

Zwei Mitglieder unserer Ausbildungsgruppe, die das Geschehen vom Türrahmen aus beobachtet hatten, fingen spontan an zu weinen, niemand konnte ein Wort sagen. Tief berührt und dankbar, Zeuge dieser Einheit dreier Lebewesen gewesen sein zu dürfen, verließen wir schweigend die Demenzstation. Filou lief schwanzwedelnd vor uns her. *Ein Engel auf vier Pfoten, der für heute auf dieser Station genug getan hatte.*

Dieses Erlebnis setzte den Grundstein meiner Begeisterung für die Begleitung schwerkranker Menschen mit Tieren. Meine sanfte Schäferhündin Hezhra wurde von nun an zum Therapiebegleithund ausgebildet. Von Januar bis März 2005 setzte ich sie erstmalig im Rahmen eines Pilotprojektes im Hospiz am Bonner Waldkrankenhaus ein. Pflegedienstleitung, Pflegepersonal und der ambulante Hospizdienst, bei dem ich zuvor eine Ausbildung zur ehrenamtlichen Hospizhelferin gemacht hatte, standen der tiergestützten Arbeit sehr offen gegenüber.

Meine ersten Besuche begann ich meist im „Wintergarten" (Tagesraum des Hospizes). Um die Hündin an die Räume des Hospizes zu gewöhnen, gingen wir auch die Flure der verschiedenen Stationen ab. An diesem Samstagnachmittag stand die Tür eines Zimmers am Ende des Korridors einen Spalt offen. Hezhra betrat zielstrebig dieses Zimmer, obwohl uns vom Pflegepersonal keine Mitteilung gemacht worden war, ob der Gast, der dort wohnte, überhaupt einen Hundebesuch wünschte. Ich lief also hinter Hezhra her, um sie mit einer Entschuldigung aus dem Zimmer zu holen. Im Bett lag, halb sitzend mit aufgestelltem Kopfteil, ein grauhaariger Mann um die fünfzig mit flinken, braunen Augen. Ich stellte mich vor, entschuldigte das Verhalten meines Hundes und erklärte ihm, dass wir vom Tierbesuchsdienst seien und auf Wunsch der Gäste in ihre Zimmer kämen. Herr Busch (Name geändert) meinte, wo wir nun schon mal da seien, könnten wir ja ruhig bleiben und er begann sofort sehr offen mit mir über seinen herannahenden Tod zu sprechen. Er sei aktiver Sportler gewesen, sein Körper, seine Muskeln, all das habe immer Priorität in seinem Leben gehabt. Ganz plötzlich habe der Krebs ihn ereilt und ihm seine Fähigkeiten genommen. Beim Nordic Walking auf dem Heiderhof sei er zusammengebrochen und von da an sei es rapide mit ihm bergab gegangen. Nun liege er hier und ich solle ihm sagen, ob er aussehe wie ein Sportler. Ich war erschüttert: Da platzte mein Hund zu diesem wildfremden, sterbenden Menschen ins Zimmer und ehe ich mich versah, wurde ich in ein so ernsthaftes Gespräch über den bevorstehenden Tod dieses Mannes verwickelt. Es blieb mir keine Zeit darüber nachzudenken, was ich in der Ausbildungsgruppe für eine solche Situation gelernt hatte. Hilfe suchend schaute ich zu meiner Hündin, die ein wenig entfernt vom Bett ruhig schlafend auf dem

Boden lag. Sie hatte nicht einmal versucht zu Herrn Busch Kontakt aufzunehmen. Ich schaute den Mann an und beschrieb ihm, was ich sah. Ich sagte ihm, dass ich unglaublich flinke Augen sähe, die mir mitteilten, was er für ein starker und kräftiger Mensch sei, der es gewohnt sei zu kämpfen und alles zu geben. Ich sagte ihm, dass ich ahnte, was Schwächen und Niederlagen für ihn bedeuteten und dass ich sicher sei, nur mit seinem Sportlergeist würde er die letzte Etappe dieses Marathons schaffen – aber er werde es schaffen. Der Mann strahlte mich an und nickte zu meinen Worten, dann seufzte er und sank müde in sein Kissen zurück. Er hatte sicherlich fünfzehn Minuten ununterbrochen mit mir gesprochen. Ich teilte ihm mit, dass ich nun gehen werde. Hezhra stand auf, als habe sie jedes Wort verstanden und ging zur Tür, ohne von Herrn Busch Notiz zu nehmen. Herr Busch sagte mit kräftiger Stimme: *„Besuchen Sie mich bald wieder mit Ihrem Hund."* Ich versprach es. Als ich wieder auf dem Flur stand, sortierte ich erst einmal meine Gedanken. Was war denn das für eine tiergestützte Begleitung gewesen, die mein Hund komplett auf dem Fußboden schlafend verbracht hatte? Hezhra hatte lediglich die Tür zu diesem Zimmer geöffnet, sie hatte mich zu Herrn Busch geführt, der auf Anfrage andernfalls vermutlich einen Tierbesuch abgelehnt hätte. Ich war mir plötzlich sicher, dass Hezhra genau gespürt hatte, was Herr Busch in diesem Moment gebraucht hatte. *Hezhra hatte als Engel auf vier Pfoten einen wertvollen Einsatz gehabt.*

Einige Wochen später warteten Hezhra und ich wieder im Wintergarten darauf, dass das Pflegepersonal uns mitteilt, in welchem Zimmer ein Tierbesuch gewünscht wird.

Eine Frau Mitte vierzig kam, um sich eine Tasse Kaffee zu holen und ging auf Hezhra zu. Tieftraurig wirkend fragte sie mich mit leiser Stimme, ob das der Therapiehund sei, von dem sie schon gehört habe. Sie teilte mir mit, dass ihre Mutter Hunde schon immer sehr gerne hatte und sich über Hezhras Besuch sicher freuen würde. Wir folgten der Tochter ins Zimmer von Frau Duch (Name geändert), welches am Ende des Ganges lag. Die Sonne durchflutete den mit sehr vielen persönlichen Gegenständen ausgestatteten Raum. Im Bett lag eine winzige, abgemagerte Person, um deren kahlen Kopf ein Handtuch zu einem Turban gewickelt war. Die Tochter erklärte ihrer Mutter, sie habe einen Hund mitgebracht, woraufhin Frau Duch mit leiser, piepsender Stimme zu Hezhra sagte: *„Auf dich habe ich schon* *soooo lange gewartet."* Hezhra stellte sich mit den Vorderläufen am Bettgitter auf und Frau Duch streichelte das Fell des Hundes.

Über das Gesicht der Tochter huschte ein Lächeln. Hezhra schien Frau Duch noch näher kommen zu wollen, aber das Absperrgitter hinderte sie daran. Hezhra sah mich an und ich machte eine Handbewegung zum Stuhl, welcher direkt neben dem Bett stand. Ich wollte, dass Hezhra sich auf diesen Stuhl setzt, doch sie nahm ihn nur als Absprungbrett und legte sich mit einem galanten Sprung bäuchlings auf das Bett der alten Dame. Ich erschrak zu Tode, doch Frau Duch sagte nur fröhlich: *„Huups, das ist ja wie bei der Großmutter und dem Wolf."* Daraufhin lachten die Tochter und die Mutter so herzlich und befreiend, dass ich einfiel und die Stimmung in diesem Zimmer plötzlich viel gelöster empfand. Ich hatte das Gefühl, Tochter und Mutter hatten schon lange nicht mehr gemeinsam so herzlich gelacht.

Engel auf vier Pfoten können Menschen in ausweglosen Situationen Trost spenden und manchmal sogar zum Lachen bringen.

Das dreimonatige Pilotprojekt war ein voller Erfolg und ich überlegte mit allen Verantwortlichen, dass es schön wäre, im Hospiz einen festen Tierbesuchsdienst von Ehrenamtlichen mit ihren jeweiligen Haustieren zu etablieren. Im Anschluss an ein von mir durchgeführtes Seminar über tiergestützte Begleitung im Hospiz meldeten sich vier Hundebesitzerinnen zu einer zwanzigstündigen Fortbildung bei mir an. Alle Teams bestanden den Eignungstest und die Abschlussprüfung. Eine ehrenamtliche Mitarbeiterin vom Hospizverein Bornheim gesellte sich mit ihrem Hund zu uns und von Januar bis März 2006 starteten wir mit diesen frisch ausgebildeten Teams ein neues Tierbesuchsdienstprojekt. Es war für mich eine Freude, die so ganz unterschiedlichen Teams bei ihrer Arbeit zu begleiten. Die Temperamente der Hunde variierten stark, aber jedes Team hatte etwas Besonderes.

Inzwischen teilen sich fünf Engel auf vier Pfoten den Tierbesuchsdienst und erfreuen die Gäste des Hospizes. Manche sind langhaarig, manche haben kurzes Fell. Sie sind rehbraun, schwarz oder gefleckt und sie haben alle eine wichtige Aufgabe übernommen: Sie begleiten Sterbende und ihre Angehörigen.

Wenn zum menschlichen Leben Tiere dazugehören und „Sterben" gelebtes Leben bis zuletzt bedeutet, dann dürfen Tiere im Hospiz nicht fehlen. *Manchmal brauchen wir sie – die Engel auf vier Pfoten!*

*Rosmarie Böttger, Margrit Nothdurft-Geißler,
Ingeborg Stammler, Ulrike von Armansperg*

Der Gesprächskreis für Trauernde

*Deine Trauer
wird ein langer Weg sein.*

*Aber ich möchte gerne dann und wann
ein paar Schritte mit Dir gehen,
wenn Dein Weg besonders unwegsam vor dir liegt.*

*Ich kann deine Einsamkeit nicht von dir nehmen.
Aber du sollst wissen,
daß ich dir in deiner Trauer nahe bin,
soweit das ein Mensch kann.
Bis Du wieder Licht siehst
und Dein Tag einen neuen Sinn findet.*

Jörg Zink[1]

Nach der Eröffnung des stationären Hospizes erkannten wir rasch die Notwendigkeit, die Angehörigen der im Hospiz Verstorbenen und die Nächsten der vom Hospizverein ambulant betreuten Menschen auch nach deren Tod weiter zu begleiten. Der neu gegründete Gesprächskreis für Trauernde traf sich zum ersten Mal im Juni 2006. Im Wintergarten, einem „geschützten Raum" in freundlicher Atmosphäre, können Gefühle und Erlebtes geäußert und Erinnerungen an die Verstorbenen ausgetauscht werden. Jeder neu Hinzukommende wird einfühlsam in den Kreis aufgenommen. Er kann sich geben, wie er ist und sein, wie er sich fühlt. Es entwickeln sich ehrliche und mitunter sehr persönliche Gespräche. Häufig stehen Trauer und Schmerz im Vordergrund, aber auch Fröhlichkeit und Dankbarkeit. Der Austausch mit anderen Trauernden wirkt befreiend, tröstend und ermutigend zugleich. Die Betroffenen erfahren, dass sie mit ihrer Trauer, ihrer Verzweiflung und den quälenden

---

[1] **Zink**, Jörg, Trauer hat heilende Kraft, Kreuz Verlag, Stuttgart/Zürich 1985, U 4.

Gedanken nicht allein sind. Sie finden Verständnis, Entlastung, Wege aus der Hoffnungslosigkeit und somit neuen Lebensmut.

Der Gesprächskreis für Trauernde wird von geschulten ehrenamtlichen MitarbeiterInnen des Hospizvereins gestaltet. Ihr Ziel ist es, den Betroffenen einen Raum für ihre individuelle Trauer zu geben und sie auf ihrem Weg in eine veränderte Lebenssituation zu begleiten. Eine Teilnehmerin des Gesprächskreises äußerte einmal: *„Es ist schön, dass durch meine Teilnahme am Gesprächskreis auch der Kontakt zum Hospizteam erhalten bleibt. Alle haben meinen Mann gekannt und es tut so gut, sich gemeinsam an ihn zu erinnern."*

Um die Familien auf unser Angebot aufmerksam zu machen, laden wir sie sechs Wochen nach dem Tod ihres Angehörigen – das ist in etwa der Zeitpunkt, wenn alle Formalitäten im Zusammenhang mit dem Sterbefall erledigt sind und Hinterbliebene in das befürchtete mentale „Loch" fallen – durch einen Brief in unseren Gesprächskreis ein. Zusätzlich zum Gesprächskreis zelebrieren die Krankenhausseelsorger zweimal im Jahr in der Kapelle des Waldkrankenhauses einen feierlichen Gedenkgottesdienst mit anschließendem Beisammensein und der Möglichkeit zum Gespräch.

Aus dem Team der Ehrenamtlichen

Collage: Was bedeutet für mich Sterbebegleitung?

Erspüren, was guttut –
da-sein, meine Zeit teilen –
bereichert Abschied nehmen.

Barbara Bedetristi

Spüren, was Einer braucht,
sich wünscht:
Nähe oder Abstand
Stille oder Gespräch –
über Sorgen, Probleme, Ängste,
auch über glückliche und helle
Stunden im Leben,
was wichtig, was lieb und teuer war.
Dankbarkeit für die Aufgabe.

Jochen Fampel

Gottesdienst
P. M. Martin

„Leben" erleben und erleben
lassen – auch im Sterben

Otto B.

Persönliche Erfahrungen stationär

Sterbebegleitung bedeutet für mich bedingungsloses Da-Sein für den Menschen, Gespräche – Stille – eine Herausforderung an Präsenz, Kreativität, Echtheit und eine große Dankbarkeit für das Vertrauen.

Christiane Bock

Einfühlsame Menschen um mich haben,
die mich manchmal auch ohne Worte verstehen,
die meine Wünsche respektieren,
die mir Liebe geben
und die mich nicht allein lassen.

Rosmarie Böttjer

Zurück zu den Wurzeln...

E. de Haan

Ein Begleiter sein – versuchen, den Wunsch dessen zu erspüren, der den letzten Weg geht, der mir signalisiert: so nahe möchte ich dich bei mir haben, so viel Abstand sollst du halten.

Hans Hinrichs

- Da sein und Zeit haben
- Selbst gelassen sein und den anderen annehmen, wie er ist
- Nicht führen, sondern stützen
- Ermutigung zum Blick auf den eigenen Tod

Britta Horz

Sterbebegleitung bedeutet für mich, an der Seite eines kompetenten Reiseführers Neuland zu betreten, wissend daß eine Seilschaft im Hintergrund mich hält.

M. Saefes

DANK
Ingeborg Stammler

"Liebe"
U. v. Arnauspry.

Für mich bedeutet Sterbebegleitung Trostspendung für Menschen, die besonders trostbedürftig sind, u. Umständen auch die Möglichkeit für den Sterbenden zu geben, sich über seine Vergangenheit zu unterhalten oder auch über ein Leben nach dem Tod oder auch einfach ihn/sie aufzumuntern.

Fritz v. Rothenburg

Berichte aus dem Team des stationären Hospizes

Rosy Zorn

Mitten ins Herz

Hallo, ich bin Rosy Zorn. Unsere Gäste nennen mich Schwester Rosy, dabei bin ich keine Schwester, sondern Altenpflegerin, aber auch die Bewohner im Altenheim nannten mich Schwester.

In meinem ersten Leben – so nenne ich es immer – lernte ich Wirtschafterin, diesen Beruf gibt es heute nicht mehr. Eigentlich wollte ich schon ganz jung Krankenschwester werden, leider ging es damals nicht!

Nach der Familienpause stellte sich für mich die Wahl: Etwas mit Kindern oder mit älteren Menschen zu arbeiten … und nach einem Praktikum im Altenheim wusste ich genau: *„Das ist es!"*

Im Laufe der Ausbildung kristallisierte sich heraus, dass ich mich am meisten von besonders bedürftigen Menschen, damals Demenzerkrankten, angesprochen fühlte. Im weiteren Verlauf meiner dreijährigen Ausbildung kam ich auch in Berührung mit dem Hospiz-Gedanken und einer zusätzlichen Weiterbildung in diesem Bereich. Nach dem Abschluss der Ausbildung folgten einige ehrenamtliche Begleitungen und ein kurzes Praktikum auf der Palliativstation. Danach (und nach mittlerweile jahrelanger Arbeit in Altenheimen) wurde mein persönlicher Wunsch immer stärker, in einem Hospiz stationär zu arbeiten.

Als hier im Evangelischen Waldkrankenhaus das Hospiz Wirklichkeit werden sollte, bewarb ich mich, und – *TRÄUME WERDEN WAHR* – ich bekam eine Stelle.

Nach großen Anfangsschwierigkeiten, vor allen Dingen persönlichen Ängsten, bin ich jetzt von Anfang an dabei und liebe diese Arbeit. Stress gibt es immer wieder mal, es ist jedoch nicht zu vergleichen mit dem vorherigen Arbeiten!

Bei uns hier im Hospiz ist es meist so, wie ich es mir immer gewünscht oder erträumt habe zu arbeiten:
- Zeit für unsere Gäste haben. Nicht „sauber, satt und still" steht im Vordergrund, sondern das Leben – jeden Tag neu und oft verändert.

- Wünsche der Gäste haben Vorrang. Wir versuchen sie zu erfüllen, wann immer es möglich ist. Beispielsweise kann, wer um zwölf Uhr keinen Hunger hat, genauso gut um drei Uhr Mittag essen, oder: Wer heute nicht gewaschen werden will – okay, dann nicht! Oder ein Gast hat nachts totalen Appetit auf Bratkartoffeln – Glück gehabt, da sind noch ein paar gekochte Kartoffeln im Kühlschrank und wenn die Nachtwache Zeit hat, wird sie sie braten.
- Gesprächsbedarf seitens der Gäste über Leben, Sterben oder was auch immer. Wir können uns den Freiraum dazu schaffen. Ebenso bei Gesprächsbedarf seitens der Angehörigen.
- Gelacht wird und Späße gibt es bei uns. Ich werde nie vergessen, wie ein Angehöriger zu mir sagte: „Hier wird ja auch gelacht, das habe ich mir so nicht vorgestellt!" Und er freute sich darüber. Ja es ist so, wie in einer Familie; zugegeben etwas größer, aber sehr „normal".
- Gekocht wird fast täglich, wenn möglich, mit unseren Gästen, oder nach deren Wünschen. Das Schönste ist, wenn Gäste daran mitarbeiten können. Wen interessiert es schon, dass die Möhren evtl. größer und dicker geschnitten sind als der Sellerie für eine Suppe, oder ob die Kartoffeln „viereckig" geschält werden? Ich finde es einfach grandios, dass ein Mensch, der gesundheitlich eigentlich nicht mehr so richtig in der Lage ist, eine Mahlzeit zuzubereiten, trotzdem seinen Beitrag dazu leisten kann. Das ist so, als wenn ich einen besonders schönen Tag erlebe! Dabei spüre ich ganz deutlich, dass unsere Gäste zeitweise vergessen, wie krank sie sind. Es werden Erfahrungen, Erinnerungen ausgetauscht; ein wunderbares, neues Erleben findet statt, wenn auch vielleicht nur für ein paar Tage.
- Und es wird auch geweint bei uns, denn manchmal ist es eben so!

Zu gut Deutsch, es geht sehr familiär bei uns zu. Jeder bringt etwas ein, tut, was er kann – Gäste, Angehörige, Mitarbeiter. Was wir hier im Hospiz arbeiten, ist für mich kein „Job", sondern eine Berufung.

Natürlich werden zeitweise große Anforderungen an uns gestellt. Es ist nicht immer einfach, unsere Gäste beim Sterben zu begleiten und es ist nicht einfach, immer ausreichend Distanz zu behalten. Manchmal trifft einen ein Gast mitten ins Herz, von der ersten Stunde an, das macht dann besonders traurig. Aber davon abgesehen ist es etwas Wunderbares, die Menschen, die zu uns kommen, auf ihrem allerletzten Stück Weg zu begleiten, Hilfestellung zu geben, wo es nötig ist und da zu sein, wenn es gewünscht wird.

Zu erleben, wie es ihnen manchmal etwas besser geht ist schon toll. Und zu wissen, dass immer jemand für sie da ist, 24 Stunden lang, lässt mich auch beruhigt nach meinem Dienst nach Hause fahren.

Stefan Jürgens

Lebensspuren im Hospiz

Ich weiß noch genau, wie es war, als ich dort ankam in diesem Hospiz. Nachdem ich knapp 20 Jahre den Beruf des Krankenpflegers in sämtlichen Bereichen ausgeübt hatte, wollte ich mich an das Wagnis Sterben trauen. Ich hatte natürlich bis dahin schon die eine oder andere Erfahrung mit Tod und Sterben gemacht, aber Sterben und Sterbebegleitung als Schwerpunkt waren eine neue und besondere Herausforderung.

Bepackt mit gelesenen, erzählten und vermuteten Theorien zur Sterbebegleitung begann ich vor fünf Jahren meine Arbeit im Hospiz. Bis dahin geübt im schnellen, exakten und durchorganisierten Arbeiten, waren plötzlich die Geschwindigkeit und der alltägliche Ablauf völlig unwichtig geworden. Ein Zustand, den ich mir immer gewünscht hatte – und als er da war, machte er mich anfangs nervös und gab mir das Gefühl von Unorganisiertheit.

Nach meinen ersten Tagen dort dachte ich ständig daran, dass die sechs Gäste des Hospizes, die im übrigen alle recht jung waren, sterben würden und ich wahrscheinlich das Sterben der meisten miterleben würde. Meine Gedanken drehten sich im Kreis: *„Wie wird das sein? Es können ja auch mehrere Gäste gleichzeitig sterben. Ob ich das aushalten werde? Was werden diese Ereignisse auf Dauer mit mir machen?"*

Aber ich wollte mich darauf einlassen, auf „das Sterben", wollte es erleben und ahnte, dass es lebenslange Spuren hinterlassen würde.

Schon nach einigen Tagen im Hospiz kündigte sich meine erste Sterbebegleitung an. Johannes, ein Mann Anfang 50, verheiratet, eine

12-jährige Tochter, kämpfte schon lange Zeit sehr schwer mit dem nahenden Tod. An seinem letzten Lebenstag kam ich zum Spätdienst. Schon in der Übergabe berichtete mein Kollege, dass es mit Johannes nun nicht mehr lange dauern werde.

Als wir bei Johannes im Zimmer waren, erschrak ich darüber, wie massiv er nochmals abgebaut hatte. Dieses Bild übertraf meine Vorstellungskraft. Auch blieb mir seine schwere, röchelnde, brodelnde Atmung lange im Gedächtnis.

Ich war an diesem Nachmittag entschlossen, Johannes beim Sterben zu begleiten. Rein kopfgesteuert hieß dies für mich, so häufig wie möglich bei ihm zu sein, ihn anzusprechen und hin und wieder meine Hand auf seine zu legen, um ihm zu vermitteln: *„Ich bin bei dir."*

Im Laufe des Nachmittags wurde Johannes immer wieder unruhig und erhielt dann Bedarfsmedikamente. Er bekam Besuch von seinem besten Freund, der letzte Mensch aus Johannes vertrauter Umgebung, der ihn noch lebend sah. Bei diesem Besuch wurde Johannes sehr ruhig und konnte etwas entspannen.

Als der Freund gegangen war, wurde Johannes wieder etwas unruhiger. Seine Atmung wurde stetig schwerer.

Dieser Zustand hielt noch einige Zeit an. Ich war fast die ganze Zeit bei ihm, da ich ja eine perfekte Sterbebegleitung machen wollte.

Am frühen Abend klingelte das Telefon. Ich war bei Johannes und überlegte, ob ich es einfach klingeln lassen sollte. Dies ging natürlich nicht. Ich lief also ins Büro ans Telefon. Die Kollegin, die Nachtdienst hatte, rief an, um mir mitzuteilen, keinen Kaffee zu kochen, da sie schon über Tag soviel getrunken habe. Wir sprachen noch kurz über Johannes und seinen Zustand. Nach einigen Minuten war das Telefonat zu Ende. Ich war etwas überrascht wegen des Anrufes, denn eigentlich ist „Kaffee oder nicht Kaffee" doch unwichtig.

Als ich zurück in das Zimmer von Johannes kam war es ganz still. Kein Atemgeräusch, keine Unruhe. Johannes war in genau dieser Zeit des Telefonats gestorben.

Ein Gefühl des Unbehagens stieg in mir auf. Ich hatte plötzlich den Gedanken, dass er möglicherweise viel früher gestorben wäre, hätte ich nicht die ganze Zeit bei ihm gesessen.

Als meine Kollegin zum Nachtdienst kam, entschuldigte sie sich für den ihrer Meinung nach völlig überflüssigen Anruf. Sie habe sich gleich danach gefragt, warum sie wegen so einer Nichtigkeit überhaupt angerufen habe. Als ich ihr den Nachmittag erzählte und das, was genau während unseres Telefonats geschah, wurden wir beide sehr still. Heute bin ich sehr dankbar für diese Lektion. Sterbebegleitung lässt sich nicht nach standardisierten Konzepten ausführen.

Später bekam das Ereignis einen anderen Klang. Vielleicht gibt's da ja noch was; etwas, das uns ganz unbewusst lenkt, damit alles seinen Weg gehen kann.

Etwa zwei Jahre später kam Tairou ins Hospiz. Tairou war Afrikaner aus Togo. Er war Ende 40 und hatte nicht mehr lange zu leben. Er sprach kaum deutsch und auch sein Englisch war sehr begrenzt. Es entwickelte sich, dass die nicht vorhandene gemeinsame Sprache kein Problem für unsere Verständigung darstellte. Wir verstanden einander. Ein bisschen Englisch, ein bisschen Deutsch, aber die meiste Kommunikation funktionierte über Blickkontakt, Mimik und Gestik und ein tiefes, scheinbar einfach dagewesenes Vertrauen. Auf einem späteren Seminar erfuhr ich von der analogen Kommunikation, die kaum Worte braucht, da sie auf einem tiefen Vertrauen beruht.

Eines Abends traf ich Tairou bei meinem Rundgang hellwach in seinem Bett liegend an. Es war ihm anzusehen, dass die Gedanken nur so durch seinen Kopf rasten. Ich setzte mich zu ihm und fragte ihn, was er denkt. Er schaute mich mit seinen großen, leuchtenden Augen an und griff nach meinen Händen. So saß ich eine ganze Zeit bei ihm. Hände haltend und in die Augen sehend, ohne Worte.

Nach einigen Minuten bat er mich, bei ihm zu bleiben. So verbrachte ich diese Nacht bei Tairou, unterbrochen nur durch regelmäßige Kontrollgänge bei den anderen Gästen, die, als wäre es vereinbart gewesen, alle eine ruhige Nacht hatten. Er fragte mich in dieser Nacht, was mit ihm geschieht und wo es hingeht, wenn er tot ist. Während er fragte, hielt er meine Hände und schaute mich fragend mit angstvollem Blick an. Das sind die Momente, in denen mir das Alleinsein eines jeden Menschen bewusst wird. Ich hätte ihm so gern eine beruhigende, freudige Antwort gegeben. Nachdem ich ihm sagte, dass ich es nicht weiß, wurde er wieder für eine längere Zeit ruhig, hielt meine Hände, schaute mich gelegentlich an oder schaute denkend im Zimmer umher.

Einige Zeit später schaute mich Tairou entschlossen an und fragte mich, ob ich mit ihm gehen würde. Dieses Gefühl des Erschreckens werde ich nie vergessen. Ich hatte gerade eine Einladung zum Sterben bekommen. In diesen Momenten wird einem das Unbehagen vor der eigenen Sterblichkeit so deutlich, dass das Gefühl derer, die wissen, nur noch kurze Zeit leben zu können, kaum vorstellbar ist.

Ich versprach Tairou, wenn es soweit ist, ihn zu begleiten: *„Ich bringe Dich bis zur Türe und warte, bis Du durchgegangen bist. Aber ich gehe wieder zurück."*

Er war einverstanden. Ich fragte ihn, ob er denn schon heute Nacht dort hin will. Er verneinte. Ich sagte ihm, dass ich die nächsten zwei Tage frei hätte und erst am übernächsten Tag wieder im Frühdienst wäre. Er gab mir ein entschlossenes *„Okay"*. Erst nach seinem Tod wurde mir bewusst, was wir zwei in dieser Nacht in Gang gesetzt hatten. Nach dieser Nacht ging ich in mein Frei und war mit meinen Gedanken sehr häufig bei Tairou. Ich bat meine Kollegen anzurufen, sollte Tairou sterben. Es kam kein Anruf. Als ich zurück zu meinem Frühdienst kam, war Tairou tatsächlich sterbend. Er war sehr geschwächt, hatte eine flache, brodelnde Atmung, seine Augen waren bereits gebrochen. Ich setzte mich zu ihm, nahm seine Hand und sagte ihm, dass ich da bin. Im Laufe dieses Morgens baute er zusehends weiter ab. Um 14.30 Uhr, am Ende meines Dienstes, gingen wir, wie versprochen, zusammen zur Türe. Er ging durch und ich wieder zurück.

In den nächsten Tagen kreisten die Gedanken nur so durch meinen Kopf. Mir wurde immer klarer, dass wir eine Verabredung zum Sterben getroffen hatten, die wir sogar eingehalten haben.

An einem Wintertag kam Frau Römer (Name geändert) ins Hospiz. Eine 84-jährige Dame, sehr zurückhaltend und immer freundlich. Frau Römer war eine sehr gepflegte Frau. Sie erzählte kaum von sich. Sie freute sich, wenn man nach ihr sah, wollte aber die meiste Zeit allein sein. Über ihre Erkrankung und den nahenden Tod sprach sie nie. Es machte den Eindruck, als hätte sie in ihr Schicksal eingewilligt. Ihre Vertrauten waren ihre Enkeltochter und eine gute Freundin, die sie schon seit 30 Jahren kannte. Ihr Ehemann, den sie wohl sehr liebte, hatte sie 20 Jahre zuvor wegen seiner Sekretärin verlassen. Auf die Frage, ob sie ihren ehemaligen Ehemann noch einmal sehen wolle, antwortete sie entschieden: *„Nein!"*

Als sie starb war ich bei ihr. Da lag diese feine alte Dame, deren Lebensliebe sie verlassen hatte und atmete immer langsamer.

Mit jedem langsamer werdenden Atemzug hob und senkte sich ihr Kehlkopf immer schwächer werdend. Ihr Sterben erinnerte mich an

Kerzenlicht, das, kurz bevor die Kerze abgebrannt ist, immer kleiner wird.

Als ich aus ihrem Zimmerfenster sah, konnte ich in der Mitte zweier nebeneinander stehender Bäume die aufgehende Sonne sehen. Anfangs war sie noch versteckt, rötlich leuchtend hinter den Bäumen, doch mit jedem weniger werdenden Atemzug stieg sie ein Stück höher zwischen den Bäumen und wurde heller.

Während Frau Römer zum letzten Mal atmete und starb, stand die Sonne in der Mitte hoch über den beiden Bäumen, schien hell am Himmel und leuchtete in ihr Zimmer.

Es sind die vielen Facetten des Lebens und des Sterbens, die ihre Spuren im Hospiz hinterlassen. Die Vielfältigkeit des Lebens und des Sterbens zeigt sich ungeschminkt und kompromisslos.

Da war die 95-jährige Dame, die ihre 74-jährige Tochter beim Sterben begleitete und nach deren Tod verzweifelte: *„Mein liebes Kind ist gestorben. Alle meine Verwandten und Freunde sind gestorben. Ich bin jetzt ganz allein."*

Eine andere Dame, die noch im Sterben die Fäuste ballte, das Gesicht zusammenkniff und sich wütend wehrte: *„Ich muss sterben, aber ich will nicht sterben!"* In dem Moment, als sie starb, gab es einen lauten Knall und das Licht in ihrem Zimmer ging aus. Die Glühbirne war durchgebrannt.

So verschiedenartig die Menschen und deren Lebensgeschichten sind, so erstaunt bin ich jedes Mal beim Anblick der Verstorbenen, eine gewisse Gleichheit wieder zuerkennen. Wir scheinen tatsächlich alle nur Gäste auf dieser Erde zu sein.

Wo sie wohl alle jetzt sind?

Das Bewusstwerden der Endlichkeit eines jeden Lebewesens kann erschreckend und beängstigend sein.

Dieses Bewusstgewordene annehmen zu können kann Kraft und Lust geben, sich mit Freude und Demut dem Leben hinzugeben und Lebensspuren zu setzen.

Christoph Schmidt

Sozialarbeit als Sterbebegleitung – auf der gemeinsamen Suche mit den Kranken nach Lichtblicken im Leben und Sterben

Sozialer Dienst im Hospiz am Evangelischen Waldkrankenhaus. Wenn ich morgens in das Hospiz komme, geht mein erster Blick oft auf die Namensschilder der Zimmer. Ob jemand gestorben ist? Schon auf der Fahrt im Auto hierher denke ich an den einen oder die andere. Im ersten Kontakt mit Schwestern und Pflegern erfahre ich, was sich ereignet hat: Ja, in der Nacht ist Herr F. gestorben, ruhig eingeschlafen. Ich kannte ihn gut und es bewegt mich. Auch wenn der Tod hier alltäglich ist – ich habe mich nicht an ihn gewöhnt. Ein Leben ist zu Ende, diese Dimension findet keine Worte. Bevor ich in meinem Büro mit anderer Arbeit beginne, möchte ich diese Dimension erahnen und mich anfänglich verabschieden. Ich setze mich zu dem Leichnam und schweige. Manche Gedanken von dem, was Herr F. mir aus seinem Leben erzählt hatte, gehen mir nach. Ich bin froh, dass wir mittags einen gemeinsamen Abschiedsritus feiern werden, denn die Begleitung seines Lebens und Sterbens hat uns als Team sehr geprägt. Auf dem Weg ins Büro begrüßt mich eine Frau, die ich noch nicht kenne: Ob ich für sie Zeit hätte? Ihr Mann wird morgen bei uns aufgenommen. Ich verabrede mich mit ihr.

Telefonische Kontakte zu Krankenkassen und auch zum Sozialamt prägen meinen Morgen: Die Kosten für den Hospizaufenthalt setzen sich aus Krankenkassenanteil, Pflegekassenanteil je nach Pflegestufe I, II oder III und Eigenanteil zusammen. Der Eigenanteil wird umso geringer, je höher die Pflegestufe ist. Für Frau M. kümmere ich mich um den Antrag zur Höherstufung. Bei der Aufnahme hatte sie die Stufe I, jetzt ist durch den Verlauf der Erkrankung die Pflege intensiver geworden. Der Medizinische Dienst der Krankenkassen wird ihren Zustand erneut begutachten.

Viele kleine Dinge, die vom Vortag noch übrig sind, erledige ich, Telefonate, Kontakte zu den Kolleginnen des Sozialen Dienstes im

Waldkrankenhaus, zu den Seelsorgern. Ich rufe Frau F. an und drücke meine Anteilnahme zum Tod ihres Mannes aus. Sie ist dankbar, von den letzten Stunden ihres Mannes erzählen zu können. In einigen Wochen werden wir sie noch einmal anschreiben und ihr sagen, dass wir an sie denken, und sie einladen, bei Bedarf noch einmal an diesen Ort zu kommen, der für ihr Leben so bedeutsam geworden ist. Vielleicht auch zum monatlichen Gesprächskreis für Trauernde bei einer Tasse Kaffee.

Für das Gespräch mit der Ehefrau des Gastes Herrn S., der morgen aufgenommen wird, nehme ich mir viel Zeit. Sie kommt ins Erzählen über den Krankheitsweg ihres Mannes, die Not bis hierher und die Unsicherheit, wie es jetzt wohl weitergeht. So schwer es ihr und ihrem Mann fällt, ihn hier anzumelden, so sehr entsteht eine spürbare Erleichterung – Tränen der Traurigkeit und der Erschöpfung. Es war so anstrengend: die Pflege zu Hause, auch mit Unterstützung von ambulanten Pflegediensten, zur Zeit habe sie unbezahlten Urlaub, damit sie für ihn da sein kann, aber das gehe ja nicht immer so weiter, Chemotherapien und immer wieder Aufnahmen ins Krankenhaus, der Haushalt bleibe auf der Stecke, und wie sie es schaffe, sich immer noch um die Kinder zu kümmern, die jetzt ja schon Jugendliche seien, weiß sie selber nicht so genau ...

Wir besprechen aber auch alle formalen Anträge. Es stellt sich heraus, dass Herr S. den zu leistenden Eigenanteil evt. nicht von seinem Einkommen und Vermögen bezahlen kann. Vorsorglich melde ich telefonisch beim Sozialamt die Hilfe zur Pflege in Einrichtungen an, damit keine Fristen versäumt werden und unterstütze Frau S. beim Ausfüllen des Antrages.

Ich halte vieles vom Gespräch schriftlich fest: für uns sind es wichtige Informationen, für sie ist schon das Erzählen erleichternd gewesen – Sozialarbeit, die entlastet und den Übergang in die letzte Lebensphase ermöglicht.

Es duftet bereits durchs Haus, weil in der Küche des Wintergartens, unseres großen, lichtdurchfluteten Gemeinschaftsraumes, das Mittagessen frisch zubereitet wird. Ich begrüße Frau K., die beim Gemüseputzen hilft und gar nicht genug Aufgaben bekommen kann. Sie erzählt, das Kochen wäre immer ihre Leidenschaft gewesen, und dass sie jetzt helfen kann, für die Hospiz-Großfamilie zu kochen, wäre wunderbar. Sie scherzt und lacht mit allen Anwesenden, während aus dem Radio Musik klingt. Ich gehe noch zu Frau D., die schon länger bei uns Gast ist. Durch das wachsende Vertrauen ist sie heute im Gespräch offener als bisher. Was manche geahnt haben, sie aber bisher nicht aussprechen konnte, wird deutlich: So offen sie auch mit dem Thema Sterben umgeht, so schwer ist es, den Tod jetzt tatsächlich in der Realität zuzulassen. Sie hat doch Angst, denn wenn ihr sonst in ihrem Leben wichtig war, alles im Griff zu haben, so bemerkt sie jetzt, dass der Tod nicht in den Griff zu bekommen ist. Gemeinsam ertragen wir, dass das nicht zu ändern ist ... und ich frage mich, wie es mir in meinem Sterben ergehen wird, der ich doch auch so gerne Ordnung habe ...

Wir besprechen die möglichen Maßnahmen zur Unterstützung, wenn der Zeitpunkt des Sterbens sich nähern sollte, was ihre Wünsche sind, und ich weise sie darauf hin, dass es gut ist, neben der Hausärztin möglicherweise die Palliativärztin und Schmerztherapeutin, die zu unserem Team gehört, zu kontaktieren. Das Mittagessen ruft und wir, Mitarbeiter und Gäste, die nicht bettlägerig sind, sitzen in froher Runde beisammen.

Die Frühschicht geht zu Ende. Vor der Übergabe treffen wir uns am Totenbett von Herrn F., um miteinander Abschied zu nehmen. Musik, Texte und Stille geben den nötigen Rahmen. Das eine oder andere kann noch gesagt werden, wie wir ihn kennen gelernt haben, was er in uns bewegt hat ...

In der Übergabe an die Spätschicht werden alle wichtigen Dinge des Vormittags, die die Gäste betreffen, ausgetauscht. Auch ich bringe die Erlebnisse des Vormittags mit ein.

Am Nachmittag kommt Frau K., eine ehrenamtliche Mitarbeiterin des Hospizvereins. Wir tauschen uns aus und sie erfährt so von der aktuellen Situation. Sie wird einige Gäste besuchen und mit ihnen Zeit verbringen. Aber sie ist auch einige Stunden im Wintergarten, um ansprechbar für die Dinge des Alltags zu sein, wenn Angehörige, Gäste oder Besucher kommen.

Ein wichtiges Beratungsgespräch dreht sich heute Nachmittag um eine Patientenverfügung und Vollmachten. Herr L. hat schon längere Zeit eine Patientenverfügung und bringt damit zum Ausdruck, dass er keinen lebensverlängernden Maßnahmen zustimmt, wenn sein Sterben abzusehen ist. Ich berichte Herrn L. von der Möglichkeit, Personen seines Vertrauens Vollmachten zu geben. Viele kennen das aus dem finanziellen Bereich als Bankvollmacht. Für die aktuelle Situation ist es von besonderer Bedeutung im Bereich der Gesundheitssorge, aber auch für viele andere Betreuungsbereiche. Wir als Hospizmitarbeiter haben dann benannte Ansprechpartner, die mit dem Gast oder, falls nötig, auch für den Gast Entscheidungen treffen, wenn er es nur noch bedingt oder gar nicht mehr kann.

Herr L. ist sehr damit einverstanden, wir kommen aber über dieses Thema auch auf die Grenzen des Lebens zu sprechen. Er sei doch immer so selbständig gewesen, und jetzt beobachte er schon seit langem, wie er um alles bitten muss. Und jetzt festzulegen, wem er vertraue, wenn gar nichts mehr gehen sollte ... Aber das Leben liege nicht in unserer Hand, das lerne er immer mehr, sondern in Gottes Händen. Ohne dieses Vertrauen, das er schon als Kind gehabt habe, wäre es jetzt sicher noch schwerer. Dankbar wäre er für jeden Tag, den er noch hat und an dem er noch abschließen kann, was offen sei.

Weil er von einem Menschen aus seinem Leben berichtet, den er nicht mehr treffen könne, mit dem er aber noch etwas zu besprechen gehabt hätte, schlage ich ihm eine Imaginationsübung vor. Auf diese Weise an einem vorgestellten Ort zu einer bestimmten Zeit klärt er die noch offenen Themen mit seinem Freund in der Vorstellung. Auch wenn diese Begegnung den Freund nicht objektiv erreicht, so löst sie doch die Gefühle und Bedürfnisse von Herrn L., so dass er sich anschließend wie befreit fühlt.

In den ersten Tagen nach der Aufnahme wird bei Familie S. deutlich, wie sehr das Leben hier anders geworden ist: nach vielen Chemotherapien kehrt Ruhe ein, erst jetzt werden die Anstrengungen der letzten Jahre deutlich. Aber auch die Wut und Aggression über die Erkrankung in so jungen Jahren und über den Tod selber. Diese Wut braucht oft einen Ausdruck und findet ihn auch manchmal in Auseinandersetzungen innerhalb der Familie oder mit den Pflegenden und uns Mitarbeitern hier. In unserer Rolle ist auch das spürbar: Als wäre unser Betreten des Zimmers manchmal das Hereinkommen des Gevatters Tod. Wie schwer, das nicht persönlich zu nehmen, sondern als Sterbebegleitung, und es von berechtigter Kritik zu unterscheiden!

Ein intensiver Tag im Hospiz neigt sich dem Ende. Ich bin dankbar, hier arbeiten zu dürfen. Der Soziale Dienst – das Engagement um finanzielle Sicherheit, Informationen, die in der Not Klarheit schaffen, Möglichkeiten des konkreten Handelns – bringt Entlastung für Gast,

Angehörige und Freunde. Und zugleich ist er mitmenschliches Tun und ermöglicht vertrauensbildende Begegnungen, die den letzten Lebensweg begleiten.

Zwei Lehrer, die mich sehr geprägt haben, kommen mir in den Sinn: Karl Rahner mit seiner anthropologischen Wende in der Theologie: die göttliche Begegnung in der menschlichen und sein Gedanke, dass die letzte große Tat des Menschen sein Tod sei. Und Sandor Ferenczi mit seiner mitmenschlichen Wende in der Psychoanalyse: die Begleitung von Menschen in Mutualität – Wechselseitigkeit – die sich äußert in Empathie, Wahrhaftigkeit, Engagement, Wertschätzung, Bescheidenheit, Verzeihen und Trost, Zärtlichkeit, Liebe und Sinn.

Die Wechselseitigkeit berührt mich bei meiner Arbeit auf eine tiefe Weise. Wie viel Erfahrung vom Leben und Sterben wird mir hier geschenkt, die sich auf mein Leben zu Hause auswirkt!

Georg Waßer

Als Seelsorger in einem Hospiz – Erfahrungen und Eindrücke

Unterricht
Jeder, der geht,
belehrt uns ein wenig
über uns selber.
Kostbarster Unterricht
an den Sterbebetten.
Alle Spiegel so klar
wie ein See nach großem Regen,
ehe der dunstige Tag
die Bilder wieder verwischt.

Nur einmal sterben sie für uns,
nie wieder.
Was wüßten wir je
ohne sie?
Ohne die sicheren Waagen
auf die wir gelegt sind
wenn wir verlassen werden.
Diese Waagen ohne die nichts
sein Gewicht hat.

Wir, deren Worte sich verfehlen,
wir vergessen es.
Und sie?
Sie können die Lehre
nicht wiederholen.

Dein Tod oder meiner
der nächste Unterricht:
so hell, so deutlich,
daß es gleich dunkel wird.

Hilde Domin[1]

---

[1] **Domin**, Hilde, Unterricht, aus: Nur eine Rose als Stütze, S. Fischer-Verlag, Frankfurt 1959, S. 79.

Hilde Domin fasst in ihrem Gedicht das zusammen, was wir Haupt- und Ehrenamtlichen im Bonner Hospiz am Waldkrankenhaus erleben dürfen: Über 180 Menschen sind in 1 1/2 Jahren verstorben (Stand März 2007) und gaben uns Unterricht. Sie lehrten uns das Geheimnis „Sterben" besser zu verstehen. Es war und ist jedes Mal anders und wir konnten und können etwas über uns erfahren. Wir Therapeuten wollten Menschen in der Sterbephase Herberge geben, ihnen von unserer Profession, unserer Menschlichkeit, unserer Christlichkeit viel geben – und wir bekamen meist viel geschenkt! Gegenseitiges Geben und Nehmen.

Zur Seelsorge

In 1 1/2 Jahren machten wir die Erfahrung, dass eine liebevolle Begleitung der Sterbenden durch Pflege, Sozialdienst, Schmerztherapie und Ehrenamt noch mehr den Raum öffnet, sich letzten Fragen nach Spiritualität und Religion zu stellen. Sterben selbst ist spirituell gesehen ein Glaubensakt, nämlich sich auf Gott vertrauend loslassen. Seelsorge als Lebenshilfe durch den Glauben, will Raum geben für Gefühle, will Gott ins Spiel bringen, der sagt: *„Ich will Euch ein Leben in Fülle geben"* – bis zuletzt.

In einem christlichen Hospiz geschieht Seelsorge ökumenisch, in enger Absprache mit den zuständigen katholischen und evangelischen Seelsorgern. Ca. 65% der zu betreuenden Gäste waren katholisch, 30% evangelisch, 5% ohne Konfession. Auch wenn die Aufteilung der Arbeit nach dem Konfessionsprinzip erfolgt, geschieht sie doch in enger Kooperation unter uns Seelsorgern und mit dem Team im Hospiz. Für die spirituellen Bedürfnisse der Schwerkranken fühlen sich alle mitverantwortlich. Jeder kann sich und seinen Glauben einbringen und steht im Austausch mit den anderen im Hospiz Tätigen.

Ich persönlich glaube, wie auch schon die Apokalypse im Neuen Testament sagt, dass Gott sich in Güte, Liebe, Beziehung, Hingabe, Zärtlichkeit, aufmerksamer Sorge und Zuwendung zeigt. Auch wenn der menschliche Weg manchmal durch Leiden, Schmerzen und Kreuz führt, so bin ich mir sicher, dass Gott unsere Tränen trocknet und uns dorthin führt, wo kein Leid mehr ist.

Der hospizliche Gedanke will Bedürfnisse und die Würde der Sterbenden ernst nehmen, und darin kann sich christlicher Geist zeigen.

Wöchentlich gedenken wir der Verstorbenen: Sie wurden nach ihrem Tod in ihrem Zimmer für viele Stunden zum Abschiednehmen aufgebahrt. Rituale zur Verabschiedung (Blumen vor dem Zimmer, Kerze brennt, usw.) für das Personal und die Angehörigen haben sich schon herausgebildet und werden sorgsam gepflegt.

Im wöchentlich stattfindenden, einstündigen Gesprächskreis, einem „Austausch der vier Säulen eines Hospizes" (diese sind: Pflege, Schmerztherapie, Ehrenamt in Form einer psychosozialen Begleitung, Sozialdienst/Seelsorge), sprechen alle Teilnehmer über die physiologische und psychosoziale Situation des Gastes und seiner Angehörigen; wichtige ethische Fragen finden dabei besondere Berücksichtigung.

Der Wunsch nach spiritueller Sterbebegleitung kann in hospizlicher Obhut aufgrund der hier gegebenen Möglichkeiten leichter erfüllt werden. Deutlich mehr Sterbende geben hier ihren Wünschen Ausdruck und bitten explizit um Besuch des evangelischen oder des katholischen Seelsorgers. Viele fragten nach Kommunionen (ca. 150/Jahr) oder Krankensalbung (ca. 60/Jahr). Einige wenige nahmen auch an unseren Gottesdiensten in der Kapelle teil; wegen ihres schwer angegriffenen Zustandes eine zu große Anstrengung für die meisten der Hospizgäste. Einige Angehörige wünschten nach dem Tod eine „Aussegnung". Kurze Trauerfeiern fanden im „Raum der Stille" oder auch im Sterbezimmer statt. In Ausnahmefällen wurden von den Seelsorgern Abschiedsfeiern gestaltet, wenn die Heimatgemeinde der Verstorbenen zu weit entfernt lag oder der Trauerprozess der Angehörigen von uns intensiv (mit)begleitet worden war. Darüber hinaus bieten wir zweimal im Jahr Gedenkgottesdienste für die Toten des Hospizes und des Krankenhauses an.

Mir fällt auf, dass Sterbende „festhalten", und dafür bewundere ich sie. Sie halten fest an dem verbliebenen Funken Hoffnung, an den guten und heilen Momenten in ihrem Leben, an den Menschen, die ihnen nahe stehen oder die ihnen zu helfen versuchen. Sie halten fest an Gott, der ihnen im Leiden manchmal zur Frage wird, sie halten fest an dem Vertrauen darauf, dass ihr Leben nicht ins Bodenlose versinkt.

Ich erlebe auch, dass Sterbende „loslassen" müssen: ihre Hoffnungen, die zerbrechen, die Sicherheiten, die jetzt nicht mehr tragen, die Pläne, die nicht mehr zu realisieren sind, das Leben, von dem sie Abschied nehmen müssen, und Menschen, die zurückbleiben.

Wir, die im Hospiz arbeiten, erhalten „Unterricht gratis" – können leben lernen und lernen Wichtiges von Unwichtigem zu unterscheiden sowie eigene Lebensfreude mehr zu spüren nach der Lebensregel:

„Carpe diem – nütze den Tag". „Festhalten" und „Loslassen" sind zwei Dimensionen menschlichen Lebens und des Glaubens.

Zur psychosozialen Begleitung im Hospiz

Die Gründerin der Hospizidee, Cicely Saunders, sagte einmal über sterbende Menschen: *„Sie sind bis zum letzten Augenblick Ihres Lebens wichtig und wir werden alles tun, damit sie nicht nur in Frieden sterben, sondern auch leben können bis zuletzt."* Diese Leitidee, die wie das Christentum die Würde und Einmaligkeit des Menschen betont, führt zu wichtigen Konsequenzen. Ein Sterben in aller Natürlichkeit ohne Lebensverlängerung zu ermöglichen und gleichzeitig die Errungenschaften der Schmerztherapie und Medizin zum Wohle des Sterbenden zu nützen, das ist das Ziel aller, die im Stationären oder im Ambulanten Hospiz tätig sind.

Wir versuchen, Ruhe und Stille, aber auch Begegnungen und kulturelle Veranstaltungen zu ermöglichen: Oft wird mittags gemeinsam gekocht und gegessen. Einmal im Jahr wird im Garten gegrillt, Karneval gefeiert, ein eigener Sankt Martinszug kommt ins Hospiz, Musikformationen ganz unterschiedlicher Art treten auf, der Hospizverein ist rührend um Betreuung sowohl im stationären wie auch ambulanten Bereich bemüht. Dichterlesungen werden veranstaltet, Besuchergruppen, Firmlinge und Konfirmanden besuchen das Hospiz. So wird versucht, die sterbenden Menschen, soweit sie das selbst wünschen, am ganz normalen Leben teilhaben und nicht allein zu lassen. Und für manchen bedeutet das ein letztes Glück oder einige sehr frohe Stunden: Das erste und letzte Mal die eigene Tochter beim Auftritt ihrer Band zu erleben, ein letztes Glas Kölsch beim Karnevalfeiern, eine Feier zu Sankt Martin, die an frühere Erlebnisse erinnert.

Somit ist ein Hospiz eine christliche Antwort und die sinnvolle Alternative auf die in europäischen Ländern praktizierte aktive Sterbehilfe.

Wenn ich auf die Zukunft unseres Hospizes schaue, so wünsche ich mir, dass das hier praktizierte palliativ-hospizliche Denken noch mehr ins Waldkrankenhaus fließt. Ich wünsche mir, dass sich im Hospiz nicht eine „Machermentalität" entwickelt, als ob wir auch das Sterben „machen" könnten. Ich wünsche mir, dass wir still werden, Leid und Ohnmachtsgefühle miteinander austauschen lernen. So sehr wir uns nämlich auch in einem Hospiz bemühen, es bleibt immer auch Ohnmacht, Einsamkeit, Alleinsein. Wir bleiben Lernende. Das Sterben ist und bleibt ein Geheimnis.

Ich erinnere mich an ein kurzes, im Hospiz erlebtes, Gespräch mit einem ca. 65-jährigen, sehr sportlichen Gast, der innerhalb weniger Wochen nach seinem Einzug plötzlich auf den Rollstuhl angewiesen war.

„Wissen Sie, Herr Waßer", sagte er zu mir, „erst habe ich schwer gehadert, erst habe ich mit Gott geschimpft, und dann haben mir Jugendliche vom Osterfeuer das Osterlicht hier hoch ins Hospiz gebracht und wir haben gesungen ‚Christ ist erstanden'. Darüber habe ich viel nachdenken müssen. Erst als ich begriffen hatte, dass das hier nicht das Ende, sondern der Anfang von etwas Neuem ist, seit dieser Zeit bin ich ruhiger."

Irmgard Frickenschmidt

Als Ärztin im Hospiz – Schmerzliches und Tröstliches bei der Arbeit mit Sterbenden

Als feststand, dass am Evangelischen Waldkrankenhaus ein stationäres Hospiz entstehen sollte, stand auch für mich fest, dass ich mich dort engagieren würde. Warum? Ich betreibe seit Mai 2000 eine Praxis für Schmerztherapie am Evangelischen Waldkrankenhaus und behandle sowohl dort als auch konsiliarisch im Krankenhaus chronische Schmerzpatienten und Tumorpatienten mit ihren Schmerzen und allen begleitenden Missempfindungen wie Übelkeit und Erbrechen, Verstopfung, Schwitzen, Schwäche usw. Ich ging davon aus, dass sich viele Patienten im letzten Lebensabschnitt genau vor diesen Leiden fürchten und mein Engagement im Hospiz somit willkommen und notwendig wäre.

Inzwischen besteht das stationäre Hospiz seit fast zwei Jahren und ich habe in dieser Zeit ca. 180 Patienten, das sind etwa 80% der Hospizgäste, allein oder gemeinsam mit anderen Ärzten, meist dem Hausarzt, betreut.

Wenn ich in privaten Gesprächen meine Arbeit erwähne, folgen häufig Kommentare wie: *„Das muss schwer sein!"* oder *„Das könnte* *ich nicht!"* usw. Und in der Tat nehme ich die Arbeit mit Sterbenden nicht leicht.

Da ich über „Schmerzliches und Tröstliches" schreiben wollte, fange ich mit dem Schmerzlichen an.

Schmerzlicher Abschied vom gewohnten Behandlungsziel:

Einer der schwierigsten und schmerzlichsten Momente einer Arzt-Patienten-Beziehung ist sicherlich derjenige, in dem ich einem Menschen sagen muss, dass er in naher Zukunft sterben wird und man dies nicht wird verhindern können. Ein solches Aufklärungsgespräch, beispielhaft für die Arbeit mit Sterbenden überhaupt, kann dreifach schwer sein:

Erstens empfindet die Ärztin/der Arzt Mitleid mit dem Menschen vor ihm, vor allem, wenn dieser in einem Lebensabschnitt steht, in dem er auf jeden Fall weiter leben und noch nicht sterben will, z.B. wenn er/sie Vater/Mutter kleiner Kinder ist.

Zweitens ist es schwer und oft mit Versagensgefühlen verbunden, als Ärztin/Arzt vom gewohnten Behandlungsziel des „Heilens und Rettens" Abschied zu nehmen und zu akzeptieren, dass man dem Patienten das, was er sich am meisten wünscht, nämlich zu leben, nicht geben kann.

Und drittens wird man als Ärztin/Arzt in einem solchen Augenblick und bei der Hospizarbeit generell auch unausweichlich mit dem eigenen Tod konfrontiert. Man steht nicht mehr, wie sonst meistens als Ärztin/Arzt, auf der „anderen Seite", sondern erlebt nur mit, wie jemand uns vorangeht.

Tröstliches bei der Hospizarbeit – Bewunderung für den individuell sehr verschiedenen Umgang mit dem Tod:

Menschen, die wissen, dass sie sterben müssen, machen sich auf ihren ganz eigenen, individuellen und speziellen Weg. Diese sehr verschiedenen Wege sind oft faszinierend, und es ist nicht nur tröstlich, sondern auch bereichernd, diese Wege mit erfahren und begleiten zu dürfen.

Für mich als Ärztin war es außerdem bei meiner bisherigen Arbeit im Hospiz besonders tröstlich und überraschend, dass die meisten Patienten nichts von mir erwarteten, was ich nicht leisten konnte, das heißt, ich wurde von dem Auftrag „Heilen und Retten" entbunden, musste mir selbst keinen neuen Behandlungsauftrag erfinden, sondern erhielt stattdessen oft ganz klare Handlungsanweisungen des Patienten.

Sterbende erwarten von ihrer behandelnden Ärztin sehr unterschiedliche Dinge:

Hilfe bei körperlichen Beschwerden wie Schmerzen, Übelkeit, Schwäche, Schwitzen usw., aber auch Gespräche, Zeit, wahrgenommen werden, oder auch nur: in Ruhe gelassen werden mit der Sicherheit, dass ich komme, wenn ich gebraucht werde.

Ganzheitliche, themen- und berufsübergreifende Zusammenarbeit:

Cecil Saunders hat mit der Benennung der vier Säulen der Hospizarbeit (medizinische, pflegerische, psychosoziale und spirituelle Betreuung) die Grundlage dafür geschaffen, dass in der Palliativmedizin etwas selbstverständlich ist, was in anderen medizinischen Disziplinen oft völlig vernachlässigt wird: die Tatsache, dass der Mensch sich nicht aufsplitten lässt in Organe, Muskeln und Gelenke einerseits und auf der anderen Seite Psyche oder Seele, sondern dass er immer ein untrennbares Ganzes bildet. Dieser Vorgabe folgend, arbeiten im stationären Hospiz Pflegepersonal, Seelsorger, Ärzte, Sozialtherapeut und immer wieder auch ehrenamtliche psychosoziale Begleiter eng zusammen, tauschen sich aus und überlegen gemeinsam, was und in welchem Bereich ein Hospizgast oder seine Angehörigen etwas brauchen.

Im Hospiz machen wir immer wieder die Erfahrung, dass Gäste sich im Anschluss an eine kurze Zeit der Eingewöhnung, nach dem „Angekommensein", für eine gewisse Zeit noch einmal deutlich erholen und die ihnen neu geschenkte Lebenszeit intensiv für sich nutzen können. Ich bin davon überzeugt, dass dies neben dem Verzicht auf aggressive Therapien an der umfassenden und „verzahnten", berufsübergreifenden Betreuung liegt.

Ich würde mir für die Zukunft wünschen, dass sich der „hospizliche Geist" einerseits im Sinne einer ganzheitlichen Betrachtung des Menschen und andererseits im Sinne einer Einbeziehung des Todes in das Leben auch in der übrigen medizinischen Welt ausbreitet.

Aus dem Hospizteam

Collage: Was bedeutet für mich die Arbeit im Hospiz?

> In den letzten Stunden da zu sein, einem Menschen das Gefühl zu geben nicht alleine zu sein und in Würde zu sterben.
> Ist mir sehr wichtig!
> – Barbara Erdmann –

> Mir ist es ein Anliegen, den Menschen im letzten Abschnitt ihres Lebens, etwas Freude und Lebensqualität, selbst unter schweren Voraussetzungen, zu schenken.
> – Andrea Poppen –

Mir ist es wichtig, das die
Menschen einen Ort haben,
um in Würde sterben zu können.

    Daniel von Schmude

Die Würde des Menschen ist
unantastbar!
Leider im Klinikalltag in den
Stunden des Sterbens nicht immer
umsetzbar.
    Alexandra Wienzek

Es ist für mich die beste
Möglichkeit menschlich zu arbeiten.
    Rosy Lorn

Das vielfältige farbenreiche Leben spüren
Stefan Jingons

Befriedigung, in einem Team zu arbeiten, in dem alle diese Arbeit als etwas ganz Besonderes sehen, in dem es viel Freiraum für die eigene Gestaltung der Arbeit gibt und in dem das Engagement der Mitarbeiter-Innen die Arbeit spannend und vielseitig macht.

Eine Herausforderung, den Hospizgästen so lange es geht ein Gefühl von Normalität zu vermitteln und ihnen ihre Eigenständigkeit zu erhalten und dazu beizutragen, ihnen einen würdigen Abschluss ihres Lebens zu ermöglichen.

Freude darüber, bei der Begleitung Sterbender im Hospiz erlebt zu haben, dass es Parallelen zwischen geboren werden und sterben gibt. Diese Parallelen lassen mich erkennen, dass wir eingebettet sind in ein Unvergehen, in dem jedes Leben Anfang und Ende hat und Gott schützend seine Hand über uns hält.

Harriet Notdurft-Gießler

Ich liebe das Lesen!

Christyl

Die Arbeit im Hospiz hat mir sehr geholfen, den Tod als natürlichen Bestandteil des Lebens zu begreifen.
Außerdem ließ mich der Kontakt zu Sterbenden meine eigenen Wertmaßstäbe überdenken.

Brigitte Hücke

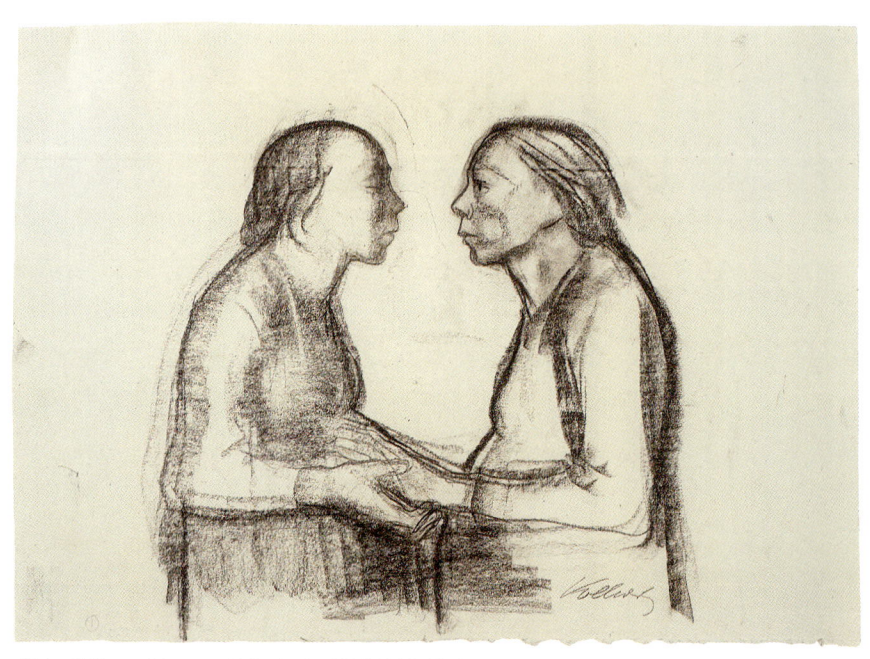

Käthe Kollwitz, Maria und Elisabeth, 1924-1927, Kohle

Wichtige Fragestellungen

Jürgen Gräfe

Die Patientenverfügung – rechtliche Standortbestimmung und ethische Herausforderung

Seit Jahren befassen sich Juristen, Ärzte, Politiker, Kirchen, Ethikkommissionen u.a.m. mit der Privatautonomie des Menschen am Lebensende. Fragen der Sterbehilfe und der Gültigkeit von Patientenverfügungen rücken in den Mittelpunkt. Es herrscht eine bemerkenswerte Aufregung über die vielfältigen Meinungsäußerungen.

Die Frage, unter welchen Voraussetzungen es gestattet ist, lebensverlängernde Maßnahmen zu unterlassen oder nicht fortzuführen, wurde erstmals in einer Strafsache vom BGH entschieden. Er verlangt, dass das Grundleiden des Kranken nach ärztlicher Überzeugung unumkehrbar sein und einen tödlichen Verlauf angenommen haben muss (Urteil vom 13.09.1994 – 1 StR 357/94 –). Im Falle unmittelbarer Todesnähe ist es dem Arzt erlaubt, lebensverlängernde Maßnahmen abzubrechen.

Diese strafrechtliche Eingrenzung ist vom BGH zivilrechtlich in der grundlegenden Entscheidung vom 17.03.2003 – XII ZB 2/03 – fortgeschrieben worden. Er stellt sehr eindeutig fest:

„Liegt eine solche Willensäußerung, etwa – wie hier – in der Form einer so genannten „Patientenverfügung" vor, bindet sie als Ausdruck des fortwirkenden Selbstbestimmungsrechts, aber auch der Selbstverantwortung des Betroffenen, den Betreuer; denn schon die Würde des Betroffenen (Art. 1 Abs. 1 GG) verlangt, dass eine von ihm eigenverantwortlich getroffene Entscheidung auch dann noch respektiert wird, wenn er die Fähigkeit zu eigenverantwortlichem Entscheiden inzwischen verloren hat. Die Willensbekundung des Betroffenen für oder gegen bestimmte medizinische Maßnahmen darf deshalb vom Betreuer nicht durch einen ‚Rückgriff auf den mutmaßlichen Willen' des Betroffenen ‚korrigiert' werden."

Damit steht fest: Die Patientenverfügung ist zu beachten, wenn nicht Gründe dagegen sprechen. Kann der Arzt letzteres konkret darlegen, bleibt es bei „in dubio pro vita" – „im Zweifel für das Leben".

Der BGH hat in einer Entscheidung vom 08.06.2005 – XII ZR 177/03 – das Selbstbestimmungsrecht des Patienten erneut unterstrichen.

„Eine gegen den erklärten Willen des Patienten durchgeführte künstliche Ernährung ist folglich eine rechtswidrige Handlung, deren Unterlassung der Patient analog § 1004 Abs. 1 Satz 2 BGB in Verbindung mit § 823 Abs. 1 BGB verlangen kann. Das gilt auch dann, wenn die begehrte Unterlassung – wie hier – zum Tode des Patienten führen würde. Das Recht des Patienten zur Bestimmung über seinen Körper macht Zwangsbehandlungen, auch wenn sie lebenserhaltend wirken, unzulässig."

Die Rechtsprechung des obersten Bundesgerichts knüpft an den rechtlichen „Fixpunkt" des Grundgesetzes an: Die Menschenwürde ist die erste und herausragende Vorschrift im Katalog der Grundrechte. Menschenwürde bedeutet auch und vor allem Selbstbestimmung. Diese würde verletzt, wenn anstelle des Patienten andere über ihn Entscheidungen treffen.

Die skizzierte Rechtsprechung hat eine breite Diskussion ausgelöst, weil befürchtet wird, dass Tür und Tor für ein uneingeschränktes Selbstbestimmungsrecht geöffnet wird.

Ein Gesetz zur Verbindlichkeit und Reichweite von Patientenverfügungen soll Grenzen setzen und für Angehörige und Ärzte für Klarheit sorgen. Ob sich Rechtssicherheit auf diesem Wege erreichen lässt, erscheint zweifelhaft. Es werden unterschiedliche Anstöße für eine gesetzliche Regelung zur Patientenverfügung gegeben. Sie knüpfen an die jeweiligen ethischen Entwürfe zum Lebensende, dem Menschenbild und den Vorstellungen über den Tod an.

Beispiele
- Die Patientenverfügung gilt nur am Lebensende und nur in Ausnahmefällen, wenn die Dauer einer mit Sicherheit tödlichen Krankheit verkürzt werden soll (Sterbephase).
- Bei einem schwer Demenzkranken oder Komapatienten, dessen Zustand sich nicht mehr ändern wird, wird eine Ausnahme gemacht, d.h. er muss sich nicht in der Sterbephase befinden.
- Sie gilt nicht nur in besonders schweren Fällen, wenn das Ende ohnehin bevorsteht und die Sterbephase begonnen hat – d.h. keine „Reichweitenbeschränkung". Aber: Am Ende entscheiden

Arzt und Angehörige/Betreuer gemeinsam über die richtige ärztliche Maßnahme. Der Arzt muss die Patientenverfügung zur Kenntnis nehmen. Er kann sich darüber hinwegsetzen, wenn es medizinisch geboten ist oder Zweifel am Willen des Patienten im Hinblick auf die Abwicklung der konkreten Situation bestehen.
Ergebnis: Man sucht nach der Quadratur des Kreises:
- Würde,
- Wohl,
- Wehe und
- Wille

sollen in einer Patientenverfügung zum Tragen kommen.

In Holland hat man die Fragen bereits seit vielen Jahren erörtert und versucht zu lösen, indem die Palliativmedizin und Hospizarbeit massiv gefördert wurden. Es wurden drei Lehrstühle und sechs Forschungseinrichtungen für Palliativmedizin gegründet. Seit 1998 können Arbeitnehmer bis zu sechs Monaten bezahlten Urlaub zur Pflege von sterbenskranken Angehörigen nehmen. Die Zahl der Palliativbetten entspricht dem ermittelten Bedarf. Hierauf haben die seit 2002 mögliche ärztliche Sterbehilfe in bestimmten Situationen und die Lebenswunscherklärung aufgebaut.

Praktische Hinweise zum Inhalt und zur Form einer Verfügung
- In der Patientenverfügung sollte kenntlich gemacht werden, welche Einstellungen zum Leben und zum Tod bestehen. Gibt es konkret erlebte Krankheitsfälle und wie bewertet sie der Verfügende?
- In welcher Situation und in welchem Zustand wurde die Patientenverfügung verfasst? Ein Zeuge und/oder ein Arzt bestätigt dies durch seine Unterschrift.
- Dem Arzt muss deutlich gemacht werden, dass er einen gut informierten Patienten vor sich hat, wenn er dessen Patientenverfügung liest. Die konkrete Situation entspricht dem Willen des Patienten.
- Da der Patient bei Abgabe der Patientenverfügung einwilligungsfähig sein muss, sollte ein Arzt dies durch seine Unterschrift unter das Schriftstück bestätigen. Damit steht fest, dass er die „nötige Urteilskraft und Gemütsruhe" hat und die Tragweite seiner Erklärungen erfassen kann.
- Der Fall schwerer Demenz wird angesprochen. Hat der Patient einen Menschen in diesem Zustand erlebt?

- Es ist hilfreich, wenn mit einer Patientenverfügung eine Vorsorgevollmacht verbunden wird. Der Bevollmächtigte ist in der Regel eine Vertrauensperson. Sie wird die Patientenverfügung glaubwürdig interpretieren und den Patientenwillen darlegen können. Gleichzeitig ist sie berechtigt, den Inhalt der Verfügung durchzusetzen, denn dieser ist für Ärzte und Gerichte verbindlich.
- Will man keinen Bevollmächtigten bestellen, kann in einer sog. Betreuungsverfügung diese Vertrauensperson benannt und als Betreuer vorgeschlagen werden.
- Ergänzend kann auch in einer sog. Pflegeverfügung vorsorglich angeordnet werden, was bei Pflegebedürftigkeit zu geschehen hat: Wie soll das Geld verwendet werden? Sollen pflegende Angehörige entschädigt werden? Welches Heim wird bevorzugt? Etc.
- Patienten-, Betreuungs- und Pflegeverfügung können in einer Urkunde zusammengefasst werden.
- Es besteht kein Zwang, sich schriftlich zu äußern. Die schriftliche Niederlegung wird aber dringend empfohlen. Schriftlichkeit macht deutlich, dass der Patient sich ernsthaft mit den angesprochenen Fragen beschäftigt hat.
- Das Schriftstück muss Dritten nicht bekannt gemacht werden.
- Kann der Patient aus körperlichen Gründen nicht mehr schreiben, ist eine Schreibhilfe möglich. Um Zweifel an der Richtigkeit nicht aufkommen zu lassen, empfiehlt sich eine notarielle Beurkundung, die Aufnahme durch eine Videokamera o.ä.
- Die Nutzung eines Formulars ist problematisch. Sie lässt nicht die individuelle Auseinandersetzung erkennen. Das wird besonders deutlich, wenn „ja ... nein!" angekreuzt sind. Andererseits bieten Formulare die Möglichkeit, vor Fehlern und fehlender Vollständigkeit geschützt zu werden. Es sollte auf jeden Fall etwas Persönliches hinzugefügt werden, das die Auseinandersetzung mit den Fragen von „Leben und Tod" deutlich macht.
- Die Patientenverfügung sollte regelmäßig – alle ein oder zwei Jahre – bestätigt werden. Es muss deutlich werden, dass sich der Wille im Laufe der Zeit nicht verändert hat.

Hauke Reimer

„Das letzte Hemd hat keine Taschen" – was Sterben mit Ökonomie zu tun hat

„In Würde sterben" – das scheint kein Thema zu sein, an das man sich mit den Maßstäben der Ökonomie, des Materiellen heranwagen sollte. Ein würdevoller, humaner Umgang mit Kranken und Sterbenden zählt zu den ethischen Fundamenten jeder Gesellschaft, die diesen Namen verdient.

„Eine gute und flächendeckende Palliativmedizin ist ein Gebot der Humanität, also der Wahrung des Menschlichen in der medizinischen Versorgung", sagt Gesundheitsministerin Ulla Schmidt. Geld dürfte da keine Rolle spielen, eigentlich.

Es gibt in unserer Gesellschaft aber kaum Ökonomie-freie Zonen. Allzu viel hat sich seit den schönen Ministerinnen-Worten, sie stammen aus einem Interview vom Oktober 2005, nicht getan. Nach wie vor gibt es in Deutschland viel zu wenige Palliativstationen und Hospizbetten, und auch die ambulante Begleitung Sterbender zu Hause ist noch viel zu selten möglich.

Deutlich mehr als 800.000 Menschen sterben hierzulande jedes Jahr. Neun von zehn wollen zu Hause sterben. Die Realität ist anders: 70 bis 80 Prozent verbringen ihre letzten Stunden in Krankenhäusern und Pflegeheimen. Nach internationalen Standards notwendig wären laut Deutscher Gesellschaft für Palliativmedizin 50 Palliativ- und Hospizbetten pro eine Million Einwohner. Mit derzeit 27 Palliativ- und Hospizbetten pro Million Einwohner bestehe *„weiterhin erheblicher Nachholbedarf"*.

„Es ist Aufgabe der Politik zu entscheiden, wie viel ihr die Versorgung Sterbender wert ist" sagte der Bundestagsabgeordnete Réne Röspel, Vorsitzender der Enquete-Kommission „Ethik und Recht der modernen Medizin" der Bundesregierung bei der Vorlage des Berichts vor gut zwei Jahren. Allzu viel ist ihr diese Versorgung nicht wert.

Sterbende passen nicht in die Kategorien des alltäglichen Kampfes um Macht und Geld. Sie bringen keine Wählerstimmen, werden nicht mehr Mitglied eines Verbandes und eine attraktive, weil dauerhaft an

Produkten interessierte Konsumentengruppe, sind sie schon gar nicht. Deshalb haben sie keine Lobby. Anderenfalls würde eine angemessene Betreuung Sterbender, die Schaffung von Rahmenbedingungen dafür, dass möglichst viele Menschen in Würde Abschied nehmen können, wohl kaum an wenigen hundert Millionen Euro scheitern.

Palliative Betreuung ist nicht teuer und gemessen an den Kennzahlen unseres Gesundheitssystems sogar geradezu lachhaft billig. Für eine Versorgung mit spezialisierten palliativmedizinischen Versorgungsstrukturen im gesamten Bundesgebiet (ambulant und stationär) würden nach Schätzungen der Deutschen Gesellschaft für Palliativmedizin etwa 630 Millionen Euro benötigt. Tatsächlich wird bisher lediglich weniger als ein Viertel dieser Mittel bereitgestellt, bescheidene 150 Millionen Euro oder 0,12 Prozent der GKV-Ausgaben (Gesetzliche Krankenversicherung). Höhere Aufwendungen würden sich in jedem Fall rechnen. Dadurch mögliche Einsparungen im System der Gesetzlichen Krankenversicherung an anderer Stelle, z.B. bei der Versorgung mit Intensivmedizin, würden über niedrigere Lohnnebenkosten letztlich der gesamten Volkswirtschaft zugute kommen.

Private Krankenversicherer wissen schon, warum sie mehr Hospizbetten fordern: Die Allianz-Tochter Deutsche Krankenversicherung schätzte 2003 die Kosten der Unterbringung in einer Hospizeinrichtung auf 225 Euro pro Tag (vgl. Textbeitrag von Sebastian Otte), demgegenüber koste der Aufenthalt auf einer Intensivstation im Schnitt 1.200 Euro. Rechnet man die Zahlen der DKV und der Deutschen Gesellschaft für Palliativmedizin hoch, und unterstellt, dass die Mehrzahl der Sterbenden ihre letzten Tage nicht auf einer Intensivstation, sondern in einem Hospiz oder ambulant palliativ betreut verbringen würde, addieren sich die Kosteneinsparungen ganz schnell auf knapp drei Milliarden Euro jährlich. Das wären immerhin zwei Prozent der Einnahmen der GKV von knapp 150 Milliarden Euro in 2006. Für jeden Arbeitnehmer könnte der Krankenversicherungsbeitrag so um etwa einen Viertel Prozentpunkt sinken.

Was palliative Betreuung zu Hause bringt, zeigt etwa das Modellprojekt „Support" des Zentrums Anaesthesiologie der Universität Göttingen und der Ärztekammer Niedersachsen. Tumorpatienten wurden daheim versorgt, unnötiges Leiden wurde ihnen erspart. *„Durch die Support-Versorgungskette können zwei Drittel der betreuten Tumorpatienten ihrem Wunsch entsprechend zu Hause sterben, während* *diese Patientengruppe sonst zu 80 bis 90 Prozent im Krankenhaus verstirb"*, lobte das Robert-Koch-Institut – kurz bevor dem Projekt der Geldhahn zugedreht wurde.

Professor Christof Müller-Busch, Präsident der Deutschen Gesellschaft für Palliativmedizin, geht davon aus, dass pro Jahr 100.000 Patienten eine spezielle palliative Betreuung benötigen. Die meisten von ihnen könnten, wenn der Rahmen stimmt, ambulant betreut werden.

Ministerin Schmidt deutete schon 2005 an, sie werde „Palliative Care Teams" aus spezialisierten Ärzten und Pflegekräften bilden lassen, mit denen die Krankenkassen Verträge abschließen. Diese sollen Palliativpatienten zu Hause betreuen, könnten aber auch Patienten in Krankenhäusern, Pflegeheimen oder Hospizen versorgen. Die Deutsche Gesellschaft für Palliativmedizin schätzt den Bedarf auf 330 Palliativ-Teams. Diese würden rund 100 Millionen Euro jährlich kosten. Hinzu kämen weitere 110 Millionen Euro für eine bessere Versorgung mit Medikamenten und für verbesserte hausärztliche Versorgung. Zusammen wären dies 210 Millionen Euro, die aber in den oben genannten Ausgaben von 630 Millionen Euro für die umfassende stationäre und ambulante Versorgung bereits enthalten sind.

In anderen Ländern funktioniert die Versorgung offenbar schon: Müller-Busch weist darauf hin, dass in Großbritannien jeder fünfte der 160.000 Menschen, die jährlich an Krebserkrankungen sterben, in einem von über 3.300 Palliativbetten betreut wird. Rund die Hälfte der Krebspatienten wird von ambulanten Hospizteams zu Hause versorgt.

Die Hälfte der dafür anfallenden Kosten werde im Vereinigten Königreich durch Spenden aufgebracht. Jährlich spenden die Briten 300 Millionen Euro für eine bessere Betreuung ihrer Sterbenden. In Deutschland werden an Hospize und ambulante Dienste jährlich nur 20 Millionen Euro gespendet. Müller-Busch berichtet anlässlich eines Hospizprojektes von einer *„teilweise beschämenden Bereitschaft der angeschriebenen Sponsoren, sich offen zu engagieren"*. Tod, nein danke! Damit will keiner etwas zu tun haben, wohl verdrängend, dass jeder damit zu tun bekommen wird. Zu Recht fordert der Mediziner einen Wandel in der Meinungsbildung, eine gezielte Förderung von Spenden-Aktivitäten durch Medienkampagnen und Öffentlichkeitsarbeit. *„Sterben gehört zum Leben!"* Wenn „Bild" mit

Prominenten erfolgreich für Darmkrebs-Vorsorge trommelt, müsste diese Botschaft doch auch in die Köpfe zu bekommen sein.

Aber nicht nur aus Spenden, auch aus dem GKV-System selbst müssten die je nach Rechnung insgesamt benötigten 630 Millionen Euro – von denen 150 Millionen ja tatsächlich bereits fließen – noch aufzubringen sein. Im Gesundheitssystem wird mit ganz anderen Größenordnungen operiert. 26 Milliarden Euro gaben die Kassen im vergangenen Jahr für Arzneimittel aus. Der Pharmakonzern Pfizer verdiente 2006 nach Steuern 19 Milliarden Dollar, Bayers Pharma-Sparte verdiente vor Steuern und Zinsen 1,3 Milliarden Euro. Die Netto-Verwaltungskosten der GKV liegen seit Jahren bei rund acht Milliarden Euro. Diese Summe stieg in den letzten Jahren nicht mehr, von nennenswerten Einsparungen ist aber nichts zu sehen. Hier werden acht Milliarden Euro ausgegeben, nur um Geld, das praktisch von selbst herein kommt, zu verwalten und weiter zu verteilen. Und da sollen 500, 600 Millionen für Sterbende nicht finanzierbar sein? Immerhin: Am 1. April 2007 ist mit §§ 37b und 132d SGB V der Anspruch auf eine spezialisierte ambulante Palliativversorgung Realität geworden. Versicherte mit einer nicht heilbaren, fortschreitenden und weit fortgeschrittenen Erkrankung bei einer zugleich begrenzten Lebenserwartung, die eine besonders aufwendige Versorgung benötigen, haben seitdem Anspruch darauf. Dafür müssten die Kassen die nötigen Mittel zur Verfügung stellen. Der Gesetzgeber hat aber darauf verzichtet, auch für die stationäre Palliativversorgung eine vergleichbare Förderung einzuführen, konstatiert die Deutsche Gesellschaft für Palliativmedizin. Stationär wird die Situation nicht besser, sondern schlechter. Und das trifft auch die Hospize und ihre Ehrenamtlichen, die Patienten zu Hause besuchen. Schuld daran ist u.a. das im Jahr 2004 verpflichtend eingeführte DRG-System (Diagnosis Related Groups) in der Krankenhausfinanzierung; die pauschalierte Abrechnung aller vollstationären Krankenhausbehandlungen. Patienten werden nunmehr pauschal nach Fällen und nicht mehr nach Tagen abgerechnet. Krankenhäuser, die Patienten schnell entlassen, werden belohnt, eine lange Verweildauer auf der Station wird ökonomisch bestraft.

Das System bedroht nun sowohl Palliativstationen als auch Hospize, beide auf eine andere Art. *„Eine Abbildung der auf Palliativstationen geleisteten Arbeit ist in der DRG-Systematik bisher nicht mög-*

lich", so die Deutsche Gesellschaft für Palliativmedizin. Denn auf Palliativstationen werden besonders schwer kranke Menschen betreut. Das dauert logischerweise länger als auf einer Normalstation, wie lange genau, ist nicht vorhersehbar und deshalb auch nicht pauschal festzulegen. Zwar sei schon die bisher übliche Abrechnung über Tages-Pflegesätze oft nicht kostendeckend gewesen. *„Dennoch scheint sich die Lage jetzt für viele Stationen eher noch zu verschlechtern".* Ein Krankenhaus, das ökonomisch rational handelt, behandelt Patienten bis zum Erreichen der so genannten „mittleren Verweildauer" auf der Intensivstation. Dann wird, sobald der definierte Festbetrag abgearbeitet ist, auf der Station oder/und – soweit vorhanden – auf der Palliativstation weiterbehandelt. Ist deren Budget erschöpft, kommt ein Patient ins Hospiz, das in der Regel einem Krankenhaus angeschlossen ist. Sollen sich doch dort die Ehrenamtlichen um ihn kümmern. Das Problem: Diese zuvor durch alle Instanzen gegangenen Patienten sind mittlerweile so hinfällig, dass sie physisch überhaupt nicht mehr in der Lage sind, die Betreuungsangebote der Hospizvereine noch anzunehmen. Krankenhäuser und Ärzte aber haben, wenn sie denn bestehen wollen, gar keine andere Wahl, als ihre Stationen auszulasten und, sobald die Kassen nicht mehr zahlen, die Patienten wieder loszuwerden.

Banken, Fondsgesellschaften, Lebensversicherer bemühen sich mit gewaltigem Aufwand, den Deutschen die Notwendigkeit einer starken finanziellen Altersvorsorge einzuhämmern. Unterschwellig klingt die vage Hoffnung durch, ein strammes Aktiendepot könne am Ende lebensverlängernd wirken. Dem ist aber nicht so. Im Moment des Todes sind wir alle gleich. Vermögen, Schönheit, Macht, selbst die zuvor so sorgfältig gehütete Gesundheit: Alles zählt nicht mehr. *„Das letzte Hemd hat keine Taschen",* heißt es in einer alten christlich-jüdischen Weisheit.

Theo R. Payk

Sterbehilfe oder Sterbebegleitung?

Sowohl durch die immer wieder aufgedeckten Tötungen Schwerkranker in Pflegeeinrichtungen und Krankenhäusern als auch durch die aktuellen politischen Initiativen zur Sterbehilfe bzw. Patientenverfügung gerät regelmäßig ein meist in den Hintergrund gedrängtes Thema ins Rampenlicht: Der Wunsch nach einem möglichst friedlichen und schmerzfreien Abschiednehmen von dieser Welt. Den meisten Menschen graut vor der Vorstellung, das Lebensende – gekennzeichnet von Verfall und Siechtum – auf einer unruhigen Intensivstation oder in einem tristen Krankenzimmer erleiden zu müssen. Umfragen zufolge schätzt fast die Hälfte der Deutschen die Situation Sterbender als quälend und unwürdig ein. Von den jährlich etwa 820.000 hierzulande Sterbenden erleben etwa 70% das Ende in einem Krankenhaus, weitere 25% in einem Alten- oder Pflegeheim und nur 5% zu Hause bzw. bei Unfällen oder ähnlichen Ereignissen. Noch vor 100 Jahren verblieben mehr als 90% der Todkranken bis zuletzt im Kreis der Familie.

Vor diesem Hintergrund markieren die kontroversen Begriffe „Sterbehilfe" und „Sterbebegleitung" schlagwortartig die unterschiedlichen Standpunkte zur Euthanasiedebatte. Es gibt eine juristische und medizinethische Grenzziehung zwischen der aktiven, direkten oder indirekten Sterbehilfe als beabsichtigte Beendigung des Lebens (Euthanasie) und der ärztlich-pflegerischen, psychosozialen und spirituellen Betreuung und Begleitung Sterbender bis zuletzt.

Befürworter der aktiven Sterbehilfe – in Deutschland neben Organisationen wie die „Deutsche Gesellschaft für Humanes Sterben" und die „Humanistische Union" auch etliche prominente Künstler, Wissenschaftler und Politiker – sprechen sich für eine Legalisierung der aktiven Sterbehilfe bzw. des begleiteten Suizids nach holländischem und belgischem Vorbild aus. Sie berufen sich auf das Grundrecht des Menschen, über die Art und Weise zu sterben selbst bestimmen zu können. Im Zusammenhang hiermit wird eine Entkriminalisierung der bislang in den meisten europäischen Staaten nicht zulässigen Euthanasie in Form einer gesetzlichen Regelung wie z.B. in den Niederlanden und Belgien angestrebt. Hier gilt als Kriterium für die straffreie Tötung eine schwere, sicher zum Tod führende Krankheit, wenn der Betroffene – ohne Beeinträchtigungen seiner Urteilsfähigkeit – eindeutig seinen Sterbewunsch geäußert hat und dieser durch eine Kommission sozusagen „genehmigt" wurde.

Gegner der aktiven Sterbehilfe, allen voran ärztliche und pflegerische Organisationen sowie die Kirchen, verweisen demgegenüber auf die drohende Gefahr einer Aufweichung solcher Kriterien in Abhängigkeit von jeweiligen gesellschaftlich-kulturellen und gesundheitspolitischen Strömungen. Wie schnell und bedenkenlos der Wert des Lebens relativiert werden kann, zeigen die als „Gnadentod" kaschierte Mordaktionen im Rahmen der Nazi-Euthanasie.

Zweifellos ist die Befürchtung einer Absenkung der Hemmschwelle gegenüber solchen Tötungen, die Gefahr eines „Dammbruchs", nicht von der Hand zu weisen. Aktive Sterbehilfe könnte auch aus persönlichen oder gar aus sozioökonomischen Interessen missbraucht werden. Auf einer solchen „schiefen Ebene" gäbe es wahrscheinlich kein Halten mehr, wenn erst einmal die Grenze zur legalisierten Tötung überschritten würde.

Aus praktischer Erfahrung begründet sind folgende Bedenken wichtig: Zum einen werden von psychisch labilen, insbesondere depressiven Menschen oder solchen in Krisensituationen, häufig Todeswünsche geäußert, die in Wirklichkeit Bedürfnisse nach Zuwendung und Hilfe signalisieren. Die meisten geretteten Suizidanten sind später darüber erleichtert, dass sie noch leben. Auch zeigt der alltägliche Umgang mit körperlich schwer Kranken, dass diese kaum je den Wunsch nach aktiver Lebensbeendigung äußern.

Davon abgesehen wird die Bedeutung der menschlichen Autonomie meist überschätzt: Die vermeintlich freie Willensentscheidung wird beeinflusst durch eine Vielzahl wechselnder Motive und Impulse, die sich unserem Bewusstsein entziehen.

Schließlich ist dem gängigen Erlösungsargument der Euthanasiebefürworter mit größter Vorsicht zu begegnen, nämlich: Das Leiden eines todkranken Menschen nicht mehr mit ansehen zu können. Gerichtsprozesse anlässlich der Serientötungen in Heimen und Krankenhäusern haben bei den Tätern vielmehr Charakterzüge von Selbstherrlichkeit, Größenideen und Narzismus statt echtem Mitleid erkennen lassen. Mit-Leiden im tatsächlichen Wortsinn beinhaltet die

Bereitschaft zur Anteilnahme und Tröstung des Mitmenschen in einer belastenden Lebenssituation, die ihm eine Annahme und Bewältigung seiner schweren Bürde erleichtert.

Die Kultur professioneller, menschenwürdiger Sterbebegleitung hat nach Saunders Pioniertat 1967 in London auch in Deutschland einen ermutigenden Aufschwung genommen. Seit Einrichtung der stationären Palliativplätze in Köln und Bonn, der Gründung des ersten Hospizes „Haus Hörn" in Aachen und der Initiative „Zu Hause sterben" in Hannover in den 1980er Jahren haben sich Palliativmedizin und Hospizarbeit fast flächendeckend etablieren können.

Wer solcherart Einrichtungen kennen gelernt hat, ist berührt von der freundlichen, ja liebevollen Atmosphäre, die jedem Gast unter individueller Betreuung einschließlich kompetenter Schmerzbehandlung einen friedlichen Abschied ermöglichen soll, ohne zum Giftbecher oder zur tödlichen Spritze zu greifen, ganz zu schweigen von einer trostlosen, letzten Reise in die Schweiz.

Die kontinuierlich wachsende Zahl stationärer Hospize und Palliativstationen sowie der entsprechenden ambulanten Dienste (vgl. Beitrag von Susanne Gundelach zur Geschichte der Hospizbewegung) spiegeln eine sehr erfolgreiche Entwicklung wider, die eindrucksvoll den Respekt vor der Einzigartigkeit des Lebens mit einem Sterben in der gebotenen Würde zu verbinden sucht.

Gunnar Horn

Die Würde des Menschen im Spannungsfeld zwischen Autonomie und Fürsorge – Überlegungen zur Intensivmedizin

Die gesellschaftlichen Veränderungsprozesse in unserem Land führen zunehmend dazu, die Selbstbestimmung des Menschen in allen Lebensbereichen als das höchste zu schützende Gut anzusehen. Auch die in den letzten Jahren ergangenen höchstrichterlichen Urteile zur Patientenautonomie, zur Sterbehilfe und Ähnlichem zeigen diese

Tendenz. Dieses Recht auf uneingeschränkte Selbstbestimmung wird zunehmend auch für den Bereich des zu Ende gehenden Lebens in Anspruch genommen. Die Debatte, vor allem die rechtspolitische Debatte über Patientenverfügungen, macht das deutlich.

Nun ist diese Entwicklung vor allem im Bereich der Medizin, im Besonderen in der Intensivmedizin, grundsätzlich zu begrüßen. Das bis noch vor wenigen Jahren, teilweise aber auch heute noch anzutreffende, paternalistische Behandlungsmodell, bei dem der Chefarzt oder leitende Oberarzt auch in einer Form von Autonomie allein entscheidet, wie zu verfahren ist, dieses Modell hat ausgedient und ist dort, wo es noch anzutreffen ist, mit aller Kraft in Frage zu stellen. Interessant und dabei bedenklich ist allerdings, welche Argumente von den Vertretern des Autonomiestandpunktes in die Debatte geworfen werden.

Der Verlust der Möglichkeit von Selbstbestimmung wird gleichgesetzt mit dem Verlust von Würde, letztlich mit dem Verlust von Menschenwürde.

Die Würde des Menschen wird im christlichen Menschenbild durch die Gottebenbildlichkeit des Menschen und der daraus resultierenden unzerbrechlichen Beziehung zwischen Gott und dem Menschen konstituiert. Die Würde des Menschen ist demnach eine ihm von Gott zukommende, transzendente Größe. Sie ist per definitionem nicht verlierbar.

Folgt man aber der Argumentation der Autonomievertreter, die die transzendente Dimension menschlichen Lebens negieren, muss die Menschenwürde notwendig an empirisch feststellbaren, menschlichen „Fähigkeiten" festgemacht werden. Und die wichtigste dieser Fähigkeiten ist die Selbstbestimmung, die sich in unterschiedlichen Formen von Willensbekundungen äußert, gegebenenfalls auch in einer Patientenverfügung.

Bei dieser Sichtweise spielt die Erfahrung insbesondere auf Intensivstationen, aber auch in Pflegeeinrichtungen eine Rolle. Ein an eine Beatmungsmaschine angeschlossener Mensch, mit zahlreichen Zu- und Ableitungen versehen, dessen „Lebendigkeit" nur (noch) durch Zahlen und Kurven auf einem Überwachungsmonitor erkennbar ist, dieser Mensch ist ganz offensichtlich seiner Autonomie beraubt. Und gerade in diesen Szenarien fällt sehr oft der Satz: *„Das ist doch kein Leben mehr"*, oder auch *„Das ist ja menschenunwürdig, wie er oder sie hier liegt."* Dieses durch diverse Medien nicht immer sachgerecht kolportierte Szenarium führt dazu, dass Menschen massiv verunsichert werden und sich gegen diesen vermeintlichen Autonomie- und Würdeverlust zu schützen versuchen, indem sie eine Patientenverfügung abfassen, in der sie, zumindest sehr häufig, eine intensivmedizinische Behandlung kategorisch ablehnen. Der in zahlreichen Patientenverfügungsformularen zu findende Satz heißt dann entsprechend: *„Ich möchte in Würde sterben"*, wobei die Behauptung im Hintergrund steht, dass ein solches würdiges Sterben unter den Bedingungen der modernen Medizin im Krankenhaus und im Besonderen auf Intensivstationen nicht möglich sei.

Wie kann dem entgegengewirkt werden? Zunächst ist darauf hinzuweisen, dass auf einer durchschnittlichen, interdisziplinären Intensivstation von etwa 16 Betten genau so viele Menschen sterben wie in einem stationären Hospiz mit 10 Betten. Dennoch ist es unter diesen Rahmenbedingungen möglich und geschieht ja auch, dass auf Intensivstationen schwerstkranke Patientinnen und Patienten ihr Leben auch unter den Bedingungen der Intensivmedizin in Würde und begleitet beenden können. Dieses ist deshalb möglich, weil in zunehmendem Maße Ärztinnen und Ärzte sowohl die notwendige Begrenztheit ihres ärztlichen Auftrages als auch den palliativmedizinischen Anteil ihres Handelns erkennen. Diese ethische Umorientierung, oder besser diese Rückbesinnung, gilt es in Aus- und Fortbildung zu stärken und zu erweitern. Hier kann die Krankenhausseelsorge nicht nur in Häusern mit kirchlicher Trägerschaft, die entsprechenden Kompetenzen vorausgesetzt, sehr segensreich tätig werden.

Gleiches gilt für die Qualifizierung und Begleitung des Pflegepersonals. Seit den Anfängen der Krankenpflege war die Pflege sterbender Menschen integraler Bestandteil der Tätigkeit von Schwestern und Pflegern. An diesem pflegerischen Ethos ist unbedingt festzuhalten. Die Tendenz in der Krankenpflege geht allerdings größtenteils in eine andere Richtung. Zunehmend wird die Pflege sterbender Menschen als ein Spezialgebiet der Pflege angesehen, das gegebenenfalls dann von dafür speziell ausgebildetem Personal in dazu speziell eingerichteten und dadurch abgesonderten Abteilungen geschehen soll. Stationäre Hospize an Krankenhäusern spielen schon aufgrund der räumlichen Nähe dabei eine besondere Rolle.

Intensivstationen haben diese Möglichkeit der Spezialisierung nicht, weil der Grat zwischen Überleben oder Sterben oft sehr schmal ist.

Aber gerade darin besteht die besondere Chance, dass auf Intensivstationen beides geschieht:

Einerseits die *Erhaltung des Lebens* mit allen zur Verfügung stehenden technischen und therapeutischen Möglichkeiten, wenn es sinnvoll ist und dem Wohlergehen des Patienten dient.

Andererseits ein *Sterben in Würde*, auch durch die technischen und medikamentösen Möglichkeiten unterstützt, mit dem Umfeld des Sterbenden transparent und ehrlich kommuniziert und von hochqualifiziertem ärztlichen und pflegerischen Personal begleitet, bei dem hospizliches und palliativ-medizinisches Handeln selbstverständlicher Bestandteil des beruflichen Ethos ist. Es ist allerdings zu beobachten, dass der zunehmende ökonomische Druck in den Krankenhäusern vermehrt dazu führt, gerade wegen der immensen Kosten der Intensivmedizin, die Betten auf Intensivstationen so effektiv wie möglich zu nutzen. Ein würdiger Umgang mit sterbenden Patientinnen und Patienten auf Intensivstationen wird dann trotz allen guten Willens und trotz aller Kompetenz des ärztlichen und pflegerischen Personals schwierig, weil der personelle und zeitliche Aufwand sowohl in Bezug auf den Patienten als auch in Bezug auf seine Angehörigen sehr groß ist. Hospizliches Denken und Handeln und damit die Wahrung der Würde der Patientinnen und Patienten auf Intensivstationen wird eine bleibende Herausforderung für alle in diesem Feld Tätigen bleiben.

Ursula Lehr

Auseinandersetzung mit Sterben und Tod – die letzte Entwicklungsaufgabe im menschlichen Leben

„Altwerden heißt, dem Tod nahe kommen, je älter, desto näher. In dieser Nähe tritt das Urgestein des Daseins hervor. Die Urfragen erheben sich: Ist der Tod die Auflösung ins Leere oder der Durchschritt ins Eigentliche? Darauf gibt nur die Religion Antwort." (Guardini, 1957) Und an anderer Stelle schreibt Guardini: *„Denn auch das*

Alter ist Leben ... Wohl bedeutet es die Annäherung an den Tod; aber auch der Tod ist ja noch Leben. Er ist nicht nur ein Aufhören und Zunichtewerden, sondern trägt einen Sinn in sich. Denken wir an die Doppelbedeutung, die das Wort ‚Enden' hat, und die in der Verbindung mit dem Eigenschaftswort ‚voll' zutage tritt. ‚Vollenden' heißt wohl, zu Ende bringen, aber so, dass sich darin das erfüllt, worum es geht. So ist der Tod nicht das Nullwerden, sondern der Endwert des Lebens – etwas, das unsere Zeit vergessen hat. Die Alten haben von der ‚ars moriendi' gesprochen, von der Kunst des Sterbens, und damit sagen wollen, es gäbe ein falsches und ein richtiges Sterben: das bloße Ausrinnen und Zu-Grunde-Gehen – aber auch das Fertig- und Voll-Werden, die letzte Verwirklichung der Daseinsgestalt." Es gibt zweifellos viele Formen des Sterbens, des Abschiednehmens, des Todes, so dass man mit Rainer Maria Rilke sagen kann: „Jeder Mensch hat seinen eigenen Tod".

Während man noch zu Beginn des letzten Jahrhunderts „ein Leben lang" gestorben ist und das Kirchenlied *„Mitten in dem Leben sind wir vom Tod umfangen"* der Realität entsprach, ist heutzutage die Auseinandersetzung mit dem persönlichen Lebensende ins achte, neunte und 10. Lebensjahrzehnt hinein verlagert. Ein Tod im Kindes-, Jugend- und frühen Erwachsenenalter ist heute die Ausnahme. Entsprechend unterschiedlich sind auch die Auseinandersetzungsformen mit diesem Geschehen sowohl seitens der Betroffenen selbst als auch seitens der Angehörigen und Freunde.

Früher war der Tod in die Familie, in die Dorfgemeinschaft, wie selbstverständlich integriert, die Todesrituale jedem vertraut. Philippe Ariès stellt in seinem Buch „Die Geschichte des Todes im Abendland" (1975) einleitend geradezu beruhigend fest: *„Wir sterben alle"*; man hat das Sterben anderer so und so oft erlebt, man kann also das eigene Sterben – oder zumindest den zeremoniellen Ablauf – antizipieren: die äußere Form des Abschiednehmens, der Totenwache, der Beerdigung ist festgelegt; man weiß, wie alles ablaufen wird. Die Zukunft ist – zum Teil wenigstens – bekanntes Land – und dennoch: Eine äußere Form ersetzt keinen inneren Gehalt. Die Frage sei erlaubt: Ist die Flucht in diese äußere Form manchmal nichts anderes als Hilflosigkeit, mit der man eine innere Auseinandersetzung verdrängt? Ist der „Aufruf zur Kranzspende" nicht manchmal auch nur ein Zeichen innerer Hilflosigkeit? Und sind die „Denkmäler für die Toten" nicht oft als Versuch der Verwandtschaft zu sehen, eigene Schuldgefühle gegenüber dem Verstorbenen abzubauen oder wenigstens zu mildern?

Die mittlerweile übliche Institutionalisierung des Todes, die Hinausverlagerung des Todes aus der Familie, ist einer der großen Vorwürfe, die man unserer Gesellschaft heute macht. Prof. Eberhard Klaschik (1994) hat festgestellt, dass 80% aller Menschen in Deutschland in Krankenhäusern sterben, aber 90% zu Hause in ihrer vertrauten Umgebung sterben wollen. Dieser Wunsch erfüllt sich für viele Menschen nicht.

Die moderne Hospizbewegung, Ende der sechziger Jahre in England (St. Christopher Hospiz in London) begründet, hat mittlerweile auch in Deutschland enorm an Boden gewonnen und begleitet viele Menschen in der letzten Lebensphase, vor allem auch zu Hause in ihrer gewohnten Umgebung. Sie hat zweifellos mit dazu beigetragen, gegen den Verdrängungsprozess des Lebensendes anzugehen und Sterben und Tod wieder mehr in das Leben zu integrieren.

„Jeder Mensch hat seinen eigenen Tod" (Rilke), jeder Mensch hat seine ihm ureigene Art, den letzten Weg seines irdischen Daseins zu gehen. Der Tod ist die letzte *„developmental task"*, die letzte Entwicklungsaufgabe (Havighurst), die jedes Individuum für sich zu meistern hat. Wir können uns vielleicht auf diese Entwicklungsaufgabe (genau wie auf alle anderen Entwicklungsaufgaben wie Partnerwahl, Familiengründung, empty-nest-situation, Pensionierung, Verwitwung und dergleichen mehr) vorbereiten, indem wir diese Situation antizipieren und nicht als etwas Unangenehmes von vornherein verdrängen. Der Theorie nach müsste eine Antizipation der Situation die Auseinandersetzung mit dieser in der konkreten Situation erleichtern. Das trifft zweifelsohne für die Familiengründung, die Entbindung, die „empty-nest-situation", die Scheidung, die Pensionierung, den Umzug ins Altenheim zu. Für diese Situationen ist die konkrete gedankliche Vorwegnahme nachgewiesenermaßen eine Hilfe, welche die Anpassung an die neue Situation erleichtert. Ob das allerdings auch für das Sterben zutrifft, kann man nicht sagen. Über das Sterben reden oder das eigene Sterben bis in alle Einzelheiten zu antizipieren, das ist zweierlei.

Die Formen der Auseinandersetzung mit der Todesproblematik sind jeweils andere, je nachdem, ob es sich noch um relativ rüstige ältere Menschen, selbst sehr hohen Alters, oder um Patienten handelt, die an einer schweren Krankheit leiden. In der Auseinandersetzung nicht akut erkrankter Hochbetagter mit der Thematik „Tod und Sterben" fand Schneider (1989) eine starke Realitätsorientierung und Selbstbehauptung, d.h. eine geradezu forcierte Unterstreichung der Selbstverständlichkeit der Tatsache, dass alle Menschen einmal sterben müssen. Den Tod nimmt man hin, den Sterbeprozess, das Leiden, fürchtet man.

Vielleicht lässt sich aber auch eine andere Erkenntnis aus der „developmental task"-Forschung in gewisser Weise übertragen. Jedes kritische Lebensereignis, zu dem auch der Tod bzw. das Sterben Angehöriger gehört, wird von jedem Individuum unterschiedlich erlebt:

- je nach der eigenen Vergangenheit, nach biografischen Gegebenheiten,
- je nach den gegenwärtigen situativen Bedingungen,
- je nach Zukunftsorientierung.

Das heißt: Die Auseinandersetzung mit Tod und Sterben wird einmal mitbestimmt vom bisherigen Leben (von Todeserfahrungen, aber auch von Lebenserfahrungen: dem Gefühl, seine Lebensaufgaben erfüllt zu haben, einen „geordneten" Haushalt zu hinterlassen), zum anderen auch von der konkreten gegenwärtigen Situation: den krankheitsbedingten Umständen, aber auch von familiären-sozialen Beziehungen; schließlich von der Zukunftsorientierung, dem Glauben an ein Weiterleben nach dem Tod. In dem kürzlich erschienenen Buch von Andreas Kruse „Das letzte Lebensjahr" (Kohlhammer, 2007) wird festgestellt: *„Wenn es die Krankheit zulässt, wenn schwerstkranke und sterbende Menschen in einem menschlich anspruchsvollen Umfeld leben, wenn sie ausreichende fachliche Unterstützung erhalten und wenn sie sich in ihrer Biographie auf die eigene Endlichkeit eingestellt haben, können sie auch in den letzten Wochen und Monaten ihres Lebens eine bemerkenswerte schöpferische Kraft entwickeln – sei es im Seelischen, im Geistigen, im Sozialen oder auch im Spirituellen".* Viele Beispiele belegen diese Feststellung.

„Sterben lernen" heißt eigentlich *„Leben lernen".* Das hat der Tübinger Psychiater Schulte klar ausgedrückt, wenn er sagt: *„Belastend für den Alternden ist nicht so sehr, dass er gelebt hat und mit der Zeit auf dieses Leben verzichten muss, sondern belastend für den Einzelnen ist, dass man gerade nicht gelebt hat, nicht richtig, nicht ernst genug, nicht erfüllt genug; dass man überhaupt nicht gelebt hat und das Angebot des Lebens vertan ist, bevor es sich über-*

haupt erst hat entfalten können." (Schulte, 1971) Auch das macht den Vergangenheitsaspekt deutlich.

Das Sterben erleichtern helfen heißt auch, bei einem Rückblick dem Sterbenden klar werden zu lassen, dass er gelebt hat, dass sich sein Leben gelohnt hat; es heißt, ihm bei einer positiven Bilanzierung zu helfen, außerdem ihm zu zeigen, dass in der gegenwärtigen Situation alles geregelt ist bzw. ihm bei dieser Regelung zu helfen, so dass er getrost Abschied nehmen kann in eine andere Zukunft.

Untersuchungen weisen darauf hin, dass der Sterbende oft eher bereit ist, den Tod anzunehmen, dass er selbst darüber reden möchte, dass aber die Familie oft nicht zu einem Akzeptieren dieser Situation zu bringen ist.

Dem bei einem längeren Sterbeprozess zu Hause stets anwesenden Partner wird einiges abverlangt – und er braucht Unterstützung durch die Umwelt. Er braucht jemanden, mit dem er seine einmaligen Erfahrungen in der Situation, die Reaktionen des vielleicht sogar verwirrten Sterbenden, bespricht, um selbst „zu verarbeiten" und so für die nächsten Stunden gerüstet zu sein. Oft spricht der Sterbende in Phantasien, in Traumbildern, die es zu deuten gilt und auf die man vielleicht reagieren sollte. Der Angehörige braucht Hilfe für eine realistische Antizipation des Todes. Der Angehörige braucht vor allem aber Beistand, wenn das – auch erwartete – Ereignis eingetreten ist und er jetzt erst merkt, in wie vielfältiger Weise sich sein Leben ändert.

Es ist wohl mit ein Verdienst der Hospiz-Bewegung, die Thematik der Sterbebegleitung stärker in den Vordergrund der Diskussion zu rücken. Stappen und Dinter (2000) arbeiten sehr deutlich Aufgaben der Sterbebegleitung heraus, wobei sie die Individualität des Sterbens immer wieder betonen. Es gilt,

- die Autonomie des Sterbenden zu achten,
- Leben bis zuletzt zu ermöglichen,
- den Sterbenden und seine Angehörigen als Mitglieder einer Familie zu sehen,
- die bewusste Auseinandersetzung mit der Endlichkeit des Lebens zu fördern,
- Gefühle des Sterbenden zu akzeptieren und zu klären,
- ein vertieftes Anteilnehmen zu erlernen,
- Sozialberatung zu vermitteln und
- in spirituellen und religiösen Fragen zu begleiten.

Es gilt, die Ängste des Sterbenden zu verstehen, welche sehr vielseitig sein können, und nach Möglichkeit zu helfen, diese zu mindern (Stappen und Dinter, 2000). Der Sterbende hat Verluste zu verarbeiten. Auch diese können sich auf unterschiedlichste Inhalte beziehen. Eine wesentliche Aufgabe der Hospizarbeit ist aber auch die Begleitung der Familienangehörigen, die Hilfe bei der Bewältigung und Anpassung an die neue Lebenssituation brauchen.

Die Thematik „Umgang mit Sterben und Tod" hat viele Aspekte, von denen ich nur einige aufgreifen konnte.

Abschließend einige Anmerkungen zur „Patientenverfügung". Tatsache ist: In relativ „gesunden Tagen" getroffene Entscheidungen (z.B. keine Lebensverlängerung in der Intensiv-Station) werden in der Situation selbst häufig nicht mehr aufrechterhalten. Studien an Patienten, welche die Intensiv-Station überstanden haben, zeigen einmal, wie stark diese Situation oft miterlebt wird, auch wenn man für „im Koma" gehalten wurde, aber trotzdem das Gespräch zwischen Ärzten und Schwestern (*„Aus dem wird nichts mehr!"*) mitbekommen hat. Sie zeugen zum anderen von Ängsten davor, dass die Apparate – der eigenen Verfügung entsprechend – abgestellt werden.

Literaturauswahl:
Ariès, Philippe, Die Geschichte des Todes im Abendland, 1975.
Guardini, R., Die Lebensalter, Würzburg 1957.
Havighurst, Robert James, Development tasks and education, 1948.
Kruse, Andreas, Das letzte Lebensjahr – Zur körperlichen, psychischen und sozialen Situation des alten Menschen am Ende seines Lebens; Kohlhammer, Stuttgart 2007.
Lehr, Ursula, Psychologie des Alterns, 11. neu bearbeitete Auflage (2006), Heidelberg/Wiesbaden 1972.
Rilke, Rainer Maria, Das Stundenbuch/Das Buch von der Armut und vom Tode, 1903.
Stappen, Birgit und **Dinter,** Reinhard, Hospiz: Was Sie wissen sollten, wenn Sie sich engagieren wollen, Freiburg 2000.

Birgit Stappen

Das „System Familie" im Sterbeprozess eines Menschen – Möglichkeiten und Grenzen – Leben mit dem Abschied

Dem Engagement der Hospizbewegung ist es zu verdanken, dass das Sterben und das Geheimnis des Todes viel von seinem Schrecken verloren hat. *Sterben bedeutet Leben und das Loslassen am Ende des Weges.* Von innen her erfasst ein sterbender Mensch dieses Geschehen. Für Freunde und Familienangehörige ist das Loslassen oftmals schwerer als für den Sterbenden selbst, denn sie müssen ohne ihn, d.h. mit dem Verlust, leben.

Was geschieht in uns, wenn wir einen geliebten Menschen verlieren? Wenn ein Mitglied der Familie stirbt, hat das Auswirkungen auf die Angehörigen. Deren Erleben und Verhalten wiederum beeinflusst den Sterbenden. Im „System Familie" ist über Jahrzehnte eine Tradition der Kommunikation gewachsen. Wir teilen uns einander mit in der Alltagssprache, aber auch in Besonderheiten von Symbolen und verschlüsselten Botschaften. Der Bereich von Sterben und Tod wird häufig tabuisiert, weil er den Schmerz des Verlustes gegenwärtig setzt. Viele Sterbende meiden deshalb ein direktes Thematisieren und deuten die Wirklichkeit des nahen Todes in Bildern an. Hier können sich „Chiffren des Seins" (Karl Jaspers) offenbaren, die schon den Blick öffnen und in eine andere Seinsebene transzendieren.

Das „System Familie" unterliegt einer eigenen Gesetzmäßigkeit, die von außen oftmals nicht zugänglich oder verständlich ist. Von daher müssen Begleitende lernen, in systemischen Zusammenhängen zu denken und jeden Einzelnen im System in seiner jeweils persönlichen Reaktion wahrzunehmen und wertzuschätzen. In der zwischenmenschlichen Nähe angesichts von Verlust und Tod liegt die Chance, Kraft zu schöpfen und bewusst Abschied zu nehmen. Dort, wo eine offene Kommunikation gelingt, kann die Zeit des Abschiednehmens zu einer Zeit des größten Geschenkes und der tief empfundenen inneren Nähe werden. Die Voraussetzung hierzu ist, dass eine Einsicht in die Realität des Todes möglich ist. Dies bedeutet auch, dass die Situation so akzeptiert werden kann, wie sie nun einmal ist. Der bevorstehende Verlust eines nahen Angehörigen kann dann auch die anderen Mitglieder einer Familie in besonderer Weise zusammenführen, sie zu einer Gemeinschaft werden lassen, die den Schmerz teilt.

Wenn einer geht, verändert dies die Stellung jedes anderen im System. Dies kann bedeuten, dass eine „Welt auf den Kopf gestellt" wird. Den so lebenstüchtigen Vater hilflos und schwach angesichts des Todes zu sehen, kann zu einer Rollenumkehrung im Familiensystem führen. Und damit beginnt ein Trauerprozess, der den endgültigen Verlust vorwegnimmt. In dieser emotionalen Not kann die Familie von Hospizhelfern lernen, den Sterbenden von einer anderen Perspektive aus wahrzunehmen, in ihm einen liebenswürdigen Menschen in seiner Aufgabe des Sterbens zu sehen und nicht primär die Person, die er einmal war. Das Leid um den Verlust z.B. des „Vaterbildes" verstellt manches Mal den Blick für die Möglichkeiten, die im bewussten Abschied liegen, noch einmal auszusprechen, was auf dem Herzen liegt, was ich ihm verdanke, zu realisieren, was ich tun kann, um die verbleibende Zeit für alle so gehaltvoll wie möglich zu gestalten.

Begleitende müssen an dieser Stelle sehr aufmerksam sein. Zum einen sind sie es, die wertvolle Übersetzungshilfen leisten können, um der Familie die Bedürfnisse des Sterbenden nahe zu bringen. Zum anderen können sie aber auch instrumentalisiert werden und in „Beziehungsfallen" hineingeraten. Hier bedarf es einer wachsamen Wahrnehmung und Klärung eigener Betroffenheiten. Mit Hilfe einer reflektierten Begleitung kann die Familie lernen zu verstehen, was der Sterbende sagen möchte oder braucht, um letzte Aufgaben noch zu erfüllen.

Die Eigenart des Familiensystems kann bewirken, dass Angehörige Kontakte – auch zum Hospiz – ablehnen. Besondere Gefahren stellen symbiotische Beziehungsmuster dar oder auch in der Vergangenheit erlittene Kränkungen, die zu einer „Revanche" verführen, wenn jemand z.B. nach einer leidvollen Kindheitserfahrung im Sterben der Eltern „den Spieß herumdreht" (ohne dass der psychische Prozess bewusst wird). Solche unverarbeiteten Beziehungen und damit sehr belasteten Beziehungen führen nicht selten zu einer gewaltvollen und „gefährlichen" Pflege. Hier ist das Leben Sterbender besonders schutzbedürftig.

Die Begleitung der Angehörigen ist eine zentrale Aufgabe des Hospizes und dies bedeutet auch, dass Trauerbegleitung unabdingbar zur Hospizidee hinzugehört. Das Trauern um den endgültigen Verlust ist für jedes Familienmitglied in seiner jeweils persönlichen Verbundenheit ein ganz natürliches Geschehen. Eine wichtige Voraussetzung ist die Einsicht in die Realität des Todes, dass sich mit dem Verlust Entscheidendes für das eigene Leben ändern wird. Es kann eine Bereicherung sein, diese Fragen noch mit dem Sterbenden zu klären. Angst und Schmerz können uns jedoch dazu verleiten, den Verlust einfach nicht wahrhaben zu wollen. Dann beginnt eine komplizierte Trauer, die von Illusion und Selbsttäuschung gekennzeichnet ist. Hospizhelfer/innen können Anzeichen für eine solche Fehlentwicklung sensibel erspüren und gegebenenfalls therapeutische Angebote vermitteln.

Mit der Erkenntnis über den Abschied werden Gefühle ausgelöst, die ganz unterschiedliche Akzentuierungen haben können, zum Beispiel: Trauer, Niedergeschlagenheit, Angst, Ekel, Ärger, Wut, Scham, Schuldgefühle und anderes mehr. Diese Zeit der verstärkten emotionalen Betroffenheit, die in der Regel einige Monate anhält, ist sehr stark bestimmt durch die Qualität der Beziehung zum Menschen, den wir verlieren. Allgemein kann der Abschied leichter bewältigt werden, wenn die Beziehung harmonisch, bereichernd und „gesund" war. Dies meint in der Regel ein partnerschaftliches Aufeinanderbezogensein, in dem jeder eine klare Identität hat. Auch wenn die Trennung sehr schmerzvoll ist, gelingt in solchen Fällen zumeist eine Anpassung an die veränderten Lebensumstände. Wesentlich schwerer ist der Abschied, wenn Missverständnisse und Probleme in der Kommunikation vorhanden waren, die zu Lebzeiten nicht mehr geklärt werden konnten. In solchen Situationen kann die emotionale Auseinandersetzung langwierig und intensiv sein. Wenn ein Hospiz nach einem Zeitraum von etwa sechs Wochen regelmäßig Treffen zur Erinnerung an Verstorbene anbietet, kann Hilfebedarf frühzeitig erkannt werden. Dabei ist es wichtig zu vermitteln, dass eine Klärung auch im Nachhinein erarbeitet werden kann. Es ist essentiell, Gefühle auszudrücken und ihnen Raum zu geben. Manchmal hilft ein Erinnern an die letzten Lebenstage und das Entziffern verschlüsselter Botschaften des Sterbenden, die seine Verbindlichkeit in der Beziehung verdeutlichen. Was wollte er noch sagen? Aus meiner Erfahrung in der Begleitung Sterbender kenne ich manche Situation, in der Sterbende noch bis zur letzten Begegnung mit einem Angehörigen gewartet haben, auch wenn sie aus medizinischer Sicht kaum mehr eine Lebenschance für die dafür erforderliche Wartezeit hatten. Dies hat mich persönlich gelehrt, der Intuition von Sterbenden in besonderer Weise zu vertrauen.

Mit dem Abschied wird auch das Vermächtnis deutlich, das im Leben des Verstorbenen für die Zurückbleibenden liegt. Wir lernen zu verstehen, was die „Botschaft" für den Angehörigen ist. Er kann erkennen, was der Verstorbene „aus ihm herausgeliebt" hat. Die Aufgabe besteht darin, einen neuen „Ort" für den geliebten Menschen im nun beginnenden Leben zu finden. So können wir in Verbindung bleiben, ohne emotional abhängig zu sein. Bereichert um das Leben mit dem Verstorbenen kann nun ein neues Leben für die Angehörigen beginnen.

Thomas Martin

Lernen aus der Begleitung Sterbender?

Vor vier Jahren bewarb ich mich um eine Aufnahme in den Kreis derer, die sich unter dem Dach des Hospizvereins Bonn um Sterbende kümmern. Neben meinem Wunsch, auf diese Weise sowohl dem Einzelnen als auch der Gesellschaft zu dienen, hoffte ich nicht uneigennützig, dieses Engagement wäre geeignet, mich auf meiner persönlichen „inneren Reise" ein Stückchen weiter zu bringen.

Fragen an die Hospizarbeit

Warum ausgerechnet Hospizarbeit? Es ist die Endlichkeit, dessen war ich gewiss, die allem, was für uns Menschen wichtig ist, ihren besonderen Wert verleiht. *Müsste nicht besonders viel von diesem Wertvollen, von diesem Besonderen, gerade dort zu finden sein, wo wir die Endlichkeit am deutlichsten spüren?* Oder hoffte ich, in der Begleitung sterbender Menschen Antworten auf eine Frage zu finden, die mich schon lange umtrieb: *„Was kannst du tun, um dich sinnvoll auf dein eigenes Sterben vorzubereiten?"*

Der vom Verein als Einstieg ins Ehrenamt vorgeschriebene fast einjährige Vorbereitungskurs (er ist obligatorisch durch § 39a Abs. 2 im

Sozialgesetzbuch (SGB) V[1]) erschien mir erst einmal fragwürdig. Selbstbewusst glaubte ich bereits mitzubringen, was an Handwerkszeug zur Begleitung Sterbender erforderlich wäre. Trotzdem erwartete ich mit Spannung, was da auf mich zukommen sollte.

Der „ganz normale" Tod

Die Kurszeit entwickelte sich zu einer sehr wertvollen Erfahrung. Noch heute fühle ich mich gestärkt durch Erkenntnisse, die ich in der Gruppe angehender Hospizhelfer gewinnen durfte. Die von Kursleiterin Andrea Ursina Schulenburg durchgeführte Sterbemeditation erlebte ich als ein ganz besonderes Erlebnis; eine Übung, die uns die Situation des eigenen Todes vor Augen führen sollte. Meine neue Erfahrung daraus war: Der Tod kann auch etwas sehr Sanftes, sehr Weiches, ja Schönes sein! Abschied ist nicht unbedingt grausam und schmerzvoll, sondern auch friedvolles Loslassen ist möglich.

Das andere große Erlebnis im Rahmen der hospizlichen Vorbereitung war für mich jener ehrlich-ungeschminkte und doch so liebevoll-anteilnehmend präsentierte Vortrag von Dr. Eckehardt Louen zum Thema „Finalphasen bei onkologischen Erkrankungen". Es war das erste Mal, dass ich jemanden sprechen hörte, der den menschlichen Tod gänzlich frei von jeder Wertung als etwas Selbstverständliches beschrieb und es war, als hätte sich für mich ein Tor zum Verständnis des Ganzen geöffnet. Ich konnte einen weiteren „Pflock der inneren Orientierung" einschlagen: Den Tod zu sehen als etwas Geheimnisvolles, Unerklärbares – ja, aber nicht als etwas, wovor man Angst haben müsste, denn Sterben und Tod gehören schlichtweg zum Leben wie jede andere entscheidende körperliche Entwicklung des Menschen. In der Meditation hatte ich es selbst bereits erfahren können und fand nun in den Worten des Palliativmediziners eine wichtige Bestätigung dafür. Aber es war nicht unbedingt die reine Logik seines Vortrags, sondern die Stimmigkeit und Glaubwürdigkeit seiner Persönlichkeit und seiner Worte, die sich harmonisch in mein bislang gewonnenes Bild integrierten.

Der „ganz normale" sterbende Mensch

Der nächste „Pflock der Erkenntnis" auf meinem Weg zum Hospizhelfer war die folgende Einsicht: Sterbende sind „ganz normale"

---

[1] vgl.: **Blümke**, D., **Hartwig**, C., Qualitätsanforderung zur Vorbereitung Ehrenamtlicher in der Hospizarbeit, Bundesarbeitsgemeinschaft Hospiz e.V. (Hrsg.), Broschüre vom Mai 2005, im Internet abrufbar unter: http://www.hospiz.net/themen/broschuere_quali_ehrenamtl.pdf (Stand: 21. November 2007).

Menschen, die sich gerade in einer besonderen, vielleicht in der spannendsten Phase ihres Lebens befinden; sie unterscheiden sich – palliative Symptomkontrolle vorausgesetzt – von anderen vor allem dadurch, dass ihre Lebenszeit wissentlich sehr bald zu Ende geht und sie sich aufgrund dieser Tatsache jetzt mit ihrer Lebensbilanz und ihrem Lebensende auseinandersetzen wollen oder müssen. Das bedeutet: Ihnen verbleibt offenkundig weniger Zeit als den meisten anderen Menschen. Darum haben sie allen Grund, damit besonders sorgsam umzugehen. Jede Stunde Leben im Angesicht der Endlichkeit hat einen ganz besonderen Wert für sie; insbesondere dann, wenn palliativmedizinische Symptomkontrolle dafür sorgt, dass diese Zeit ganz bewusst schmerz- und beschwerdefrei erlebt werden kann. Aus diesen Überlegungen leitete ich für mich die folgende Handlungsmaxime ab: *Sterbende haben nur noch wenig Zeit; vermeide also auf jeden Fall, diese zu vergeuden! Langweile Sterbende nicht, nerve sie nicht, überanstrenge sie nicht, unterlass alles Unpassende. Beschränke Dich darauf, herauszufinden, was sie sich von dir wünschen. Veredle die knappe verbliebene Zeit des Sterbenden, indem du sie mit Deiner eigenen vermählst. Verschönere sie durch die Gegenwart deiner menschlichen Nähe und Anteilnahme. Sieh hin: Was braucht er, was möchte er, wonach sehnt sich der scheidende Mensch?* Es ist die Kostbarkeit gemeinsam verbrachter Stunden, die mir nirgendwo so sehr wie in der Sterbebegleitung das Phänomen des Augenblicks immer wieder bewusst macht. Dem sterbenden Menschen schon ab dem ersten Moment der Begrüßung die volle Aufmerksamkeit zu schenken ist selbstverständlich. Wie geht es ihm körperlich und psychisch? Was treibt ihn um? Genaues Hinhören, Hinsehen oder Hinfühlen sind dabei von großer Bedeutung. Das Zusammensein ist ehrlich und intensiv. Für Unehrlichkeiten ist die wenige verbliebene Zeit viel zu schade. Unerwünschter Besuch muss draußen bleiben. Ständig im gegenwärtigen Moment zu sein, das ist die einzig adäquate Weise, dem Sterbenden zu begegnen. Wie schön, wenn es mir dann noch gelingt, diesen Vorsatz über das Zusammensein mit „ganz normalen sterbenden Menschen" auch in meinem gewöhnlichen Alltag, im Zusammensein mit „ganz normalen nicht sterbenden Menschen" umzusetzen.

Das Fazit am Lebensende
Der Dank kommt gewiss und manchmal sogar als ganz besonderes Geschenk: *„Gönnen Sie sich alle Zeit, um die Dinge zu tun, die Sie*

lieben! Lassen Sie sich nicht von Ihren Träumen ablenken, sondern leben Sie sie!" Aus dem Munde der 55-jährigen Frau Kreuzer (Name geändert) klingen diese Worte wie ein Vermächtnis; wie die Essenz aus allen Erkenntnissen ihres Lebens, ausgesprochen von einem sterbenden Menschen, der sehr gerne weiterleben würde und zwar genau nach dieser Devise. Der Blick ihrer großen dunkelbraunen Augen dringt in mein Inneres. Er ist unruhig und eindringlich zugleich. Er zeigt Angst und bedeutet, dass Frau Kreuzer noch immer nicht glauben will, dass ihr Leben hier endet. Sie hätte doch noch so viel erleben mögen. Ihr Blick unterstreicht das Gesagte: *„Glauben Sie mir, nur das ist es, wozu ich Ihnen unbedingt raten möchte!"* Das früher mal Weiße in ihren Augen ist tief gelb geworden und zeugt vom Krebs, der die Leber längst ausgeschaltet hat und vom herannahenden Ende. Frau Kreuzer ist zwar ganz bei sich, aber indem sie ihre Gedanken in Worte kleidet, schenkt sie sie mir. Ich habe verstanden: *„Nutze den Tag, mach´ etwas damit, ‚Carpe diem'!"*

Traurig ist nicht, dass wir alle sterblich sind und eines Tages diese Erde wieder verlassen müssen. Traurig ist, wenn jemand am Ende seines Lebens anderen sagt: *„Gönnen Sie sich ..."*, aber im Unterton und dann klar ausgesprochen folgt: *„... denn ich habe es leider versäumt. Ach, würde mir der Herrgott doch noch ein oder zwei weitere Jahre schenken. Niemals wieder würde ich diesen Fehler machen!"* Solche Momente sind schmerzlich – auch für mich als Begleiter und ich spüre, wie mir das Mitgefühl die Kehle zuschnürt. Worte sind überflüssig. Hier ist nichts mehr hinzuzufügen und nichts zu beschönigen. Hier bricht sich die Verzweiflung Bahn, sein Leben nicht wirklich ausgefüllt und Chancen nicht genutzt zu haben; aber auch darüber, dem Ruf des eigenen Gewissens – „Lebe!" – nicht gefolgt zu sein. Jahrelang eingemottet im „Hinterstübchen des Bewusstseins" konnte das Wissen um die Endlichkeit des eigenen Lebens seine anregende Wirkung auf die Planung und Durchführung der wirklichen Lebensaufgabe nicht entfalten. Wie oft wird der Tod verdrängt und vergessen, aber eines unbestimmten Tages kommt er doch und tritt in unsere Mitte.

Ich bin dankbar dafür, dass Frau Kreuzer ihr Leid mit mir geteilt hat. Ihr Schmerz wird mir eine Lehre sein und ich will oft an ihn denken. Denn auch ich habe ein abschließbares Hinterstübchen. Der Gedanke an Frau Kreuzers letzte Worte und an die vielen anderen sterbenden Menschen hilft mir, mich immer wieder darauf zu besinnen, die Türe zum Hinterstübchen stets einen Spalt weit offen zuhalten. Es ist auch ihr Wort, das mich mahnt, stets zu versuchen, den Sinn meines Lebens im „Hier und Jetzt" des Augenblicks zu finden.

Als Herr Reichel (Name geändert), ein 60-jähriger selbständiger Tischlermeister, der beruflich und privat immer mitten im Leben gestanden war, an Darmkrebs verstarb, hatte er in jeder Hinsicht vorgesorgt. Er liebte jedes seiner drei erwachsenen Kinder. Sie liebten und bewunderten ihn. Und obwohl jedes von ihnen selbst mit beiden Beinen fest im Leben stand, hatte es bis zuletzt im Hause der Eltern regelmäßig Zusammenkünfte aller Familienmitglieder gegeben. Niemals haderte Herr Reichel mit seinem Schicksal, obwohl er so viel zu verlieren hatte. Vielmehr blickte er nach vorn im Bewusstsein eines erfüllten Lebens. Jedem der Kinder hatte er zur Entlastung der Mutter nach seinem Tod einige Obliegenheiten zur Erledigung aufgetragen. Auch seine Frau hatte er für die Zeit danach mit genauen Instruktionen versehen. Von Anfang an fiel mir auf, dass es Herrn Reichel gelungen war, seine Familie auf das Schönste zusammenzuhalten. Immer war jemand bei ihm, oft auch mehrere Personen gleichzeitig. Alle genossen es an seinem Bett zu sitzen und erwiesen ihm gern diesen letzten Dienst. Dennoch hatte er selbst den Ambulanten Hospizdienst hinzugeholt, um sicherzustellen, dass in dieser harten Zeit auch die Familie selbst gut begleitet wurde. Herr Reichel starb im Kreis der Seinen und hinterließ ein bestelltes Feld. Offen hatte er mit allen über seine Erkrankung gesprochen. Jedem Kind hatte er immer wieder gezeigt, wie sehr er es liebte. Auch seine Frau war auf das Ende gut vorbereitet. Es blieben keine ungeklärten Fragen übrig, denn bis zuletzt hatte man miteinander über alles gesprochen.

Da sind so viele Möglichkeiten dem Tod zu begegnen wie es Menschen gibt. Jeder macht es auf seine ganz persönliche Weise.

Menschen sterben oft genau so ...

„Was kannst du tun, um dich sinnvoll auf dein eigenes Sterben vorzubereiten?" Diese Frage stellte ich mir auch während meiner hospizlichen Arbeit. Ein Satz aus Dr. Louens Vortrag, dessen Tragweite mir beim ersten Hören nicht unmittelbar klar geworden war, gab mir wichtige Antworten: *„Menschen sterben oft genau so, wie sie gelebt haben!"* Und er fügte hinzu: *„Verraten Sie mir, warum ein Ehepaar, das ein Leben lang miteinander gestritten hat, sich plötzlich anders verhalten sollte, wenn einer von beiden auf dem Sterbebett liegt?"*

Menschen, so seine Beobachtung, verändern sich normalerweise nicht mehr, bloß darum, weil sie im Sterben liegen. Haben sie aber ein vor allem von Angst und Aggressionen, ein von Misstrauen oder Neid bestimmtes Leben geführt, so werden auch vor allem Angst, Aggression, Misstrauen und Neid ihre Begleiter im Sterben sein; böse Begleiter, die einen friedlichen, schmerzfreien Abschied schnell in Frage stellen können, wenn nicht gar unmöglich machen. Ist die Stunde des Todes erst einmal nah, lassen sich böse Geister nicht mehr verjagen.

Die sinnvollste Vorbereitung auf das eigene Sterben beginnt schon mitten im Leben – mal etwas früher, mal etwas später: Sie geht einher mit der vielleicht wichtigsten Aufgabe des Menschen: Sich für die Zeit seiner Existenz ganz bewusst die richtigen „Begleiter" auszuwählen und ihnen dann treu zu bleiben. So werden sie es auch sein, die ihn zum Sterben begleiten: Glaube, Liebe, Verzeihen, Vertrauen.

Dorothea Wildenburg

Sterben und Selbstbestimmung, ein Paradoxon? Überlegungen zur Sterbebegleitung

Menschen sterben. Diese augenscheinlich so simple Aussage birgt einen Komplex an Fragen in sich. Zum Beispiel die, was es – für mich und für andere – bedeutet, „Mensch" zu sein. Zum Beispiel die, was „Sterben" heißt. Oder die Frage danach, ob und wie beides miteinander zusammenhängt. Solche Fragen mögen manche als Gedankenspielerei abtun. Dennoch ist die Klärung solcher Fragen kein Glasperlenspiel. Ganz im Gegenteil: Das jeweilige Verständnis (eines Individuums oder einer Gesellschaft) davon, was es bedeutet, „Mensch" zu sein, hat weitreichende *praktische* Konsequenzen, zumal dann, wenn das „Menschsein" mit Werten verbunden oder selbst als Wert betrachtet wird, der sich selbst und andere zu einem entsprechenden Verhalten verpflichtet. Verlangen wir etwa, die „Würde des Menschen" zu achten oder seine Autonomie und sein Selbstbestimmungsrecht zu respektieren, so impliziert dies eine bestimmte Auffassung davon, was „Mensch" bedeutet – in diesem Falle also „etwas", das „Würde" hat (oder haben soll), etwas, das in der Lage ist, autonom zu sein und selbstbestimmt zu handeln (oder so handeln können soll). Man verbindet mit dem Begriff „Mensch" spezifische Eigenschaften, die als wertvoll erachtet werden und die möglicherweise – wiederum abhängig von dem jeweiligen Verständnis – den Menschen erst zum Menschen „machen".

Hier ist nicht der Raum, um all diesen Fragen nachzugehen. Vielmehr soll, wenn auch eher in Form einer Sammlung einzelner Mosaiksteine, ein Begriff in den Mittelpunkt gestellt werden, der in diesem Zusammenhang eine wichtige Rolle spielt. Mosaikartig kann dies nur deshalb geschehen, weil auch dieser Begriff eine lange Geschichte hat und so vieldiskutiert wie umstritten ist. Gemeint ist der Begriff der „Selbstbestimmung".

Gesellschaftliche Grenzen der Selbstbestimmung

Wenn wir davon sprechen, ein selbstbestimmtes Leben zu führen oder führen zu wollen, so meinen wir damit im wesentlichen meist, dass wir jeweils selbst die AkteurInnen unseres Tuns sind: *Ich denke* dieses oder jenes, *ich will* dies und nicht das, *ich entscheide*, das eine oder das andere zu tun, *ich handle* in dieser und jener Weise. Natürlich ist dies ein Ideal – aber vielleicht eines, das viele zum Ausgangspunkt ihrer Überlegungen über den Menschen machen. Häufig genug wird diese Art der Selbstbestimmung allerdings schon im ganz normalen Alltag eingeschränkt: Wenn ich nicht lerne, wie man schreibt, werde ich keinen Brief verfassen können. Wenn ich die Gebühren für ein Studium nicht aufbringen kann, kann ich nicht studieren. Wenn ich kein Geld verdiene, kann ich nicht die Dinge tun, für die ich Eintritt bezahlen muss etc. Neben diesen Einschränkungen der Selbstbestimmung gibt es weitere, etwa die durch Gesetze. Gegen diese kann man zwar – selbstbestimmt – verstoßen, muss dann jedoch damit rechnen, die Konsequenzen eines solchen Verstoßes zu tragen, etwa durch einen Aufenthalt im Gefängnis, der die Selbstbestimmung in erheblichem Maße einschränkt. Weitere Formen der Einschränkung von Selbstbestimmung sind leicht aufzuzählen.

„Natürliche" Grenzen der Selbstbestimmung: Geburt, Krankheit, Tod

Zwei „Ereignisse" allerdings unterscheiden sich von diesen Formen der Einschränkung in radikaler Weise – und sind dennoch eng mit ihnen verbunden: Die Geburt und der Tod. Weder haben wir gewählt, geboren zu werden, noch können wir grundsätzlich wählen, ob wir sterben oder nicht. Die eigene Geburt schreckt den Menschen weniger. Vielleicht, weil er sich an ihre Schmerzen nicht erinnern kann. Mit der Geburt beginnt zudem etwas Neues, sie eröffnet den Horizont des Lebens und damit die Möglichkeit, ein selbstbestimmtes Leben zu führen. Die Geburt ist Anfang, sie ist (ontologische) Bedingung der Möglichkeit von Freiheit und Autonomie (Hannah Arendt).

Der Tod – und seine Vorboten: die Krankheiten – hingegen sind für die meisten von uns mit Ängsten verbunden: Angst vor dem mit Krankheit und Tod verbundenen Schmerz. Angst vor der körperlichen und geistigen Ohnmacht und der Abhängigkeit von anderen. Angst vor der Einsamkeit, denn niemand kann mir mein Sterben abnehmen. Angst auch vor dem mit diesem Ende verbundenen Verlust meiner selbst und der Welt. Im Moment des Todes werde ich, und auch das nur in der Erinnerung der Überlebenden, nur noch meine Vergangenheit sein (Jean-Paul Sartre): Meine Zukunft ist abgeschnitten, der Horizont der Möglichkeiten geschlossen, der Tod ist das Ende aller Selbstbestimmung. Der Tod konfrontiert uns zudem mit einer das ganze Leben umfassenden Angst, der Angst vor der Einsicht in dessen Absurdität. Die Endlichkeit des Menschen stellt alle Anstrengungen des Lebens, aber auch alle seine schönen Momente, unter den Generalverdacht der Sinnlosigkeit. Wozu das alles, wenn wir eines Tages doch sterben?

Schmerz, Ohnmacht und Abhängigkeit, Einsamkeit und unwiederbringlicher Verlust, das Gefühl der Absurdität der Existenz verbunden mit Angst, Trauer und Wut – es wundert nicht, dass die Menschen, aber auch die Gesellschaft versucht, den Tod mit allen Mitteln aus dem Leben zu verdrängen. Die *„Dauerpanik angesichts des Todes"*, schreibt Theodor W. Adorno, *„ist anders nicht mehr zu beschwichtigen als durch dessen Verdrängung"* [1].

Gesellschaftliche Verdrängungsstrategien: ‚Ich bin unsterblich'
Die Techniken der Verdrängung sind vielfältig. Fast scheint es, als seien sie umso vielfältiger und ausgefeilter, je mehr uns die Angst vor dem Tod beherrscht. Allen voran die Religionen mit ihrem Versprechen der Unsterblichkeit und des ewigen Lebens. Die Bösen erhalten ihre gerechte Strafe, die Guten werden für die schwere Mühsal ihres

---

[1] **Adorno**, Theodor W., Meditationen zur Physik, in: Philosophie und Gesellschaft, Fünf Essays, Stuttgart 1984, S. 119-171, hier: 130.

Lebens belohnt, alles wird gut – nach dem Tod. Aber auch außerhalb der Kirchen sind wir von Glücksversprechen umzingelt: Mal liegt das Lebensglück in der immerwährenden Jugend, die uns durch Hautcremes und andere Produkte beschert wird, mal in Haus und Auto, mal in der Margarine. Im schlimmsten Falle wird die Einsicht vermittelt, dass es anderen auch nicht besser geht. Ein Blick in das Fernsehprogramm an einem Samstagabend genügt, um die Wucht zu erkennen, mit der diese Glücksversprechen auf uns niederprasseln. Und die uns auffordern, diesem Treiben nachzueifern, selbst die ewige Jugend zu erlangen, wenn wir nur jene Crème verwenden, uns frei und selbstbestimmt zu fühlen, wenn wir nur diesen oder jenen Wagen fahren.

Die Aufgabe des Arztes und der Ärztin, so wird sie in der Präambel der Grundsätze der Bundesärztekammer zur ärztlichen Sterbebegleitung (2004) beschrieben, besteht darin, *„unter Beachtung des Selbstbestimmungsrechtes"* der PatientInnen *„Leben zu erhalten, Gesundheit zu schützen und wieder herzustellen sowie Leiden zu lindern und Sterbenden bis zum Tode beizustehen"*. Was aber tun, wie „beistehen", wenn das Selbstbestimmungsrecht schon ein Leben lang missachtet wurde, sowohl von der Gesellschaft als auch von vielen Individuen selbst, die sich nur allzu bereitwillig von den vermeintlichen Glücksversprechen haben täuschen und betäuben lassen? Die schon zu Beginn ihres erwachsenen Lebens nicht einmal mehr zu fragen wagten, wie sie – eigentlich – gerne leben möchten, wie sie ihr Leben gestalten möchten, was ihnen in ihrem Leben wichtig ist. Wie soll man die Menschen am Ende ihres Lebens trösten, die nicht einmal die Chance hatten, sich zu entwickeln und selbstbestimmt zu entscheiden, wie sie leben möchten?

„Wichtig ist ... , was wir aus dem machen, was man aus uns gemacht hat"

Vielleicht wird sich hier bei manchem Widerstand regen: Diesen Verdrängungsstrategien *muss* ich nicht folgen, den Glücksversprechen muss ich nicht glauben, ich kann und will selbstbestimmt entscheiden und leben, auch wenn ich mich manchem gesellschaftlichen Zwang nicht entziehen kann. Eine solche Auffassung setzt aber ein bestimmtes Verständnis des Verhältnisses von Individuum und Gesellschaft voraus. Letzteres genau zu bestimmen, ist ein schwieriges, wenn nicht unmögliches Unterfangen. Von der totalen Determiniertheit des Individuums durch gesellschaftliche Prozesse bis hin zur Behauptung der absoluten Freiheit des Individuums sind alle Positionen denkbar. Ich möchte hier, vielleicht im Einklang mit den LeserInnen, bei denen sich oben beschriebener Widerstand regte, folgende Position vertreten: Trotz der gesellschaftlichen Dynamiken und Zwänge, denen jedes Individuum unweigerlich ausgeliefert ist (es gibt kein „Außerhalb" des Systems), besteht die Stärke des Individuums gerade darin, sich dieser bewusst zu werden, sie zu reflektieren und ihnen – gegebenenfalls – etwas entgegenzusetzen. Im Sinne Sartres: Es kommt immer darauf an, was wir aus dem machen, was aus uns gemacht wurde.

Was aber hat das nun wieder mit dem Sterben zu tun? Die These ist die, dass man „leichter" stirbt, leichter „loslassen" kann, wenn man sein Leben „gelebt" hat, d.h. ein Leben geführt hat, von dem man sagen kann, dass man es wieder so führen würde, hätte man die Möglichkeit, sich erneut zu entscheiden. Ein Leben, das nicht (nur) von außen geleitet wurde, nicht (nur) von den Zwängen der Gesellschaft geprägt, nicht (nur) „für andere" gelebt wurde. Ein Leben, das gänzlich frei wäre von Zwängen, gibt es nicht. Aber es gibt die Möglichkeit eines Lebens, das selbst-bewusster und selbst-bestimmter geführt werden kann, als dies häufig der Fall ist. Vielleicht ist auch dies ein nur vermeintliches Glücksversprechen, aber es ist vielleicht eines, bei dem es sich lohnt herauszufinden, ob es der Wirklichkeit standhalten und dem, was man Autonomie und Selbstbestimmung nennt, gerecht(er) werden kann. Viele, die täglich mit Sterbenden zu tun haben, bestätigen diese These.

Den Tod mitten im Leben anerkennen
Den Rahmen für ein selbstbestimmtes Lebens kann nur eine Gesellschaft liefern, die es mit diesem Recht ernst meint und nicht nur bei der bloßen Forderung stehen bleibt, dass das Individuum sein Leben eigenverantwortlich in die Hand zu nehmen habe. Es also nicht im selben Atemzug, mit dem sie an die Eigenverantwortlichkeit des Einzelnen appelliert, seiner Arbeitslosigkeit, seinen finanziellen Nöten und existentiellen Ängsten überlässt. Innerhalb dieses Rahmens ist zugleich aber auch das Individuum gefordert (zumindest, wenn man sich der oben beschriebenen Position bezüglich des Verhältnisses von Individuum und Gesellschaft anschließt), sein eigenes Leben in die Hand zu nehmen. Und das heißt in dem hier behandelten Kontext auch: sich der eigenen wie auch der gesellschaftlichen Verdrängung des Todes zu widersetzen, den Tod nicht nur nicht zu verdrängen, sondern ihn

anzuerkennen. „Anerkennen" soll heißen, sich der „Dauerpanik", die er auslöst, zu stellen, die Absurdität, die er darstellt, auf sich zu nehmen, die Wut und Trauer über die Endlichkeit des Lebens auszuhalten – und nicht durch immer neue Lebenslügen und Fluchtversuche in ein vermeintliches Glück zu überdecken versuchen. Den Tod in dieser Weise anzuerkennen, ist keine Sache eines einzigen, einmal zu fällenden Entschlusses. Es handelt sich vielmehr um einen lebenslangen Prozess. Nur die, die sich diesem Prozess stellen und schon während ihres Lebens die Konsequenzen daraus ziehen, werden leichter loslassen können, wenn die Zeit gekommen ist zu sterben, und auch nur diejenigen, die gelernt haben, den Tod anzuerkennen, werden der Angst der Sterbenden aufrichtig begegnen können. Das heißt: Sterben und Sterbebegleitung beginnen nicht erst im Hospiz, sondern mitten im Leben, mitten in der Gesellschaft. Solange hier wie dort Sterben und Tod verdrängt werden, solange Individuen schon während ihres Lebens keine Chance erhalten, ihr Leben selbstbestimmt zu führen, solange sie gleichzeitig und eben deshalb jedem feilgebotenen Glücksversprechen ohne jede Besinnung hinterherlaufen, solange wird auch das Bestreben, am Ende des Lebens Trost zu finden oder Trost zu spenden, schwierig sein.

Klaus Eberhard

Vom Umgang mit der Angst in der Begegnung mit Menschen, die im Sterben liegen – ein Erfahrungsbericht

Gut dreieinhalb Jahre habe ich als evangelischer Seelsorger sieben Seniorenheime betreut. Anfangs hatte ich manche Ängste und war verunsichert. Bestimmte Fragen kamen in mir hoch: Was soll ich sagen, wenn ich mit meinem Gegenüber nicht mehr sprechen kann? Ja, soll ich dann überhaupt noch etwas sagen? Was antworte ich auf Fragen, auf die ich selbst keine richtige Antwort habe? Man könnte diesen Fragekatalog bestimmt noch fortsetzen.

Was mir geholfen hat, damit richtig umzugehen, waren sicher die regelmäßigen Besuche in den Seniorenheimen. Dadurch lernte ich die Umgebung bzw. die Menschen im jeweiligen Haus kennen. Gerüche, Geräusche, Musik und Stimmen wurden mir vertraut. Das Vertraute hat in mir selbst die Hemmschwelle abgebaut, auf die Menschen zuzugehen, sie zu besuchen. Manche Ängste haben sich allein dadurch schon gelegt.

Zudem spielte meine eigene Verfassung eine große Rolle: Bin ich ruhig oder verbreite ich eher Hektik im Zimmer? Habe ich Zeit mitgebracht oder denke ich schon an den nächsten Termin, der auf mich wartet? Ich habe dabei festgestellt, dass sich meine eigene Verfassung auch auf den Anderen auswirkt. Bin ich ausgeglichen, schwingen manche Verunsicherungen, wie ich mich verhalten soll, gar nicht mehr im Raum mit. Schon mein eigener Gesichtsausdruck kann mich dabei verraten. So erinnere ich mich zum Beispiel, dass ein älterer Herr, den ich öfters besuchte, entsprechend auf mein Gesicht reagierte. Mal lächelte er mich an und sprach: *„Sie sind aber freundlich!"* Ein anderes Mal machte er ein ernstes Gesicht und fragte mich: *„Was wollen Sie denn von mir?"* Er hatte mit seinen Reaktionen mir einen Spiegel vorgehalten! Bei dem einen Mal war ich ganz bei dem Menschen. Bei dem anderen Mal hingegen war ich unruhig. Beides spürte er an mir. Die Konzentration darauf, jetzt ganz für den Anderen da zu sein, verbunden damit, ihm natürlich und offen zu begegnen, war oft schon eine Hilfe, so dass die Angst wie *„Was mache ich jetzt bloß?"* gar nicht in mir aufkam.

Dadurch, dass mir vieles vertraut war und ich selber gelassen auftreten konnte, ergab es sich auch oft, dass ich spürte, was jetzt „dran" war. Dadurch konnte ich auch mit manchen „Niederlagen" richtig umgehen und sie nicht persönlich nehmen. Ich musste dabei lernen, dass jeder Mensch, der auf das Ende des Lebens zugeht, auf seine Weise mit dem Thema „Sterben und Tod" umging.

Eine Frau zum Beispiel, die lange Zeit wohlwollend zu mir in den Gottesdienst kam, wollte plötzlich nichts mehr von mir wissen, als sie im Sterben lag. Sie drehte mir anfangs noch demonstrativ den Rücken zu. Ich war damals verunsichert und habe mich gefragt, was ich falsch mache. Erst nach einigen Besuchen wurde mir klar, dass die Frau alleine sterben wollte und ich dabei einfach störte.

In einem anderen, sehr tiefgehenden Fall war es genau umgekehrt.

Ich ging auf Bitte der Mitarbeiterinnen in ein Zimmer, in dem jemand im Sterben lag. Man konnte mit dem Menschen nicht mehr sprechen. Verlegen stand ich dort neben einer betreuenden Person mit am Bett. Um die Verlegenheit zu überspielen, fing ich an, mit ihr über den Kopf des sterbenden Menschen hinweg zu reden. Ich merkte schnell, dass das nicht richtig war. Ich nahm mir daraufhin, weil ich es aus einem Gefühl heraus für angesagt hielt, ein Evangelisches Gesangbuch und sang dem sterbenden Menschen ein geistliches Lied vor. Derjenige, so mein Eindruck, wurde in dem Moment wach, hörte zu und verstarb, während ich die letzte Strophe sang. Hier hatte ich den Eindruck: Dieser Mensch hatte nur darauf gewartet, dass jemand von der geistlichen Seite kam, um Frieden zu finden und „loszulassen".

Ein anderer Mensch wiederum, den ich lange Zeit begleitet hatte, wollte mit mir als Pfarrer andauernd Streitgespräche führen und war mit vielem in Unfrieden. Ich dachte zuerst, dass er mit dem Glauben an Gott gar nichts zu tun haben wollte, und hielt mich damit zurück, bis ich bei einem Besuch merkte: Dieser Mensch sucht seinen Frieden mit Gott und der Welt. Es kam für mich ganz überraschend zu einer Beichte, was manchem eher fremd ist. Aber dort war es einfach angesagt.

Das, was ich aus diesen Begegnungen gelernt habe, ist auf jeden Fall, das Gesangbuch, die Bibel, manche besinnlichen Texte bei mir zu haben und darauf auch zurückzugreifen. Ich bin dadurch auch mutiger geworden, mal ein freies Gebet zu sprechen. Das alles ist für mich inzwischen keine liturgische Flucht mehr. Ich fliehe gerade nicht vor meinen eigenen Ängsten und den schweren Nöten des Anderen, indem ich mich auf das Geistliche besinne. Ich beziehe mich vielmehr auf das, woran bzw. an wen ich mich in meinen Ängsten und der Andere sich in seiner schweren Situation festhalten darf. Genau das spreche ich mit ganzer Kraft dem anderen Menschen, der im Sterben liegt, auch zu! Da bleibt dann für die eigenen Ängste übrigens nicht mehr viel Raum.

Wichtig ist für mich in dem Zusammenhang nicht nur, mir die eigene Begrenztheit bewusst zu machen: So sind wir Menschen halt. Das Sterben und der Tod gehören zum Leben dazu.

Noch wichtiger ist für mich der eigene christliche Glaubensstandpunkt, von dem ich herkomme, den ich bewusst vertreten darf, über den ich sprechen darf und in vielen Fällen auch soll! Es ist für mich ganz wesentlich, die Hoffnung, die dieser Glaube beinhaltet, auch dem Anderen fest und gewiss zuzusprechen!

Das gibt mir über alles bisher Gesagte hinaus vor allem die Kraft, mit meinen eigenen Grenzen und Ängsten richtig umzugehen – gerade in der Begleitung von sterbenden Menschen.

Das ist die entscheidende Wirklichkeit, mit der ich Menschen begegnen will, so wie es Jesus Christus einmal treffend im Johannesevangelium sagt: *„In der Welt habt ihr Angst; aber seid getrost, ich habe die Welt überwunden" (Joh. 16,33b).* Das ist eine Wirklichkeit, die nicht nur die Angst, sondern die Welt – als Inbegriff von Angst, Leid, Schmerz, Krankheit, Sterben und Tod – überwindet. Ich bin überzeugt: Von dieser Wirklichkeit her ist auch ein richtiger Umgang mit unseren Ängsten und unseren Begrenztheiten möglich. Von dieser Wirklichkeit her kann ich auch ein *„JA"* zu unserem begrenzten Menschsein, zu dem der Tod gehört, sprechen und Menschen in ihrem Sterben begleiten.

Anhang

Fotos

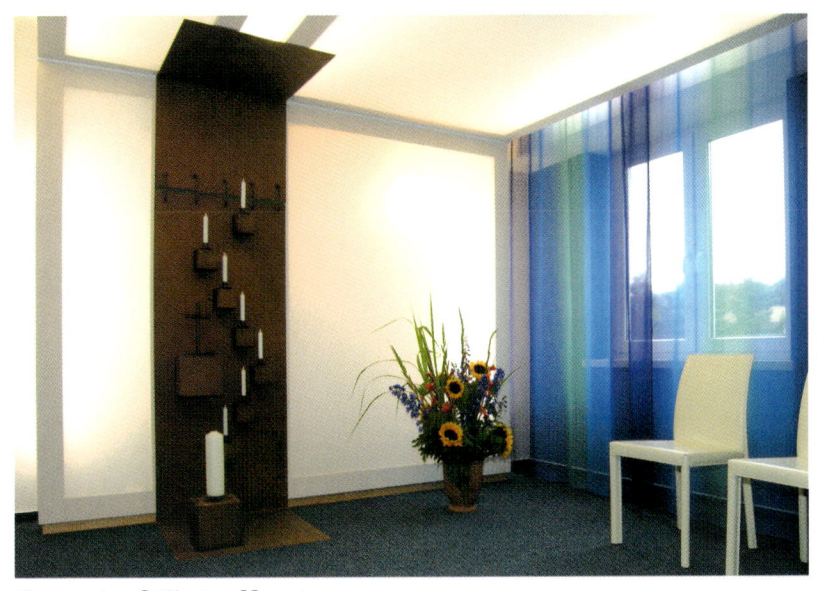

Raum der Stille im Hospiz

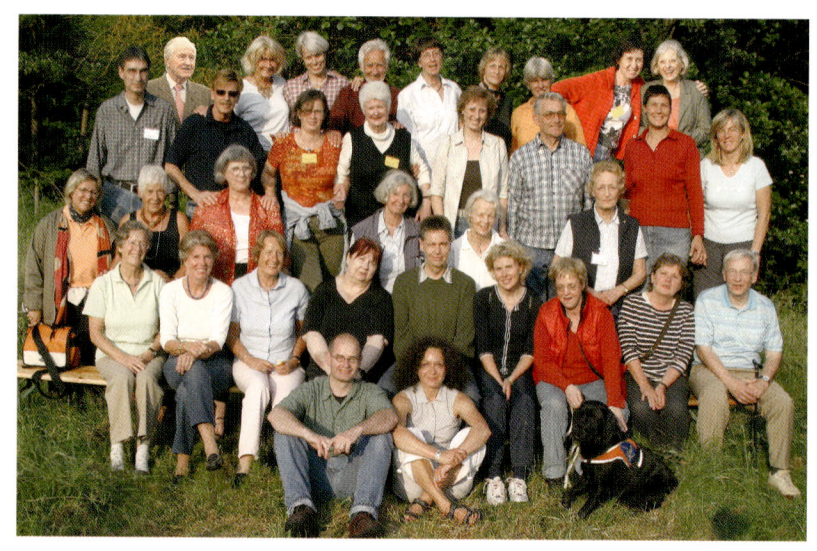

Team der Ehrenamtlichen des Hospizvereins Bonn

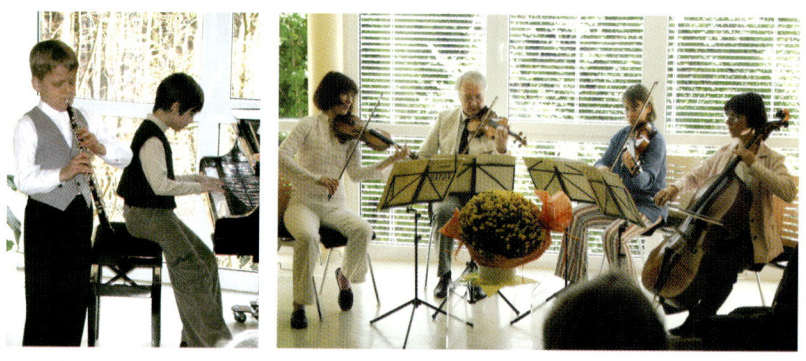

Musik im Wintergarten des Hospizes

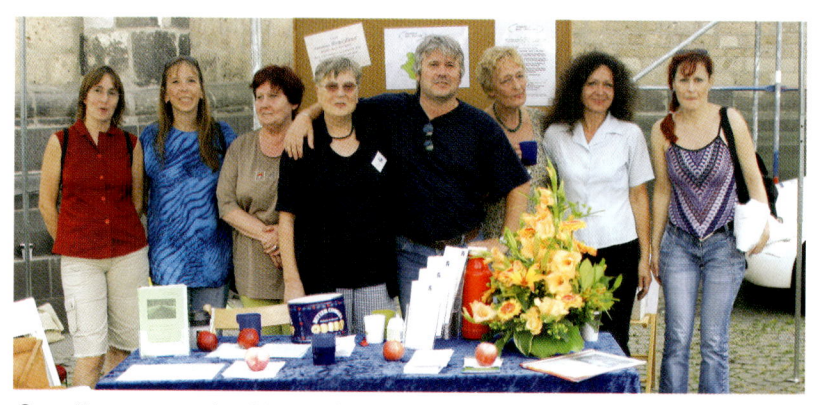

Standbesetzung des Hospizforums Bonn/Rhein-Sieg am „Tag des Friedhofs"

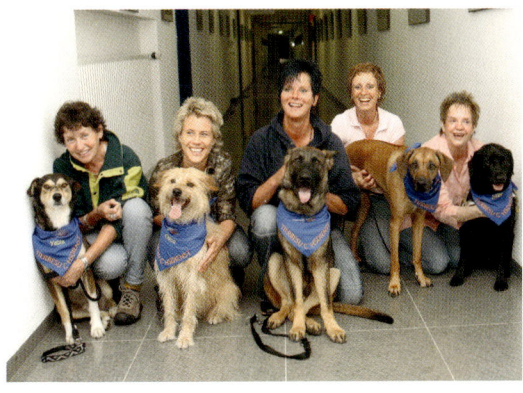

Tierbesuchsdienst im Einsatz

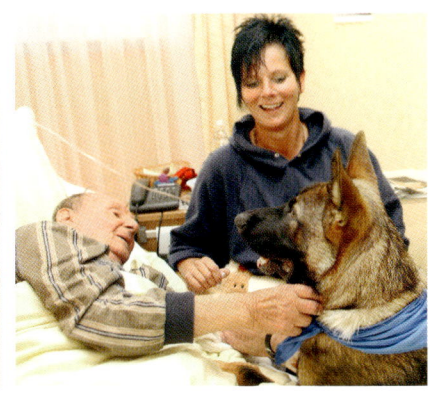

Schäferhund Hezhra am Gästebett

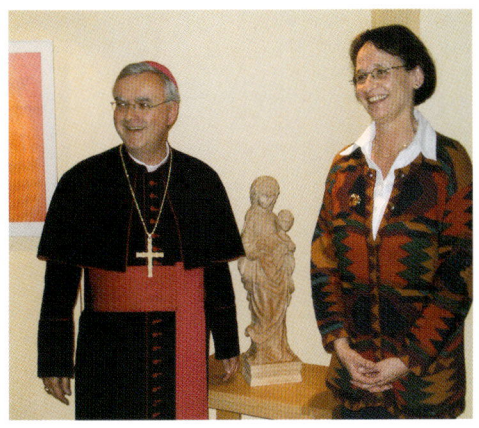

Segnung der Madonna – Weihbischof Dr. Heiner Koch mit Britta Hielscher

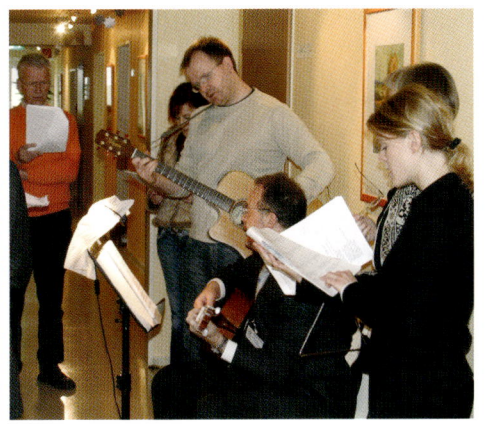

Alle Jahre wieder: Weihnachtssingen vor den Gästezimmern im Hospiz

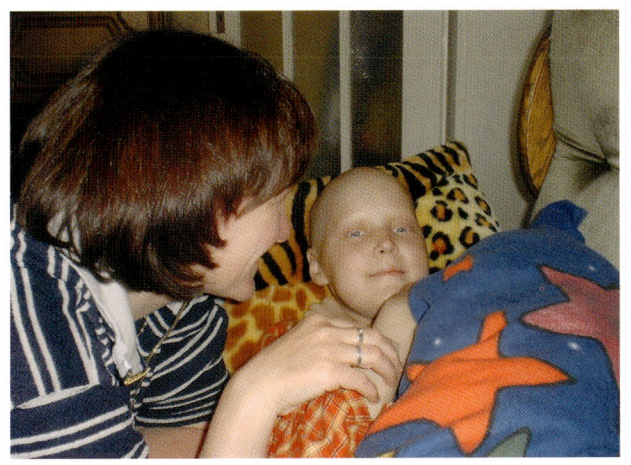

Christina in der Obhut von Carreras-Schwester Maria Maul

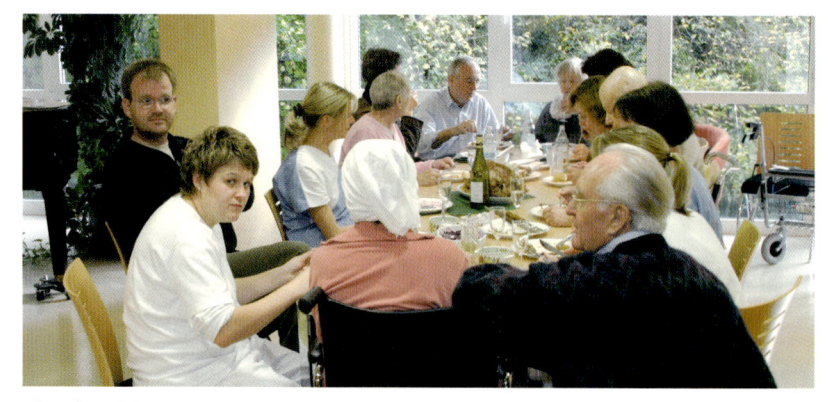

Großes Martinsgansessen mit Gästen und Belegschaft im Hospiz

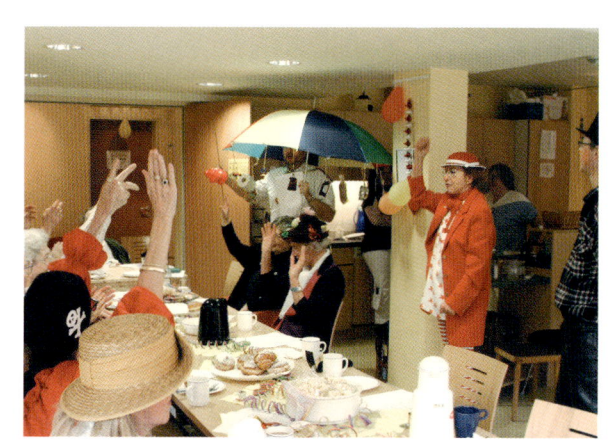

Karneval im Hospiz

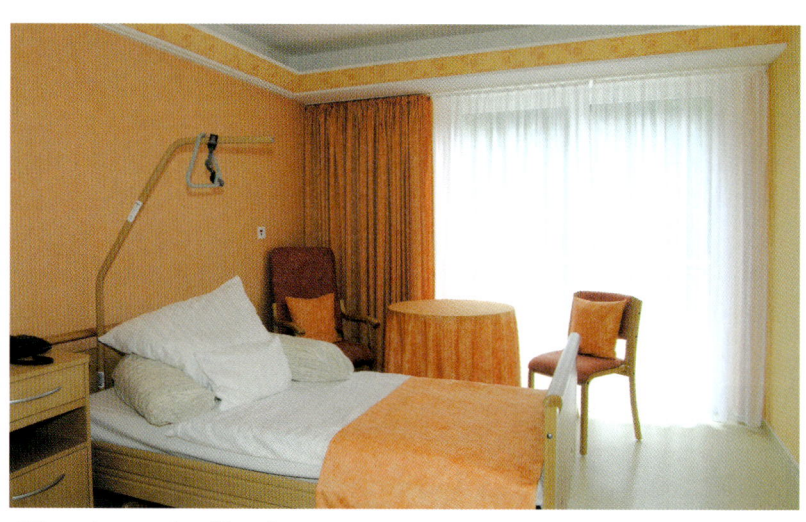

Gästezimmer im Hospiz

Glossar

... zu folgenden Begiffen: • Ethik • Hospiz • Koma • Künstliche Ernährung • Palliative Care • Patientenverfügung • Schmerztherapie • Sterbebegleitung • Sterbehilfe • Tod • Trauerbegleitung/Trauerarbeit

ETHIK

Bioethik
Teilgebiet der Ethik, das sich mit den Auswirkungen der biotechnischen bzw. biomedizinischen Entwicklungen auf den einzelnen Menschen und die menschliche Gemeinschaft befasst.

Menschenwürde
Die Idee der Menschenwürde geht von der Gleichheit aller Menschen unabhängig von individuellen Eigenschaften oder Leistungen aus. *„Die Würde des Menschen ist unantastbar"*, schreibt das Grundgesetz in Artikel 1 fest. *„Sie zu achten und zu schützen ist Verpflichtung aller staatlichen Gewalt."* Dieser erste Artikel des Grundgesetzes ist ein zentraler Bezugspunkt in der Debatte um biotechnische Verfahren. Dabei geht es vor allem um die moralische und rechtliche Interpretation der Begriffe „Mensch" bzw. „Menschenwürde". Davon abhängig ist die Beantwortung der Frage nach dem Beginn der Schutzwürdigkeit. Hinter der Diskussion steckt nichts weniger als die Frage „Was ist der Mensch?", eine der wichtigsten Fragen in der Geschichte der Philosophie – ein Hinweis auf die Reichweite der bioethischen Debatte.

Lebenswert
Die Unterscheidung zwischen „lebenswertem" und „lebensunwertem" Leben ist hochproblematisch und eines der zentralen Themen der Medizinischen Ethik. Die Frage nach dem Wert eines Lebens stellt sich in der Medizin im Zusammenhang mit der Frage, ob ein Leben vorzeitig beendet werden darf (Euthanasie) oder ob ein Embryo aufgrund bestimmter genetischer Dispositionen ausgetragen (medizinische Indikation bei Schwangerschaftsabbruch) oder (bei künstlicher Befruchtung) implantiert werden soll (Präimplantationsdiagnostik).

Lebensqualität
Ursprünglich wurde Lebensqualität nur in wirtschaftlicher Hinsicht verstanden. Heute bezieht sich der Begriff auf die Qualität der allgemeinen Lebensumstände in ökologischer (natürliche Umwelt)

und sozial-politischer Hinsicht (Gesundheit, Bildung, Arbeitsbedingungen, Freizeit). Die Höhe der Lebensqualität richtet sich danach, wie weit die Grundbedürfnisse und die Bedürfnisse nach Freiheit von Not und Angst sowie individueller Verantwortung und Selbstbestimmung eingelöst sind.

HOSPIZ
Der Begriff „Hospiz" leitet sich aus dem Lateinischen von „Hospitium" (Gastfreundschaft) ab. Seit dem Urchristentum wird darunter eine Herberge für Reisende, Witwen, Waisen, Arme, Kranke und Sterbende verstanden.

Stationäres Hospiz
Ein Stationäres Hospiz ist ein eigenständiges Haus, das über eine entsprechend eigenständige Organisationsstruktur und besondere personelle Voraussetzungen verfügt (siehe Rahmenvereinbarungen nach § 39a Satz 4 Sozialgesetzbuch (SGB) V). Aufgenommen werden Menschen mit einer nicht heilbaren Erkrankung und einer begrenzten Lebenserwartung. Eine stationäre Behandlung in einem Krankenhaus ist nicht mehr erforderlich und eine ambulante häusliche Betreuung ist nicht möglich.

Tageshospiz
Die Gäste können noch zu Hause übernachten. Ein Tageshospiz ist in der Regel einem Hospiz zugeordnet, kann jedoch auch als eigenständige Institution betrieben werden.

Ambulantes Hospiz
Die meisten Menschen möchten in ihrem Zuhause sterben. Neben professionellen Pflegediensten soll ein ehrenamtlicher Hospizdienst dies ermöglichen. Schwerkranke und sterbende Menschen und ihre Angehörigen sollen durch menschliche Zuwendung und Beratung begleitet und entlastet werden. Dieser mitmenschliche Dienst ist ehrenamtlich und kostenfrei.

KOMA
Der Kranke ist in tiefer Bewusstlosigkeit. Er kann keine spontanen Laute äußern und keine gezielten Bewegungen durchführen. Es erfolgt keine Reaktion auf Berührung und Ansprache. Selbst bei Schmerzen oder Schmerzreizen bleibt der Patient bewegungslos und öffnet die Augen nicht.

Wachkoma (Apallisches Syndrom)
Bezeichnung für den Zustand zwischen tiefer Bewusstlosigkeit (Koma) und dem bewussten Wachsein. Es handelt sich um einen Funktionsausfall der Großhirnrinde (z.B. nach einer Reanimation). Der Patient ist in einem schlafähnlichen Zustand. Seine Augen sind geöffnet. In der Regel zeigt er aber keine Reaktionen, während verschiedene Reflexe vorhanden sind. Man nahm bisher an, dass die Patienten von ihrer Umgebung nichts mehr wahrnehmen, aber die Zweifel werden immer größer.

KÜNSTLICHE ERNÄHRUNG
Sie ist bei solchen Patienten indiziert, die nichts essen können, dürfen oder wollen unter Einsatz von Hilfsmitteln.
- Parenterale Ernährung (PE): Die Ernährung erfolgt unter Umgehung des Magentraktes. Dies geschieht in der Regel über eine Vene. muss die parenterale Ernährung über einen längeren Zeitraum erfolgen, wird ein ZVK (zentralvenöser Katheter) gelegt.
- Magensonde: Die Ernährung erfolgt über eine Sonde, die durch die Nase oder den Mund entlang des natürlichen oberen Verdauungstraktes bis in den Magen gelegt wird.
- PEG – Sonde (Percutane endoskopische Gastrostomie): Ein Kunststoffschlauch wird durch die Bauchdecke in den Magen eingeführt bei Patienten, die aus verschiedenen Gründen keine Nahrung auf herkömmliche Weise zu sich nehmen können. Auf die juristisch-ethische Problematik wird an dieser Stelle nicht eingegangen (vgl. Beitrag von Barbara Bogutzki-Yussef, „PEG – Vom langen Sterben meiner Mutter").

PALLIATIVE CARE, Palliativmedizin, Palliativpflege
Der Begriff „palliativ" leitet sich von dem lateinischen Wort „palliare" ab. Es bedeutet ursprünglich „umhüllen, ummanteln". „Palliativ" beschreibt eine Medizin und eine Pflege, die sich in ganzheitlicher Betreuung („care") um Linderung von Schmerzen, anderer Krankheitsbeschwerden, psychologischer, sozialer und spiritueller Probleme kümmert. Dabei werden die Bedürfnisse des Kranken und seiner Familie vor und nach dem Tod berücksichtigt.

Palliativstationen
Palliativstationen sind eigenständige, an ein Krankenhaus angebundene oder integrierte Stationen. Sie nehmen Patienten mit einer schweren, fortgeschrittenen Erkrankung auf, um möglichst rasch Schmerzen und Begleitsymptome zu lindern. Dafür ist eine enge Zusammenarbeit von Ärzten, Pflegeteam, Sozialarbeitern, Physiotherapeuten, Psychologen und Seelsorgern erforderlich. Eigentliches Ziel ist es, den kranken Menschen schmerztherapeutisch gut versorgt mit ausreichender Symptomkontrolle nach Hause zu entlassen.

PATIENTENVERFÜGUNG
Eine optimale, praxistaugliche Patientenverfügung soll situationsbezogen sein und so konkret wie möglich die Wertvorstellungen des Betroffenen abbilden. Mit einer Patientenverfügung weist der Betroffene im Fall seiner Einwilligungsunfähigkeit (Entscheidungsunfähigkeit) den Arzt oder sonst befugte Personen an, bestimmte medizinische lebensverlängernde Maßnahmen nicht durchzuführen (vgl. Beitrag von Jürgen Gräfe „Patientenverfügung").

Vorsorgevollmacht
Mit einer Vorsorgevollmacht bevollmächtigt (nach deutschem Recht) eine Person eine andere Person ihres absoluten Vertrauens im Falle einer Notsituation alle oder bestimmte Aufgaben oder Entscheidungen für sie zu übernehmen. Sie bietet die Möglichkeit der Vorsorge für den Fall, dass Patienten ihre Angelegenheiten – insbesondere im medizinischen Bereich – nicht mehr selbst regeln können. Sie kann an Stelle einer Betreuungsverfügung ausgestellt werden.

SCHMERZTHERAPIE
Wenn Schmerzen ihre Signal- und Warnfunktionen verloren haben, ist eine koordinierende, interdisziplinäre Schmerztherapie das Mittel der Wahl (vgl. Deutsche Gesellschaft für Schmerztherapie e.V.). Der Schmerztherapeut befasst sich mit den Phänomen des Schmerzes im Allgemeinen, während der Palliativmediziner sich um die unheilbar erkrankten und sterbenden Menschen und ihre Angehörigen kümmert; der schmerztherapeutische Aspekt ist dabei grundlegend.

STERBEBEGLEITUNG

Schwerkranke oder sterbende Menschen werden in ihrem letzten Lebensabschnitt vor dem Tod in Achtung, Einfühlungsvermögen und Liebe begleitet. Im Idealfall geschieht dies zu Hause oder im Stationären Hospiz durch ein multidisziplinäres Hospizteam von Ärzten, Krankenpflegepersonen mit spezieller Zusatzausbildung, Seelsorgern, Sozialarbeitern und ehrenamtlichen Hospizhelfern/Innen. Es leistet Hilfe im Sterben durch:

- medizinische Versorgung, z.B. Schmerzlinderung,
- professionelle Pflege im physischen Bereich, z.B. Lagerung,
- Körperpflege, Hilfe bei der Nahrungsaufnahme, Erkennen von Veränderungen,
- pflegerische, menschenwürdige Fürsorge im psychischen Bereich,
- Gespräche mit den Sterbenden, aber auch mit ihren Angehörigen.

Tiergestützte Therapie in der Sterbebegleitung

Grundlage ist eine bundesweit fundierte Ausbildung von ehrenamtlichen Hospizhelfern mit ihren Tieren – vor allem mit Hunden. Nach bestandener Prüfung finden, wenn Kranke es wünschen, Besuche zu Hause oder im Hospiz statt. Erstaunlich ist hierbei das Einfühlungsvermögen der Therapiebegleithunde, die sowohl den Kranken als auch den Angehörigen Trost und Zuwendung spenden. Der Kontakt zu den Tieren kann gesprächsanregend sein und aus der Isolation befreien (vgl. Beitrag von Ulrike Sänger, „Engel auf vier Pfoten").

STERBEHILFE

Man unterscheidet zwischen aktiver, passiver und indirekter Sterbehilfe.

Aktive Sterbehilfe

Die Aktive Sterbehilfe (Euthanasie) ist die vorsätzliche Tötung von Menschen um einen Sterbevorgang zu beschleunigen. Dies kann auf Verlangen oder ohne Verlangen des Menschen geschehen. Die Niederlande, Belgien und die Schweiz haben die Aktive Sterbehilfe in unterschiedlichem Ausmaß legal zugelassen. In Spanien, Frankreich, Italien und Deutschland ist die Aktive Sterbehilfe per Gesetz verboten; aber sie wird kontrovers diskutiert. Das deutsche Strafgesetzbuch unterscheidet zwischen „Totschlag", „Mord" und „Tötung auf Verlangen".

Euthanasie
Mit dem Begriff „Euthanasie" (griech.: leichter, guter Tod) wurde in der Antike der sanfte, leichte, teilweise auch der ruhmreiche Tod beschrieben. Ein aktives Eingreifen des Arztes zur Lebensverkürzung war nicht gemeint. Hippokrates lehnte Aktive Sterbehilfe streng ab. Schon vor dem Ersten Weltkrieg kam besonders in den angelsächsischen Ländern die Forderung nach gezielter Lebensverkürzung auf. Es bildeten sich Euthanasiegesellschaften. In Deutschland wurde schon 1920 im Zusammenhang mit Euthanasie der Begriff „Vernichtung lebensunwerten Lebens" geprägt und 1940 in einem Gesetzesentwurf verankert. Hierin wurde versucht, die „Tötung auf Verlangen", die „Tötung ohne bewusste Zustimmung" und die „Tötung gegen den eigenen Willen" in einen logischen Zusammenhang zu setzen. Der Mord an geistig und körperlich behinderten Menschen war zu diesem Zeitpunkt schon in vollem Gange.

Passive Sterbehilfe
Passive Sterbehilfe nennt man den Verzicht auf lebensverlängernde Maßnahmen bei Schwerkranken oder Unfallopfern, bei denen keine Hoffnung auf Besserung besteht. Zu Passiver Sterbehilfe kann auch die Behandlungsverweigerung des Patienten führen. Der Arzt ist an die klaren Willensäußerungen oder die mutmaßlichen Willenserklärungen des Patienten (siehe Patientenverfügung, Vorsorgevollmacht) gebunden. Diese Form der Sterbehilfe ist durch eine Grundsatzentscheidung des Bundesgerichtshofs für Strafsachen vom 08.06.2005 juristisch genauer beschrieben.

Indirekte Sterbehilfe
Indirekte Sterbehilfe ist der Einsatz von Medikamenten zur Linderung von Beschwerden, so dass nicht erwünschte Nebenwirkungen die Lebensdauer evtl. verkürzen können. Juristisch gesehen befindet sich der Arzt in einem Notstand und in einer Pflichtenkollision. Die Nichtverabreichung notwendiger Schmerzmittel wird vom Bundesgerichtshof als Körperverletzung und unterlassene Hilfeleistung definiert.

TOD
Das unwiderrufliche Lebensende ist der Tod, der in mehreren Stufen abläuft. Zuerst sterben in der Regel einzelne Zellen oder Organe ab.

Dann tritt der biologische Tod ein. Es enden Herzschlag, Atmung, Bewegung, Reflexe und Hirntätigkeit. Der genaue Zeitpunkt des Todes wird sehr unterschiedlich definiert.

Hirntod
Es muss zweifelsfrei nachgewiesen werden, dass das Gehirn irreversibel geschädigt ist, d.h. die Gesamtfunktion von Großhirn, Kleinhirn und Hirnstamm erloschen ist. Der Nachweis erfolgt durch die elektrische Ableitung der Gehirnströme (EEG). Sie müssen eindeutig eine Null-Linie aufzeichnen.

TRAUERBEGLEITUNG/TRAUERARBEIT
Begleitung von Betroffenen, die durch das Sterben und den Tod eines nahe stehenden Menschen Verluste tiefgreifendster Art erlebt haben. Da der Hinterbliebene einen schmerzhaften Eingriff in das eigene Leben und den Trauerprozess in seinen unterschiedlichsten Ausdrucksformen erlebt, wird der Unterstützungsbedarf trauernder Menschen sehr individuell berücksichtigt. In der Begleitung wird vorsichtig auf die Gefühle der Trauernden geschlossen und bewusst gemacht, dass es keine Regeln für richtiges Trauern gibt. Bewertungen, wie falsche, richtige, übertriebene, zu lange oder zu kurze Trauer fehlen. Ausbleiben von Trauerreaktionen, Schuldgefühlen oder intensive Trauerreaktionen werden akzeptiert und ernst genommen, aber niemals weggetröstet oder gar verurteilt. Für die Trauerbegleitung gelten grundsätzlich die Regeln der personenzentrierten Gesprächsführung, die allmählich dem Erkennen neuer Lebensgestaltung dienen sollte und dabei den Blick für neue Lebensperspektiven erleichtert.

Mit freundlicher Genehmigung des Autors Robert Raß stützen sich viele Definitionen auf das Hand- und Lesebuch für Vorstände „Gestalten statt Verwalten", Bonn 2006.

Mitglieder des Hospizforums Bonn/Rhein-Sieg

Ambulante Dienste

Ambulanter Hospizdienst e.V. für Bornheim und Alfter, Mobil: 0178-81 34 313, Mail: info@hospizverein-bornheim.de, Angebote: Ambulanter Hospizdienst, Trauerbegleitung, Beratung und Begleitung von Angehörigen
Ambulanter Hospizdienst Much e.V., Tel.: 02245-61 80 90, Mail: amb.hospizdienst-much@web.de, Angebote: Ambulanter Hospizdienst
Ambulanter Kinderhospizdienst, Bonn/Rhein-Sieg. Tel.: 02241-12 75 304, Mail: bonn.rhein-sieg@kinderhospizverein.de, Angebote: Ambulanter Hospizdienst, Trauergruppen, Geschwisterarbeit
Beueler Hospizverein e.V., Tel.: 0228-42 24 344, Mail: hospizbuero@beueler-hospizverein.de, Angebote: Ambulanter Hospizdienst, Beratung und Begleitung von Angehörigen
Hospizverein Bonn e.V., Tel./Fax: 0228-20 76 876, Mail: kontakt@hospizverein-bonn.de, Angebote: Ambulanter Hospizdienst, Trauerbegleitung, Kooperationspartner des Hospizes am Evangelischen Waldkrankenhaus
Lebenskreis e.V., Tel.: 02242-91 70 37, Mail: lebenskreis@hospizverein-hennef.de, Angebote: Ambulanter Hospizdienst, Trauerbegleitung (Einzelbegleitung, Gesprächskreis, „Trauercafé")
Ökumenische Hospizbewegung Bad Honnef e.V., Tel./Fax: 02224-94 19 84, Internet: hospiz-bad-honnef@web.de, Angebote: Ambulanter Hospizdienst, Trauerbegleitung (Einzelbegleitung, Trauergruppe, „Trauercafé"), PalliativeCare-Beratung
Ökumenische Hospizgruppe e.V. Rheinbach-Meckenheim-Swisttal, Mobil: 0177-21 78 337, Mail: hospiz-rheinbach@arcor.de, Angebote: Ambulanter Hospizdienst, Trauerbegleitung (Gesprächscafé für Trauernde, Einzelbegleitung)
Ökumenische Initiative zur Begleitung Schwerkranker, Sterbender und Trauernder e.V. St. Augustin, Tel./Fax: 02241-29 792, Mail: ambhospiz.sanktaugustin@t-online.de,

Angebote: Ambulanter Hospizdienst, Trauerbegleitung (Einzelbegleitung, Trauercafé, Gruppenangebote)
Ökumenischer ambulanter Hospizdienst Windeck/Eitorf e.V., Mobil: 0162-78 50 130, Angebote: Ambulanter Hospizdienst, Gesprächskreis für Trauernde
„Ölberg"- Ökumenischer Hospizdienst Königswinter e.V., Tel.: 02244-87 74 73, Angebote: Ambulanter Hospizdienst, Trauerbegleitung
Palliativstation/Ambulanter Palliativdienst (PM) im St. Josef-Hospital Troisdorf, Tel.: 02241-80 19 80, Mail: palliativstation@josef-hospital.de oder apd@josef-hospital.de, Angebote: siehe „Stationäre Dienste"
Zentrum für Palliativmedizin (PM) am Malteser-Krankenhaus Bonn-Hardtberg, Ambulanter Palliativdienst (APD), Palliativstation, Trauerbegleitung, Aus-, Fort- und Weiterbildung, Tel.: 0228-64 81 597, Mail: palliativmedizin.bonn@malteser.de, Angebote: siehe „Stationäre Dienste"

Stationäre Einrichtungen

Bonn Lighthouse – Verein für ambulante und stationäre Hospizarbeit e.V., Tel.: 0228-63 13 04, Mail: info@bonn-lighthouse.de, Angebote: Betreutes Wohnen (16 Apartments) mit psychosozialer Beratung, Begleitung und Betreuung unheilbar erkrankter Menschen (Schwerpunkt HIV/AIDS) mit ambulanter Pflege durch eine externe Sozialstation, dabei Verlust- und Sterbebegleitung, Ambulanter Hospizdienst, Trauerbegleitung, Palliative Care-Beratung, Patienten- und Angehörigenbegleitung Uni-Klinik Bonn
Elisabeth Hospiz gGmbH Lohmar, Tel.: 02246-10 614, Mail: info@elisabeth-hospiz.de, Angebote: Stationäres Hospiz (16 Einzelzimmer), Unterbringungsmöglichkeiten, für Begleitpersonen, Ambulanter Hospizdienst, Trauerbegleitung
Hospiz am Evangelischen Waldkrankenhaus Bonn-Bad Godesberg, Tel.: 0228-38 33 39, Mail: sebastian.otte@ek-bonn.de, Angebote: Stationäres Hospiz (10 Einzelzimmer), Unterbringungsmöglichkeiten für Begleitpersonen, Trauerbegleitung

Palliativstation/Ambulanter Palliativdienst (PM) – Onkologischer Schwerpunkt, Brust- und Darmzentrum, Schmerzambulanz, Trauerbegleitung im St. Josef-Hospital Troisdorf, Tel.: 02241-80 19 80, Mail: palliativstation@josef-hospital.de oder apd@josef-hospital.de, Angebote: Palliativstation (6 Betten) mit Unterbringungsmöglichkeiten für Begleitpersonen, Ambulanter Palliativdienst (APD), psychoonkologische Beratung und Psychotherapie, Schmerzambulanz, Trauerberatung/Trauerbegleitung und Fachberatung für Psychotraumatologie

Robert-Janker-Klinik-Fachklinik für Radiologie/Neuroradiologie, Bonn Tel.: 0228-53 060, Mail: empfang@rjk.mediclin.de, Angebote: Sozialdienst, Vermittlung psychologischer Beratung, Simonton Gesundheitstraining

Zentrum für Palliativmedizin (PM) am Malteser-Krankenhaus Bonn-Hardtberg, Ambulanter Palliativdienst (APD), Palliativstation, Trauerbegleitung, Aus-, Fort- und Weiterbildung,
Tel.: 0228-64 81 597 (APD), 0228-64 81 887 (Trauerbegleitung),
Tel.: 0228-64 81 539 (Zentrum PM),
Mail: palliativmedizin.bonn@malteser.de, Angebote: Palliativstation (8 Betten), Ambulanter Palliativdienst, Trauerberatung/-begleitung (Einzelgespräche, Gesprächsgruppe, „Trauercafé"), Aus-, Fort-, Weiterbildung in Palliativmedizin und PalliativeCare für Ärzte, pflegende und psychosoziale Berufsgruppen, Spiritual Care u.a. „Trau Dich Trauern" – Beratung und Begleitung für Kinder/Jugendliche und deren Bezugspersonen, Tel.: 0228-64 81 875/64 81 887

Autorenverzeichnis

Agthe, Thomas, Bonner Korrespondent beim „Kölner Stadtanzeiger", Redaktion Bonn, Berliner Freiheit 36, 53111 Bonn, Mail: redaktion.rheinsieg@ksta.de oder zu erreichen über das Büro des Hospizvereins: 0228-207 68 76

Armansperg, Ulrike von, ehrenamtliche Sterbe- und Trauerbegleiterin, zuständig für die Implementierung der palliativen und hospizlichen Arbeit im Johanniterhaus Beethovenallee e.V., Gesprächskreis für Trauernde im Hospiz am Evangelischen Waldkrankenhaus: Jeder

erste Dienstag im Monat, (15:30 bis 17:30 Uhr) im Wintergarten des Hospizes, Waldstraße 73, 53177 Bonn-Bad Godesberg,
Tel.: 0228-207 68 76 oder 0228-38 32 30. Eigener Gesprächskreis für Trauernde in der Heiland-Kirchengemeinde, jeder dritte Dienstag im Monat (16:00 bis 18:00 Uhr). Anmeldung unter
Tel.: 02228-9115 70 oder bei Pfarrer Merkes, Tel.: 0228-34 34 68
Bogutzki-Yussef, Barbara, Lehrerin, sorgte dafür, dass ihre Mutter, unterstützt durch den Ambulanten Dienst des Hospizvereins Bonn bis zuletzt, betreut von ambulanten Pflegediensten, in ihrer eigenen Wohnung verbleiben konnte
Bolze, Benno, Geschäftsführer des Deutschen Hospiz- und Palliativ-Verbandes e.V., Tel.: 030-83 22 38 93, Mail: bbolze@hospiz.net
Böttger, Rosmarie, ehrenamtliche Trauerbegleiterin und Mitglied im Vorstand des Hospizvereins Bonn, Gesprächskreis für Trauernde: Jeder erste Dienstag im Monat, (15:30 bis 17:30 Uhr) im Wintergarten des Hospizes am Evangelischen Waldkrankenhaus, Waldstraße 73, 53177 Bonn-Bad Godesberg, Telefon: 0228-207 68 76 oder 0228-38 32 30. Unser Angebot ist unabhängig von Konfession und Nationalität und kostenlos
Cossel, Albrecht von, Dr., 8 Jahre Vorsitzender des Hospizvereins Bonn, seit 2007 stellvertretender Vorsitzender des Hospizvereins Bonn und Vorsitzender der Hospizstiftung Bonn, ehem. Generalsekretär des Johanniterordens, Mail: kontakt@hospizverein-bonn.de oder kontakt@hospizstiftung-bonn.de
Czechanowski, Ingrid, Freie Rednerin und Trauerbegleiterin, Rosenweg 44, 53913 Swisttal, Tel.: 02226-90 79 24,
Mail: icz@ganz-ohr.eu, Home: www.ganz-ohr.eu
Dievernich, Regina, Psychologin und Psychotherapeutin in eigener Praxis, Psychoonkologin im Waldkrankenhaus Bonn,
Tel.: 0228-61 32 17, Mail: regina.dievernich@web.de
Dörschug, Sebastian, Dipl. Pflegewirt (FH), examinierter Krankenpfleger, Palliative Care, stellvertretender Geschäftsführer, ambulante Pflege „humanitus", Tel.: 0228-23 90 53, Mail: humanitus@web.de
Eberhard, Klaus, evangelischer Pfarrer im eingeschränkten Dienst und hauptsächlich in der Erlöser-Kirchengemeinde Bonn-Bad Godesberg (Kirchenkreis Bad Godesberg-Voreifel), Tel.: 0228-350 39 37, Mail: klaus.eberhard@ekir.de

Ewich, Bernd, ehrenamtlicher Sterbe- und Trauerbegleiter bei der Ökumenischen Hospizgruppe e.V. Rheinbach-Meckenheim-Swisttal und Mitglied des Sprecherrates des „Hospizforum Bonn/Rhein-Sieg, Mail: hewich@t-online.de

Frickenschmidt, Irmgard, Dr. med., Ärztin für Anästhesie und spezielle Schmerztherapie und Akupunktur, qualifizierte Palliativärztin, Leiterin des Qualitätszirkels Hospizarbeit/Palliativmedizin Bonn-Bad Godesberg, Tel.: 0228-386 23 80, Mail: frickensch@aol.com

Fülbier, Ursula, Diplom-Sozialarbeiterin, seit 1988 in der palliativen und hospizlichen Arbeit tätig. Seit 1994 schwerpunktmäßig im Bereich Trauerbegleitung. Autorin/Mitautorin verschiedener Fachaufsätze zur psychosozialen Arbeit im palliativmedizinischen Bereich. Initiatorin und Projektkoordinatorin des Kinder- und Jugendtrauerprojektes „Trau Dich Trauern", von-Hompesch-Straße 1, 53123 Bonn-Hardtberg, Tel.: 0228-648 18 75, Mail: info@trau-dich-trauern.de / ursula.fuelbier@malteser.de

Gaus, Maria, geb. 1926, Grundschullehrerin, leidet seit langem unter einer onkologischen Erkrankung, lebt daheim und wird seit rund 1$^1/_2$ Jahren von Ehrenamtlichen des Hospizvereins Bonn begleitet

Geyso, Peter-Johannes, von, Vorsitzender des Hospizvereins Bonn, Generalmajor a.D., Mail: kontakt@hospizverein-bonn.de

Gräfe, Jürgen, Dr., Rechtsanwalt; Dr. Gräfe, Melchers, Worm Partnerschaftsgesellschaft, 53424 Remagen, Marktstraße 4, Tel.: 02642-30 09, Mail: dr.graefe@gmw-kanzlei.de

Gundelach, Susanne, Sonderpädagogin, Gründungsmitglied des Hospizvereins Bonn e.V., Vorstand für Öffentlichkeit, Tel.: 0228-95 22 80, Mail: susanne.gundelach@googlemail.com

Hielscher, Britta, stellvertretende Leiterin des Hospizes am Evangelischen Waldkrankenhaus, Waldstraße 73, 53177 Bonn, Tel.: 0228-38 31 30

Hinrichs, Hans, Gymnasiallehrer, ehrenamtlicher Sterbebegleiter beim Hospizverein Bonn e.V., zu erreichen über das Büro des Hospizvereins: Tel.: 0228-207 68 76

Hofe, Ilsegret von, Diplom-Sozialpädagogin und Psychoonkologin, Krebsberatungsstelle des Tumorzentrum Bonn e.V., Sigmund-Freud-Straße 25, 53105 Bonn-Venusberg, Tel.: 0228-29 91 61, Mail: beratung@tumorzentrum-bonn.de, Home: www.tumorzentrum-bonn.de

Horn, Gunnar, Pfarrer, evangelische Krankenhaus- und Hospizseelsorge an den Evangelischen Kliniken Bonn, Betriebsstätte Waldkrankenhaus, Waldstraße 73, 53177 Bonn, Tel.: 0228-383 710,
Mail: gunnar.horn@ek-bonn.de

Janßen, Elisabeth, Krankenschwester im Ambulanten und Stationären Palliativdienst am Sankt Josef-Hospital Troisdorf,
Tel.: 02241-80 19 82, Mail: apd@josef-hospital.de

Jürgens, Stefan, examinierter Kinderkrankenpfleger, Qualitätsmanagementbeauftragter, Angehöriger des Pflegeteams im Hospiz am Evangelischen Waldkrankenhaus, Waldstraße 73, 53177 Bonn,
Tel.: 0228-383 130

Kautz-Honrath, Hildegard, ehrenamtliche Sterbebegleiterin und Trauerbegleiterin beim Hospizverein Bonn e.V., zu erreichen über das Büro des Hospizvereins: Tel.: 0228-207 68 76

Keil-Schulze, Ines, Krankenschwester, Pflegedienstleitung (PDL), Mediatorin, Palliative Care, Koordinatorin im ambulanten Hospizdienst des Hospizvereins Bonn, Tel.: 0228-207 68 76,
Mail: kontakt@hospizverein-bonn.de

Kern, Martina, Bereichspflegedienstleiterin im Zentrum für Palliativmedizin, Malteser Krankenhaus Bonn/Rhein-Sieg, von-Hompesch-Straße 1, 53123 Bonn, Tel.: 0228-648 15 39

Klant, Christoph, Vorsitzender des Kreisverbandes der Bestatter Rhein-Sieg und Inhaber des Bestattungshauses Kentrup,
Römlinghovener Straße 2, 53639 Königswinter-Oberdollendorf,
Tel.: 02223-91 19 70, Fax: 02223-91 19 71,
Mail: info@kentrup-bestattungshaus.de,
Home: www.kentrup-bestattungshaus.de.
Christoph Klant schrieb seinen Text im Namen des Kreisverbandes

Knoche, Rüdiger, Dr. med., Palliativstation des Krankenhauses Maria Stern in Remagen, Am Anger 1, 53424 Remagen,
Tel.: 02642-28 374, Fax: 02642-28 374,
Mail: palliativ@krankenhaus-remagen.de

Ko, Yon-Dschun, Prof. Dr., Chefarzt Innere Medizin I, Evangelische Kliniken Bonn gGmbH, Betriebsstätte Johanniterkrankenhaus, Johanniterstraße 3-5, 53113 Bonn, Mail: renate.brenner@jk-bonn.de

Köster, Margret, Kinderkrankenschwester, „Carreras-Schwester" beim Förderkreis für Tumor- und Leukämieerkrankte Kinder e. V. Bonn für die Abteilung Hämatologie/Onkologie am Zentrum für Kinderheilkunde der Universitätsklinik Bonn, Tel.: 0228-287 333 08,
Mail: las.carreras@web.de

Kregel, Volker, Dr., Stadtdirektor der Bundesstadt Bonn, Stadthaus, Tel.: 0228-77 20 10

Lehr, Ursula, Prof. Dr., Psychologin, Bundesfamilienministerin a.D., Wissenschaftlerin auf dem Gebiet der Erforschung und Gestaltung des Alterns, Gründerin des Instituts für Gerontologie der Universität Heidelberg. Mail: ursula.lehr@t-online.de

Louen, Eckehardt, Dr. med., Palliativstation des Krankenhauses Maria Stern in Remagen, Am Anger 1, 53424 Remagen,
Tel.: 02642-28 37 4, Fax: 02642-28 37 4.
Mail: palliativ@krankenhaus-remagen.de

Magga, Stella, Dr. med., Fachärztin für Kinder- und Jugendmedizin, Zentrum für Kinderheilkunde des Universitätsklinikums Bonn, Adenauerallee 119, 53113 Bonn, Tel.: 0228-287-33 284

Martin, Thomas, Dr. phil., Historiker, Volkswirt, ehrenamtlicher Sterbebegleiter für den Hospizverein Bonn, hauptamtliche Büroleitung beim ambulanten Hospizdienst, Inhaber der „Erinnerungswerkstatt" zur Erstellung privater Autobiographien, Tel.: 0228-9 480 280,
Mail: dr.thomas.martin@erinnerungswerkstatt.de

Maul, Maria, Kinderkrankenschwester, „Carreras-Schwester" beim Förderkreis für Tumor- und Leukämieerkrankte Kinder e. V. Bonn für die Abteilung Hämatologie/Onkologie am Zentrum für Kinderheilkunde der Universitätsklinik Bonn. Tel.: 0228-287 333 08,
Mail: las.carreras@web.de

Müller, Monika, M.A., Leiterin von ALPHA Rheinland, Zentrum für Palliativmedizin am Malteserkrankenhaus und der Universität Bonn, von-Hompesch-Straße 1, 53123 Bonn, Tel.: 0228-74 65 47,
Mail: alpha-bonn@t-online.de

Musubahu, Hannelore, Frau Musubahu war über ein halbes Jahr Gast im Hospiz am Evangelischen Waldkrankenhaus. Vom Hospizverein wurde sie seit dem 20. Dezember 2006 begleitet bis zu ihrem Tod am 13. Juli 2007

Nauck, Friedemann, Prof. Dr., 20 Jahre tätig am Palliativzentrum des Malteserkrankenhaus Bonn, seit Oktober 2006 Stiftungsprofessur der Deutschen Krebshilfe und Lehrstuhl für Palliativmedizin in der Universitätsmedizin Göttingen, Direktor der Abteilung Palliativmedizin und Leiter des einzigen Palliativzentrums in Niedersachsen, Robert-Koch-Straße 40, 37075 Göttingen, Tel.: 0551-39 10 500,
Fax: 0551-39 10 502,
Mail: Friedemann.Nauck@med.uni-goettingen.de

Necke, Ulrich, Inhaber des Bestattungshauses „Glitsch-Necke Bestattungen", Beethovenallee 10-12, 53173 Bonn-Bad Godesberg,
Tel.: 0228-36 31 19, Mail: info@glitsch-necke-bestattungen.de.
Herr Necke schrieb seinen Text im Namen des Stadtverbandes der Bestatter Bonn

Neuhaus, Thomas, PD, Dr. med., Oberarzt Innere Medizin I, Evangelische Kliniken Bonn gGmbH, Betriebsstätte Johanniterkrankenhaus, Johanniterstraße 3-5, 53113 Bonn, Tel.: 0228-543 22 20,
Mail: nurse75@web.de

Nicolaus, Cornelia, Leiterin des Sozialen Dienstes und des Begegnungszentrums am Haus am Redoutenpark, Kurfürstenallee 10, 53177 Bonn, Tel.: 0228-36 75-20, Mail: nicolaus@rg-diakonie.de

Nothdurft-Geißler, Margrit, Mitglied des Pflegeteams im Hospiz am Evangelischen Waldkrankenhaus, Trauerbegleiterin, Gesprächskreis für Trauernde an jedem ersten Dienstag im Monat, (15:30 bis 17:30 Uhr) im Wintergarten des Hospizes am Evangelischen Waldkrankenhaus, Waldstraße 73, 53177 Bonn-Bad Godesberg,
Tel.: 0228-207 68 76 oder 0228-38 32 30

Otte, Sebastian, Forstwirt, Krankenpfleger, Palliative Care, Pflegeberater, Qualitätsmanagementbeauftragter, Pflegedienstleiter, Fachwirt für Alten- und Krankenpflege, tätig als Hospizleiter im Hospiz am Evangelischen Waldkrankenhaus, Waldstraße 73, 53177 Bonn,
Tel.: 0228-383 339, Mail: sebastian.otte@ek-bonn.de

Paul, Chris, Sozialpsychologin, selbständige Trauerbegleiterin in Bonn und Bildungsreferentin, Vorsitzende des TrauerInstituts Deutschland e.V., Mail: info@chrispaul.de, cpaul@trauerinstitut.de

Payk, Theo R., Prof. Dr. med., Dr. phil., Dipl.-Psychiologe, Psychiater und Psychotherapeut, 1983-2003 Direktor des Psychiatrischen Zentrums der Ruhr-Universität Bochum, derzeit Chefarzt der Fliedner-Klinik Düsseldorf, Tel.: 0211-20 052 70 oder 0228-61 96 377,
Mail: theo@payk-online.de

Picken, Wolfgang, Dr., Pfarrer des Rheinviertels, Vorsitzender der Bürgerstiftung Rheinviertel, Initiator und Leiter der Modell-Initiative „Integriertes Hospiz" der Bürgerstiftung Rheinviertel im CBT-Wohnhaus Emmaus und im St. Vinzenzhaus, beide in Bad Godesberg, Rheinviertel, Tel: 0228-37 32 40, Mail: pfarrer.picken@rheinviertel.de

Plettenberg, Verena Gräfin von, ehrenamtliche Hospizhelferin, Ausbilderin in der Hospizarbeit und für Seniorenbegleiter,
Mail: verena.plettenberg@web.de

Raß, Robert, Diplomtheologe, Pastoralreferent im Erzbistum Köln, Gesprächspsychotherapeut (GwG), Systemischer Familientherapeut (DGSF), Supervisor und Organisationsberater in freier Praxis, Goethestraße 74, 51429 Bergisch Gladbach, Tel.: 02204-85 554,
Mail: robert.rass@t-online.de

Reifenberg, Claudia, Kinderkrankenschwester, „Carreras-Schwester" beim Förderkreis für Tumor- und Leukämieerkrankte Kinder e.V. Bonn für die Abteilung Hämatologie/Onkologie am Zentrum für Kinderheilkunde der Universitätsklinik Bonn, Tel.: 0228-287 333 08,
Mail: las.carreras@web.de

Reimer, Hauke, Frankfurter Korrespondent der „Wirtschaftswoche",
Mail: hauke.reimer@t-online.de

Sänger, Ulrike, staatlich anerkannte Heilpädagogin, ehrenamtliche Hospizhelferin und Teamtrainerin für den Einsatz von Tieren in Einrichtungen des Gesundheitswesens, Tel.: 0228-34 91 71,
Mail: tiergestuetzte_begleitung@web.de

Schenk, Mechtild, Kinderkrankenschwester und Trauerbegleiterin, Koordinatorin des ambulanten Kinderhospizdienstes Bonn/Rhein-Sieg, Markt 19-20, 53721 Siegburg, Tel.: 02241-127 53 04/-06 und Waldenburger Ring 44 (Gustav-Heinemann-Haus), 53119 Bonn, Tel.: 0228-66 83 236/-238,
Mail: bonn.rhein-sieg@kinderhospizverein.de

Schmidt, Christoph, Diplom-Theologe, Sozialtherapeut im Stationären Hospiz am Waldkrankenhaus, Heilpraktiker für Integrative Psychotherapie, Tel.: 0228-383 230,
Mail: christoph.schmidt@ek-bonn.de,
Home: www.lichtblickederseele.de

Schramm, Dorothee, Gesundheits- und Krankenpflegerin, Ambulanter Palliativdienst, Malteser Krankenhaus Bonn/Rhein-Sieg, von-Hompesch-Straße 1, 53123 Bonn, Tel.: 0228-648 15 97

Schweig, Ulrike, Gesundheits- und Krankenpflegerin, Ambulanter Palliativdienst, Malteser Krankenhaus Bonn/Rhein-Sieg, von-Hompesch-Straße 1, 53123 Bonn, Tel.: 0228-648 15 97

Stammler, Ingeborg, ehrenamtliche Sterbe- und Trauerbegleiterin beim Hospizverein Bonn, Gesprächskreis für Trauernde im Hospiz am Evangelischen Waldkrankenhaus: Jeder erste Dienstag im Monat, (15:30 bis 17:30 Uhr) im Wintergarten des Hospizes, Waldstraße 73, 53177 Bonn-Bad Godesberg, Telefon: 0228-207 68 76 oder 0228-38 32 30

Stappen, Birgit, Dr. phil., Diplom-Psychologin, Logotherapeutin und Existenzanalytikerin, seit 1992 Professorin für Psychologie und Gerontologie an der Katholischen Fachhochschule Mainz im Fachbereich Gesundheit und Pflege, Münsterstraße 8, 55116 Mainz,
Tel.: 06131-23 53 31, Mail: stappen@kfh-mainz.de,
Home: www.kfh-mainz.de
Tulke, Manfred, Grafik-Designer BDG, Gestalter aller Räume und Flure des Hospizes am Evangelischen Waldkrankenhaus in Bonn-Bad Godesberg, Frankenweg 6, 53819 Neunkirchen-Seelscheid,
Tel.: 02247-64 02, Mail: mail@tulke-grafik.de
Veermann, Ulrike, Pfarrerin, Vorstandsvorsitzende von Bonn Lighthouse e.V., Bornheimer Strasse 90, 53111 Bonn,
Mail: info@bonn-lighthouse.de
Wagner, Clemens, Dr. med., Facharzt für Allgemeinmedizin und Hausarzt, Gründungsmitglied des Qualitätszirkels Hospizarbeit/Palliativmedizin Bonn-Bad Godesberg. Praxis Dr. Wagner/Schadow, Dreikönigenstraße 35, 53343 Wachtberg. Tel.: 0228-34 23 16,
Mail: clemens.wagner@t-online.de
Wallraf, Gaby, Krankenschwester, Stationsleitung Onkologie, Evangelische Kliniken Bonn gGmbH, Betriebsstätte Johanniterkrankenhaus, Johanniterstraße 3-5, 53113 Bonn, Tel.: 0228-543 22 20,
Mail: nurse75@web.de
Waßer, Georg, Pastoralreferent, katholische Krankenhaus- und Hospizseelsorge an den Evangelischen Kliniken Bonn, Betriebsstätte Waldkrankenhaus, Waldstraße 73, 53177 Bonn, Tel.: 0228-383 711,
Mail: georg.wasser@ek-bonn.de
Wildenburg, Dorothea, Dr. phil., Philosophin, Referentin an der Philipps-Universität Marburg, Mail: wildenbu@staff.uni-marburg.de,
Home: www.staff.uni-marburg.de/~wildenbu/stuff.html
Zorn, Rosy, Wirtschafterin und examinierte Altenpflegerin, Angehörige des Pflegeteams im Hospiz am Evangelischen Waldkrankenhaus, Waldstraße 73, 53177 Bonn, Tel.: 0228-383 130

Wir danken den Förderern dieses Buches

Elisabeth von Broich-Oppert, Königswinter
Dagmar Brüse, Martin-Apotheke, Bonn-Bad Godesberg
Friedrich-Karl Emmrich, GABOmbH, Bonn
Frisörsalon ALIDA, Waldkrankenhaus Bad-Godesberg
Dr. Gaby Geisen und Prof. Dr. Yon-Dschun Ko, Bonn-Bad Godesberg
Prof. Dr. Peter Gold, RWTH Aachen
Horst Gundelach, Immobilien- und Finanzmakler, Bonn
Dr. med. Anna-Christa Hauer-Savic, Bonn
Britta Horz, Rechtsanwältin, Bonn-Bad Godesberg
Johanniter-Hilfsgemeinschaft Bonn
Ria Kemper, Henderson-Apotheke, Bonn-Bad Godesberg
Gisela Keusen-Clement, St. Anna Apotheke, Bonn-Bad Godesberg
Silvia Krautzberger, Bonn
Kreisverband Rhein-Sieg der Bestatter, Königswinter
Lions Club Bonn
Rosemarie Menden-Bassi, Bonn-Bad Godesberg
Beate Minten und Ralph Walter, Bestattungen, Bonn
Katharina und Dr. Wolf-Dieter Nährich, Bonn
Prof. Dr. med. Uwe Reinhold, Medizinisches Zentrum Bonn Friedensplatz
Fritz von Rottenburg, Wachtberg
Anke und Dr. Uwe Schäkel, Bonn
Christa Schürnbrand, C.S. Kosmetik-Institut, Bonn-Bad Godesberg
Soroptimist International Club Bonn-Bad Godesberg
Christa Seib, Bonn-Bad Godesberg
Dorika Seib, Bonn-Bad Godesberg
Stadtverband der Bonner Bestatter
Christine Todsen, Duisburg

Unser besonderer Dank gilt Prof. Dr. Arne Kollwitz und
der Stadtsparkasse Köln dafür, dass wir die drei Motive von
Käthe Kollwitz kostenlos drucken dürfen.

Herzlichen Dank auch an Prof. Dr. Werner Nothdurft für seine
Korrekturen, ebenso an Ingrid Czechanowski, Karin Hug, Hartmut Kann,
Fritz von Rottenburg, Dr. Elvira Süphke und Dr. Dorothea Wildenburg.

Großer Dank gebührt auch Manfred Tulke für die grafische Gestaltung
des „Begleiters".